SCHRIFTEN AUS DEM GESAMTGEBIET DER GEWERBEHYGIENE
HERAUSGEGEBEN VON DER DEUTSCHEN GESELLSCHAFT FÜR GEWERBEHYGIENE
IN FRANKFURT A. M., PLATZ DER REPUBLIK 49
NEUE FOLGE. HEFT 24

Internationale Übersicht über

Gewerbekrankheiten

nach den Berichten der Gewerbeaufsichtsbehörden
der Kulturländer über die Jahre 1920 bis 1926

Bearbeitet von

Dr. Ernst Brezina

Sektionsrat im Bundesministerium für soziale Verwaltung
Professor an der Techn. Hochschule in Wien

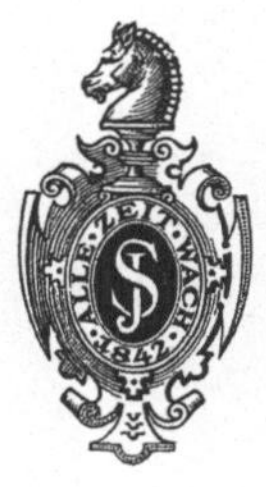

Berlin
Verlag von Julius Springer
1929

ISBN-13:978-3-642-93787-3   e-ISBN-13:978-3-642-94187-0
DOI: 10.1007/978-3-642-94187-0

Vorwort.

Nach mehrjähriger Pause ist der Bearbeiter dank des Entgegenkommens der Deutschen Gesellschaft für Gewerbehygiene in Frankfurt a. M. und der Verlagsbuchhandlung Julius Springer wieder in der Lage, die „Internationale Übersicht" in deutscher Sprache zu veröffentlichen. Der große zu behandelnde Zeitraum bringt es mit sich, daß die Wiedergabe vorwiegend eine auszugsmäßige ist. Doch hat der Bearbeiter die notwendigen Kürzungen in erster Linie bei den deutschen Berichten vorgenommen, die dem deutschen Leser an sich leichter zugänglich sind, während die fremdsprachigen, in erster Linie die englischen und holländischen Berichte, in möglichster Vollständigkeit gegeben wurden, wodurch natürlich die gesamte für das Werkchen aufgewendete Mühe verhältnismäßig vergrößert worden ist.

Die künftigen Zusammenstellungen sollen, wenn auch nicht alljährlich, so doch in kürzeren Zwischenräumen erfolgen.

Wien, im März 1929.

Dr. Ernst Brezina

Inhaltsverzeichnis.

Allgemeines.

Deutsches Reich.

Gewerbeärztliche Berichte 1924. Weder die Zahlen der gemeldeten Erkrankungen noch jene der ärztlich diagnostizierten entsprechen offenbar der Wirklichkeit.

Bei der Diagnosenstellung ergeben sich naturgemäß häufige Schwierigkeiten aus der mangelnden Fachkenntnis des behandelnden Arztes auf dem Gebiete der Berufskrankheiten, das zu pflegen er bisher nur wenig Gelegenheit hatte. In einzelnen Fällen erschweren Unklarheiten des Krankheitsbildes, Komplikationen, kombinierte Einwirkungen u. a. m. die Erkennung auch dem Geübtesten außerordentlich. In den meisten Fällen sind aber die Diagnosen nicht wesentlich schwieriger als jede andere Diagnose. Doch kommen auch unverkennbar Nachlässigkeiten bei der Feststellung gewerblicher Erkrankungen vor. So fand Gewerbemedizinalrat Dr. Teleky in einem Betriebe, der mehrfach wegen Bleigefährdung zu Beanstandungen Anlaß gegeben hatte, in dem Krankenbuche der Betriebskrankenkasse nur zweimal Bleilähmung und viermal Bleivergiftung verzeichnet, während ihm selbst 12 Fälle sicherer Bleikolik aus jenem Betriebe bekannt waren und er bei der Durchmusterung der Belegschaft fast die Hälfte der Arbeiter mit allen Zeichen der Bleieinwirkung und nur wenige frei von solchen fand. Insbesondere hatte ein bestimmter Arzt niemals die Diagnose der Bleivergiftung gestellt, sondern stets nur Magen-Darmleiden bescheinigt.

1925. G. M.-R. Dr. Teleky. Die ärztlichen Untersuchungen lassen in vielen Betrieben, für die sie durch Verordnungen vorgeschrieben sind, noch immer vieles zu wünschen übrig. In einer Gummifabrik und in einer für Akkumulatoren waren mit der Untersuchung Ärzte betraut worden, denen die hierzu nötige Qualifikation fehlte, denen die klinischen Symptome, auf die sie achten sollten, allzu wenig, die behördlichen Vorschriften gar nicht bekannt waren. So teilte einer dieser Ärzte auf Befragen mit, daß seine Erfahrungen über Bleivergiftung nicht größer sind, als man sie in einer $1^1/_2$ jährigen Tätigkeit als Stationsarzt eines größeren Krankenhauses erwerben kann, und daß ihm die Verordnung sowohl über seinen Betrieb (Akkumulatorenfabrik) als auch über die Untersuchungen bei Bleiarbeitern unbekannt seien. Daß unter solchen Umständen Arbeiter bei der Untersuchung als gesund bezeichnet werden, die wenige Tage später Krankenhausaufnahme notwendig haben, daß im Betriebe selbst Leute mit ernsten Krankheitserscheinungen angetroffen werden, ist nicht verwunderlich.

Tabelle 1. Meldungen über anzeigepflichtige Berufskrankheiten.

Die eingeklammerten Zahlen bedeuten die Todesfälle.

	1926	1925	1924	Durchschnitt							1902	1901	1900
				1921bis 1923	1918bis 1920	1915bis 1917	1912bis 1914	1909bis 1911	1906bis 1908	1903bis 1905			
Bleivergiftung	242(28)	326(13)	486(32)	271(26)	198(20)	349(21)	522(33)	576(35)	619(30)	601(23)	629(14)	863(34)	1058(38)
1. Hüttenindustrie	26(1)	22	38(1)	18(3)	28(2)	44(2)	39(4)	49(4)	45(2)	31(1)	28	54(3)	34(1)
2. Verbleien u. Löten	7(3)	7	6	8	11(1)	21(1)	31(8)	30(1)	21(2)	24(2)	23(1)	23	9
3. Schiffabwraken	8	31	131(1)	21	2	—	1	—	—	—	—	—	—
4. Druckerei	8	8	6(1)	10(1)	9(1)	15(2)	27(1)	29(2)	24(2)	16(2)	19	23(1)	18(2)
5. Verzinnen	2	4	3	2	2	3	11	17	18	13	11	10	5
6. Sonst. Berührung mit geschmolzenem Blei	16(4)	17(1)	23(1)	11(1)	10(1)	24	23(1)	24(2)	24	22	24	25	30
7. Bleiweiß u. Mennige	13(1)	19(1)	20(1)	24(1)	18	37	32(1)	47(2)	94(2)	114(2)	156(1)	203(7)	377(6)
8. Porzellan u. Steingut	41(14)	47(5)	47(18)	40(13)	19(7)	21(6)	57(11)	77(7)	115(8)	99(3)	89(4)	113(5)	210(8)
9. Emaillieren	8	9(2)	9	5	1	4	8	14	6	3	3(1)	9	11
10. Elekt. Akkumulatoren	52	73(1)	101	54(1)	37(1)	45(1)	41	27(1)	24	29	16(1)	49(1)	33
11. Farbenerzeugung	10	8	15	13(1)	8	15	21	26(1)	32	43(1)	46	56	56(1)
12. Kautschukindustrie	2	2	3	4	6	8	5	5	2	2	2	1	1
13. Wagenban	14(2)	23(1)	30(4)	16(1)	12(2)	31(2)	71(4)	90(6)	75(4)	60(4)	63(1)	65(4)	70(5)
14. Schiffbau	8	13	8(1)	8(1)	9(1)	21(2)	32(3)	28(8)	21(1)	35(1)	15(1)	28(1)	32(3)
15. Malerei im Dienste anderer Industrien	16(3)	14(1)	24(2)	19(1)	11(1)	19(1)	45(2)	50(1)	44(2)	41(2)	44(1)	61	50(5)
16. Andere Industrien	11	29(1)	22(2)	18(1)	15(1)	42(4)	77(8)	63(3)	74(5)	70(4)	90(1)	143(12)	122(7)
Phosphorvergiftung	—	—	—	—	1	3	—	1	1	1(1)	1(2)	4	3
Arsenvergiftung	5(3)	6	6(1)	—	3	11(2)	4	7	12(1)	4	4	1	22(3)
Quecksilbervergiftung	4(1)	5	5	3	7	14	14	10	7	6	8	18	9
Schwefelkohlenstoffvergiftung	1	3	—	—	—	—	—	—	—	—	—	—	—
Anilinvergiftung	33(1)	31(1)	—	—	—	—	—	—	—	—	—	—	—
Chron. Benzolvergiftung	1	—	—	—	—	—	—	—	—	—	—	—	—
Toxische Gelbsucht	2	2(1)	3	4(1)	14(5)	132(34)	—	—	—	—	—	—	—
Epitheliome	187(49)	160(55)	123(24)	41(3)	45(1)	—	—	—	—	—	—	—	—
Chromgeschwüre	55	54	45	43	126	—	—	—	—	—	—	—	—
Milzbrand	38(3)	45(9)	43(4)	39(5)	59(9)	83(12)	57(7)	57(11)	57(13)	52(13)	38(9)	39(10)	37(7)
1. Wolle	15(2)	25(4)	19(1)	15(2)	37(6)	54(7)	33(5)	30(5)	22(5)	22(6)	12(2)	6(4)	9(2)
2. Roßhaar	8(1)	3(2)	4(1)	7(1)	4(1)	4(1)	6	7(1)	12(3)	9(2)	10(2)	9(1)	12(3)
3. Häute u. Felle	12	16(3)	16(2)	15(1)	16(2)	22(3)	14(1)	17(3)	15(3)	16(3)	11(5)	20(5)	9(1)
4. Andere Industrien	3	1	4	1(1)	2(1)	3(1)	4	2(1)	9(3)	6(3)	5	4	7(1)

1925. Gewerbemedizinalrat Dr. Neumann gibt über seine Erfahrungen in Sprechstundenuntersuchungen und Laboratoriumsarbeiten den folgenden eingehenden Bericht: „In den Sprechstunden, die zweimal wöchentlich für Berufskranke abgehalten wurden, fanden 821 Untersuchungen statt. Da nicht nur eingehende klinische Untersuchungen, sondern fast immer auch noch Laboratoriumsuntersuchungen erforderlich sind, bedeutet das eine ganz erhebliche Belastung. Dieser Weg scheint aber der beste zu dem doppelten Zweck, einerseits zur zuverlässigen Feststellung melde- und entschädigungspflichtiger Berufskrankheiten, andererseits zum Studium des Zusammenhanges sonstiger Erkrankungen mit der beruflichen Tätigkeit, kurz gesagt, um Erfahrungen auf dem Gebiete der Berufskrankheiten zu sammeln."

England.

Seit seiner Anstellung im Jahre 1920 hat Dr. Henry seine meiste Zeit der Zusammenarbeit mit den certifying surgeons in ihrer doppelten Funktion als Aussteller von Eignungszeugnissen für Jugendliche unter 16 Jahren und zur periodischen Untersuchung der Arbeiter in gefährlichen Betrieben gewidmet. Bei der Ausstellung von Zeugnissen

Tabelle 2. Gemeldete Fälle von Gasvergiftung.

Die eingeklammerten Zahlen bedeuten die Todesfälle.

	1913	1914	1917	1918	1919	1920	1921	1922	1923	1924	1925	1926
Kohlenoxyd	59(7)	62(9)	99(18)	54(13)	85(12)	56(9)	77(14)	111(14)	134(7)	107(10)	118(10)	101(6)
a) Hochofengas	20(3)	20(6)	22(6)	17(3)	33(6)	20(5)	18(2)	28(4)	31(4)	24(1)	25(6)	9
b) Generatorgas	21	21	32(8)	21(3)	19(1)	16	27(3)	37(7)	43(2)	25(4)	34(1)	32(2)
c) Leuchtgas	9(4)	7(1)	20	10(4)	10(4)	9(3)	18(4)	32(1)	35	36(2)	26(2)	26(1)
d) andere Gase	9	14(2)	25(4)	6(3)	23(1)	11(1)	14(5)	14(2)	25(1)	22(3)	33(1)	34(3)
Kohlendioxyd	12(1)	3(1)	1	5(5)	3(1)	—	5(4)	1	10(2)	5(2)	10(2)	4
Schwefelwasserstoff	8(1)	22(3)	11(4)	7(1)	3	13(4)	3	12(3)	8	11(4)	4	3
Schweflige Säure	1	1	2	1	7	2	5	7	10	10	3(1)	2
Chlor	1	2	3	4	9	8	3	11	16	20	12	13
Nitrose Gase	—	9(3)	62(5)	27(7)	5(2)	9(3)	—	8	7	10(1)	10(2)	5(1)
Ammoniak	3	4(1)	4(1)	6(1)	8	—	9(1)	8(1)	5(1)	1	5	5(1)
Benzol, Naphtha	6(2)	4(2)	4(2)	7(4)	9(3)	12(1)	10	25(1)	55(3)	26	3(1)	4(1)
Arsenwasserstoff	2	1(1)	12(3)	2	3	5(3)	1(1)	1	4(2)	3	2(1)	1
Tetrachloräthan	—	25(4)	—	—	—	—	—	—	—	—	—	—
Andere Gase (Äther, Azeton, Nickelkarbonyl usw.)	—	—	4	1	3	9	3	10(1)	35(2)	28(4)	35(3)	17(1)

macht ebenso die rein negative Feststellung, daß ein Kind nicht infolge Krankheit oder Körperschwäche ungeeignet ist, die gesetzlich erlaubte Zeit zu arbeiten, wie das Recht der Hinzufügung von Bedingungen für die Zulassung je nach der Art des Betriebes jenen C. S. der industriellen Gebiete, die für ihre Arbeit Interesse haben, Gewissensskrupel, und sie sind daher dem ärztlichen Inspektor für die Besprechung der Angelegenheit dankbar. Fälle, wie der folgende, kommen vor:

Ist der Untersuchungsraum geeignet oder nicht? Wenn nicht, ist er es nicht wegen ungenügender Abtrennung, wegen schlechter Beleuchtung oder Lärms? Umfaßt die Untersuchung auch die allgemeine Entwicklung, Reinlichkeit, ansteckende Hautkrankheiten, Mißbildungen, Beschaffenheit der Zähne, der Nase und des Kehlkopfes, Gehör, Brustbeschaffenheit, Chorea, Epilepsie und Geisteskrankheiten? Steht dem C. S. bei seiner Untersuchung die Hilfe der Fürsorgeorgane zur Verfügung und werden ihre negativen und bedingungsweisen Zeugnisse beachtet? Wird der C. S. angegangen, den Raum für Erste Hilfe zu besichtigen?

In den Betrieben mit der Vorschrift periodischer ärztlicher Untersuchung hat der ärztliche Inspektor die Eignung der Untersuchungsräume zu beachten. Die Untersuchungsergebnisse müssen in das Gesundheitsregister so eingetragen werden, daß Unternehmer, Arbeiter und Inspektor sie verstehen können.

Niederlande.

Nach dem Arbeitsgesetz vom Jahre 1919, Art. 82 ist jeder Arzt verpflichtet, dem Minister oder dem von diesem bestimmten Beamten eine Anzeige über die von ihm behandelten Personen zu machen, soweit sie an bestimmten, von der Behörde namhaft gemachten Krankheiten leiden.

Die Behörde kann hinsichtlich aller oder einiger von diesen Krankheiten die Anzeigepflicht auf die Fälle beschränken, wo der Patient in bestimmten, von der Behörde namhaft gemachten Betrieben arbeitet oder bis zu einer bestimmten Zeit vor Einsetzen der ärztlichen Behandlung gearbeitet hat.

Die Behörde regelt die Art und Weise, wie dieser Verpflichtung nachzukommen ist, und kann eine geldliche Vergütung für diese Anzeigen vorschreiben.

Diese Anzeigepflicht ist mit 4. Oktober 1920 in Wirksamkeit getreten.

In den Jahren 1912—1925 betrug die Anzahl der gemeldeten Fälle 466 — 261 — 221 — 201 — 201 — 254 — 155 — 105 — 162 — 466 — 283 — 244 — 132 — 210. Die Bekanntmachung der Regierung vom Jahre 1921, womit auch eine Erhöhung des Honorars verbunden war, scheint sich größtenteils ausgewirkt zu haben.

Belgien.

1920. Der „Bulletin du Service Medical du Travail", der zum ersten Male im Jahre 1920 herausgegeben worden ist und in Trimestern erscheint, enthält gesetzliche Bestimmungen, Berichte über die Arbeiten und Studien des ärztlichen Gewerbeaufsichtsdienstes, Aufsätze einzelner Gewerbeärzte und fortlaufende Berichte über deren Tätigkeit.

Eine königliche Entschließung vom 25. Juni 1919 bestimmt die Einrichtung eines gewerbeärztlichen Dienstes im Ministerium für Industrie, Arbeit und Wiederaufbau, welcher die Aufgabe haben soll, den Schutz der Schwangeren und stillenden Mütter bei der Arbeit sicherzustellen, Lehrlingsschutz und Berufsberatung zu organisieren, Physiologie und Pathologie der Arbeit zu studieren, seine Kenntnisse allen Zweigen sozialer Fürsorge zur Verfügung zu stellen, in der Welt der Arbeit die Prophylaxe der Berufskrankheiten und Maßnahmen zur rationellen Assanierung zu betreiben und die Ausführung der bezüglichen Gesetze zu überwachen.

Weitere Ausführungen legen die Rechte und Pflichten der im gewerbeärztlichen Dienst in der Zentrale und in den Provinzen angestellten Ärzte dar. Die diesbezüglichen weiteren Bestimmungen kommen in Heft 2 zum Abdruck (Kgl. Erlaß v. 11. März 1920).

Das Gesetz vom 1. Juni 1920 sieht die Einrichtung einer gesundheitlichen Fürsorge für jugendliche Arbeiter bis zum 18. Lebensjahre vor. (Ärztliche Untersuchung bei Beginn der Arbeit, weiter periodische Untersuchung durch die Gewerbeärzte.)

Ein weiteres Gesetz vom gleichen Datum bestimmt die Probeentnahme bei dem Teige für Zündhölzchenmasse und Reibflächen.

Blei.

Deutsches Reich.

Allgemeines, Hüttenwerke. Bei den Berichten, besonders der preußischen Gewerberäte fällt es auf, daß sie zum Teil keine Notiz von der bereits allgemein anerkannten Tatsache nehmen, daß beim Zustandekommen der Bleivergiftung nicht die Aufnahme durch den Verdauungskanal, sondern der durch die Atmungswege wesentlicher ist. Infolgedessen wird ein Großteil der Saturnismusfälle allein auf das Verschulden des Arbeiters selbst zurückgeführt. Äußerungen wie folgende sprechen dafür: „In einem größeren Werk, in welchem in der Hauptsache Hartblei umgeschmolzen und raffiniert wird und wo bisher kaum jemals Bleivergiftungen aufgetreten waren, wurden plötzlich 19 Fälle gemeldet. Die Erkrankten waren als Transport-, als Ofenarbeiter und beim Brikettieren metallhaltiger Rückstände beschäftigt. Da die bei den Ofenprozessen angewandten Temperaturen weit unter der Verdampfungstemperatur des Bleies liegen, kommen Bleidämpfe als Vergiftungsursache kaum in Frage. Sofern nicht etwa mit einer gewissen Massenpsychose gerechnet werden darf, muß der offensichtlichen Unsauberkeit der Leute und dem Rauchen während der Arbeit ein wesentlicher Einfluß auf die Erkrankungen zugeschrieben werden". Ferner sagt der Gewerberat des R. B. Schlesien 1926, daß die Erkrankungen in den Bleihütten wesentlich auf die persönliche Unachtsamkeit der betreffenden Arbeiter zurückzuführen sind, da Waschvorrichtungen und Brausebäder und Aufenthaltsräume in ausreichendem Maße vorhanden sind. Oft wird festgestellt, daß die Verordnung, betreffend Anzeigepflicht und Entschädigung der Gewerbekrankheiten dazu geführt hat, daß nunmehr auch leichte Fälle von Bleivergiftung gemeldet werden.

Andererseits gibt es auch Sachverständigenäußerungen wie folgendes aus Hamburg:

Hamburg 1926. „Wesentliche Gründe für die Zunahme der Bleierkrankungsfälle konnten dabei (d. h. in einer Bleihütte. Ref.) nicht festgestellt werden. Es wurde aber die Vermutung ausgesprochen, daß im Hinblick auf die im Vorjahre geschaffene Entschädigungspflicht für die gewerblichen Bleierkrankungen die untersuchenden Ärzte veranlaßt sein könnten, bei dem Vorliegen gewisser Krankheitssymptome, die in früheren Jahren von vornherein nicht auf Bleiaufnahme zurückgeführt wurden, nunmehr eine Blutuntersuchung vornehmen zu lassen, wodurch eine genauere Diagnose ermöglicht wird. Da durch die Blutuntersuchung die Bleiaufnahme schon festgestellt werden kann, wenn andere dafür sprechende Anzeichen noch nicht wahrnehmbar sind, so erklärt sich daraus ohne weiteres die im Berichtsjahre beobachtete Vermehrung der Bleierkrankungsfälle. Soweit angängig, sollen auch noch technische Verbesserungen im Betriebe angebracht werden. So sollen im Schachtofenbetriebe als der Hauptgefahrenquelle größere Exhaustoren eingebaut werden. Ferner soll die Beförderung des Flugstaubes aus der elektrischen Gasreinigungsanlage weiter mechanisiert werden. Auch in anderen Betriebsteilen sollen die Entlüftungsvorrichtungen verbessert und die Handarbeit nach Möglichkeit durch mechanische Einrichtungen ersetzt werden. Die als Atemschützer bisher benutzten Stoffmundbeutel sind abgeschafft und durch Atemschützer bekannter Firmen ersetzt worden, die von nun an jeder der bleigefährdeten Arbeiter in einem Behälter bei sich zu tragen hat. Die Versuche mit anderen geeigneten Atemschützern, z. B. den Kolloidfiltern, werden fortgesetzt. Sodann sind die Meister von der Betriebsleitung angewiesen, streng darauf zu achten, daß die Atemschützer benutzt werden.“

Auch der Badische Bericht aus dem Jahre 1923/24 verweist auf die Größe der Gefahr beim Einatmen von Blei, „weil hier die schützende Wirkung des Filters der Leber fehlt“.

Hinsichtlich der Diagnose der Bleivergiftung sagt Teleky in seinem Jahresbericht von 1921/22: „Die Unterarmstrecker Bleivergifteter zeigen durch Zurückbleiben meist der rechten Hand beim Überstreckungsversuch, daß sie erkrankt sind. Bei Nichtbleiarbeitern ist dieses Verhalten sehr selten. Die Streckerschwäche ist oft noch längst nach Aufgabe der Bleiarbeit zu beobachten. Ohne Rücksicht auf die Dauer der Bleiarbeit beobachtete ich diese Streckerschwäche rechts unter 1,85% der Nichtbleiarbeiter und bei 17,4% der Bleiarbeiter, ferner bei 41% der Bleiarbeiter mit Zeichen von Bleiaufnahme und bei mehr als der Hälfte der Bleikranken. Die Streckerschwäche ist also ein Zeichen der Bleiaufnahme und wird praktisch bedeutungsvoll nur bei rascher Entwicklung oder Erreichung eines höheren Grades, besonders im Verein mit anderen Symptomen. Der Arbeiter ist dann von der Bleiarbeit auszuschließen."

Aus Hamburg wird für 1923/24 berichtet:

„Unter Mithilfe des staatlichen hygienischen Institutes ist den Bleierkrankungen in gewerblichen Betrieben gesteigerte Aufmerksamkeit gewidmet worden. Die Arbeiter, bei denen der Verdacht besteht, daß ihr Gesundheitszustand durch Bleiaufnahme beeinflußt ist, werden vom Fabrikarzt soweit als tunlich dem Hygienischen Institut überwiesen. Hier werden sie nach den im Bleimerkblatt des Reichsgesundheitsamtes angegebenen Methoden in ·Anlehnung an den im Institut für Gewerbehygiene zu Frankfurt a. M. aufgestellten Fragebogen untersucht. Nach dem Ergebnis der Untersuchung verneint oder bestätigt das Hygienische Institut den Bleiverdacht; in letzterem Falle wird unterschieden zwischen: 1. Bleiaufnahme, 2. Bleiwirkung und 3. Bleivergiftung. Die ,Bleiaufnahme‘ wird bescheinigt bei geringfügigen Anzeichen, die den Überwachungsarzt veranlassen sollen, den Mann weiter zu beobachten. Die „Bleiwirkung" wird bescheinigt, wenn deutliche Anzeichen des Bleieinflusses vorhanden, die Arbeitsfähigkeit aber noch nicht beeinträchtigt ist; der Mann soll vorläufig tunlichst mit Arbeiten beschäftigt werden, bei denen er mit Blei nicht in Berührung kommt, jedenfalls aber soll sein Gesundheitszustand sorgfältig vom Arzt überwacht werden. Die ,Bleivergiftung‘ wird bescheinigt, wenn deutliche Bleierkrankungserscheinungen vorhanden sind. — Die zahlreichen Untersuchungen der Bleiarbeiter haben den Erfolg gehabt, daß die Bleigefährdung von allen Beteiligten sehr sorgfältig beobachtet wird und namentlich auch, daß die meisten der mit Blei in Berührung kommenden Arbeiter sich mit weit größerer Vorsicht als früher gegen die Gefährdung zu schützen suchen.

Bei der planmäßig durchgeführten Untersuchung der mit Blei in Berührung kommenden Arbeiter haben sich als besonders gefährdet die Arbeiter der Zinkhütte erwiesen. Ein Verdacht in dieser Hinsicht wurde erregt, als im Anfang 1923 bei 8 Schmelzern der Zinkhütte Bleikolik auftrat und noch drei weitere Arbeiter bleikrank wurden. Das gab Veranlassung, die gesamte Belegschaft ärztlich zu durchmustern. Hierbei hatte ein Schmelzer Anzeichen von Bleivergiftung, 23 Schmelzer, 3 Erzmüller und 1 Zinkzieher zeigten Bleiwirkung; außerdem war bei 45 Arbeitern verschiedener Klassen Bleiaufnahme nachweisbar. Die Zinkhütte war genötigt, wegen Mangels an arbeitsfähigen Schmelzern 2 Öfen außer Betrieb zu setzen. Der Vorschlag, die am meisten gefährdeten Schmelzer zeitweilig mit Platzarbeiten zu beschäftigen, stieß wie auch früher in anderen Zinkhütten auf große Schwierigkeiten. Die Schmelzer, die für vier- bis fünfstündige Arbeit den vollen Tagelohn beziehen, weigerten sich, 8 Stunden wie die übrigen Platzarbeiter tätig zu sein, und die Platzarbeiter lehnten es ab, die gefahrdrohende Arbeit der Schmelzer zu übernehmen. — Im ganzen sind während der beiden

Jahre 1923/24 unter den Arbeitern der Zinkhütte 38 Bleierkrankungen von durchschnittlich 28 sechstägiger Dauer vorgekommen. — Wie allgemein bekannt, sind die Zinkhüttenarbeiter im hohen Maße der Bleigefährdung ausgesetzt. Ein Teil der Bleierkrankungen ist offenbar früher, als die schärferen Untersuchungsverfahren noch nicht ausgeübt wurden oder auch noch nicht bekannt waren, als Magen- und Darmerkrankungen oder unter anderer, harmloser Bezeichnung in die Krankenstatistik übergegangen. Daneben hat aber vermutlich mitgewirkt, daß die vor dem Krieg bestehenden guten Entlüftungseinrichtungen der Hütte wegen Beschlagnahme der Motoren außer Betrieb gesetzt worden waren. Da die Einrichtungen in der früheren Form nach dem Kriege aus wirtschaftlichen Gründen nicht wieder beschafft werden konnten, war man genötigt, sich vorläufig mit weniger guten Entlüftungsverfahren zu begnügen; sie sind inzwischen so weit verbessert, daß es hoffentlich mit Hilfe der Betriebsvertretung bald gelingen wird, die Bleigefährdung der Zinkhüttenarbeiter so weit einzuschränken, wie es nach der Natur des Betriebes möglich ist.

Bei den zahlreichen Meldungen von Bleierkrankungen handelt es sich nicht darum, daß sich neue Gefahrenquellen für die Arbeiter erschlossen haben; vielmehr beruhen die Meldungen auf einer gereiften ärztlichen Erkenntnis der Krankheitsursachen. Ob nicht ein Teil der Meldungen durch weitere Ausbildung der Untersuchungsverfahren in Zukunft wieder fortfallen wird, bleibe dahingestellt. — Die neueren Forschungen über gewerbliche Bleierkrankungen haben ergeben, daß die Atmungsorgane ganz wesentlich an der Bleiaufnahme beteiligt sind, während man früher als die wichtigste Eingangspforte für das Blei die Verdauungsorgane ansah. Dadurch sind der technischen Bekämpfung der Bleigefahr neue Wege gewiesen. So kann man erwarten, daß es dem gemeinsamen Streben der Ärzte und Techniker gelingen wird, die Bleigefährdung der Arbeiter mehr und mehr einzudämmen."

Gleichfalls aus Hamburg wird im folgenden Jahre ausgeführt:

„Am gefährlichsten ist der Bleistaub. In verschiedenen Hütten auf hamburgischem Staatsgebiet bildet die Einatmung von feinst verteiltem Bleistaub, sei es in Form von Bleioxyden, die beispielsweise aus den Schachtöfen in die Luft gelangen, sei es, daß bleihaltige Rohstoffe als Material für die Verhüttung Verwendung finden, die Hauptursache von Bleierkrankungen; denn schon 2 mg Blei, täglich eingeatmet, sind hinreichend, um nach einigen Wochen Bleikrankheit zu verursachen. Selbst bei sorgfältiger Benutzung aller zur Staubbeseitigung getroffenen Einrichtungen läßt sich in vielen Fällen eine Staubbildung nicht vermeiden. Demgemäß verteilen sich die Bleierkrankungen im hamburgischen Staatsgebiet auf 2 Hüttenbetriebe und 1 Metallschmelze. In dem Metallschmelzwerk sind naturgemäß die Ofenarbeiter am meisten der Bleigefahr ausgesetzt. Von ihnen wurden durch Bleivergiftung 7 Arbeiter arbeitsunfähig krank für eine mittlere Dauer von 53 Tagen. Aus der Kupfer- und Bleihütte wurden 76 Bleierkrankungsfälle mit einer mittleren Dauer von rund 33 Tagen gemeldet.

Im Vorjahre waren es 44 Fälle mit einer mittleren Dauer von 25 Tagen. Die Zunahme gegenüber dem Vorjahre dürfte darin ihre Erklärung finden, daß das Metallhüttenwerk, worauf schon im Abschnitt I, Abs. 1: ,Zu- und Abnahme' hingewiesen wurde, dauernd stark beschäftigt war, und daß die Betriebseinrichtungen, bei denen die Arbeiter einer größeren Bleigefahr ausgesetzt sind, wie bei der elektrischen Gasreinigung und bei den Schachtöfen, erweitert wurden. — Die Erkrankungsfälle durch Bleiaufnahme haben auf der Zinkhütte im Vergleich zu den Vorjahren ebenfalls zugenommen, und zwar waren 35 Arbeiter während einer Durchschnittsdauer von 35 Tagen arbeitsunfähig krank. Da die Zinkhütte ihre Anlagen nicht stärker als in den Vorjahren ausgenutzt hatte, so mußte die Zunahme der Bleierkrankungen, die sich bereits im ersten Vierteljahr des Berichtsjahres bemerkbar machte, auf andere als die bisher bekannten Ursachen zurückgeführt werden. Die alsbald eingeleiteten Ermittlungen deckten die Ursache einwandfrei auf und zeitigten folgendes Ergebnis: Infolge der gedrückten Lage auf dem Zinkmarkt hatte die Betriebsleitung der Zinkhütte die Ausbeute an Zink dadurch zu erhöhen gesucht, daß sie die Schmelzrückstände, die bisher mit der neuen Beschickung wieder in die Retorten zurückwanderten, für sich allein unter Zusatz von glühender Asche ausrühren ließ, wobei noch metallisches Zink gewonnen wurde. Das Ausrühren geschah in muldenartigen Vertiefungen, die unmittelbar im Arbeitsraum neben jedem Ofen angelegt waren, und erzeugte eine sehr erhebliche Staubentwicklung, so daß sich die beim Zinkziehen und Räumen der Öfen beschäftigten Arbeiter nicht dagegen schützen konnten. Naturgemäß war dieser Staub, der von den mit Blei angereicherten Rückständen ausging, stark bleihaltig. Auch beim Auskratzen des im vorderen Ende der Muffeln befindlichen, nicht ausgebrannten Teiles der Beschickung entwickelte sich viel Oxydqualm. Das Ausschmelzen und Ausführen der Rückstände mußte gänzlich untersagt werden, weil keine Möglichkeit bestand, das Ausschmelzen in geschlossenen Schmelzöfen vorzunehmen. Zudem weigerten sich die Schmelzer, die Arbeit auszuführen. Beim Auskratzen der unverbrannten Beschickung genügte eine kurze Abkühlung, um die Staubentwicklung zu beseitigen. Eine weitere Gefährdung der Belegschaft bildete der bleihaltige Zinkstaub, der auf dem Gebälk der Hütte lag und bei heftigen Windstößen in den Arbeitsraum hineingewirbelt wurde. Der Zinkhütte wurde daher weiter auferlegt, das Dachgebälk zu säubern und sauber zu halten. Nachdem solchermaßen für die Beseitigung der Staubgefahr gesorgt war, sank die Zahl der Bleierkrankungen ganz plötzlich und so erheblich, daß seit Mitte des Berichtsjahres bis auf einen Fall mit dreiwöchiger Krankheitsdauer keine neuen Erkrankungsfälle mehr vorgekommen sind. Die Hüttenleitung ist dauernd bestrebt, Versuche zur Abführung und Beseitigung der großen Staubmengen, die auch in der Nachbarschaft berechtigte Klagen hervorrufen, vornehmen zu lassen. Aber sowohl die Versuche einer Luftfiltration als auch einer elektrischen Niederschlagung der Dünste schlugen fehl.

Die beste Lösung wird die geplante und bereits in Vorbereitung befindliche Einführung des kontinuierlichen Ofensystems mit stehenden Retorten sein, wie es in der Zinkhütte Oberspree in Überschönweide bereits mit bestem Erfolge in Gebrauch ist.‟

Der sächsische Bericht aus dem Jahre 1925 sagt über die Meldungen betreffend Bleikrankheit: „In einer Reihe von Fällen konnte durch Nachprüfung, insbesondere Blutuntersuchung das Vorliegen einer Bleikrankheit nicht bestätigt werden. Das erforderte in vielen Fällen eingehende Erörterungen, insbesondere durch den ärztlich vorgebildeten Gewerbeaufsichtsbeamten. Die subjektiven Angaben der Erkrankten gaben zwar eine Reihe von Anhaltspunkten, für die Diagnose objektive Anzeichen fehlten meist. Wie weit oft festzustellende blasse Gesichtsfarbe und mäßige Durchblutung der sichtbaren Schleimhäute als charakteristisch für die Bleischädigung anzusehen sind, wird immer eine Frage längerer Beobachtung bleiben. Auch der Ausfall der Blutuntersuchung ist nicht immer entscheidend.‟

Der bayrische Landesgewerbearzt hält die Blutuntersuchung, weil zu zeitraubend, für ungeeignet zu Massenerhebungen und meint, daß die übrigen Frühsymptome zumeist ersetzen können, so daß sie nur in zweifelhaften Einzelfällen ausgeführt werden soll.

Der Landesgewerbearzt führt ferner im Jahre 1925 aus:

„Die Häufung von Meldungen über Bleierkrankungen in einer Metallhütte und einer Bleifarbenfabrik, worüber wir schon im letzten Bericht uns aussprachen, gaben in diesem Jahre Veranlassung, die gesamte Belegschaft dieser Firmen einer genauen Durchmusterung in Gemeinschaft mit dem hygienischen Institut der Universität Heidelberg zu unterwerfen.

Das wertvollste diagnostische Merkmal der stattgefundenen Bleieinwirkung sind gewisse Veränderungen im Blutbild. Treten solche Veränderungen in nicht nur vereinzelten Fällen an den roten Blutzellen auf, so erweist dieser Befund den Arbeiter als Bleiträger. Das Reichsgesundheitsamt nennt Bleiwirkung bei Bleiträgern den objektiv nachweisbaren Einfluß von Blei im Körper, ohne daß die Arbeitsfähigkeit irgendwie gemindert sein muß. Bei solcher herabgesetzter Widerstandsfähigkeit aber ist stets zu befürchten, daß jede weitere, den Körper treffende Schädlichkeit, wie eine Erkältung oder ein Alkoholexzeß. leicht zur Beeinträchtigung der Gesundheit führt, sei es in Form der Bleivergiftung oder einer durch die vorangegangene Schädigung erschwert auftretenden Allgemeinerkrankung.

Von den Arbeitern der Metallhütte zeigten positiven Bleibefund — 500 veränderte Blutkörperchen auf die Million — 35 %. Ernstere Schädigung — 1000 veränderte Blutzellen auf die Million wiesen 25,5 % der Untersuchten auf; dabei äußerten nur 2 Leute subjektive Krankheitsbeschwerden. Die Veränderungen traten nach einer Arbeitszeit von einem $^1/_2$ bis zu 3 Jahren auf. Diese Zahlen passen gut zu den von anderer Seite in ähnlichen Betrieben erhobenen Befunden. Die Bleiarbeit brachte also wohl eine Mehrgefährdung zu Erkrankungen gegenüber der Norm mit sich, die Gefährdung überschritt aber nicht das in ähnlichen Betrieben erreichte Maß. Die Zahl der Erkrankungen in der Bleihüttte ist gegen Ende des Jahres stark zurückgegangen. Der Einbau einer elektrischen Staubabscheidung nach System Möller-Cottrell hat sich hier, wie auch an anderer Stelle, bewährt.

Ernster noch war das Ergebnis der Untersuchung in der Bleifarbenfabrik. Hier ist die Belegschaft klein und beträgt nur 12—15 Mann. Diese wurden mehr als zur Hälfte als ernster gefährdete Bleiträger erkannt. In einem Falle waren die Blutveränderungen schon nach 14 Arbeitstagen nachweisbar. Eine genaue Durchmusterung des Betriebes fand nochmals in Gemeinschaft mit den Aufsichtsbeamten der chemischen Berufsgenossenschaft statt. Einige Auflagen wurden erlassen, der Betrieb ruht zu Ende des Jahres.

Von den 160 dem bayrischen Landesgewerbearzt im Jahre 1926 zugekommenen Anzeigen, betr. gewerbliche Bleivergiftung, betrafen 122 männliche, 38 weibliche Arbeiter, davon wurden als Berufskrankheit anerkannt (nicht anerkannt) 90 (69). Die Verteilung auf Berufe ist folgende: Schmelzer, Presser 8 (4), Löter 7 (2), Härter, Nieter, Installateure 4 (3), ein Fall unerledigt, Graphische Industrie 9 (24), Flaschenkapselindustrie 1 (0), Akkumulatoren 1 (1), Farbenfabrikarbeiter 5 (3), Maler, Anstreicher, Lackierer 8 (22), Porzellan- und Glasmaler 13 (2), keramischer Buntdruck 20 (5), Glasierer, Töpfer 11 (2), Glasschmelzer 2 (0), sonstige 1 (1).

Aus Sachsen wird 1925 gemeldet:

„Die Tatsache, daß bei Blutuntersuchungen in demselben Krankheitsfall voneinander verschiedene Ergebnisse zur Kenntnis kamen, versuchte ein Betrieb zum Anlaß zu nehmen, Meldungen von Bleierkrankungen zu unterlassen. Da allgemein lediglich der Blutbefund als das charakteristische Zeichen für Bleierkrankung angesehen wird und manche Meldungen lediglich auf diese Feststellungen hin gemacht oder unterlassen werden, wurde ein wissenschaftliches Gutachten über die Bedeutung der Blutuntersuchung bei Bleivergiftungen herbeigezogen (Geh. Med.-Rat Prof. Dr. Schmorl und Staatliche Landesstelle für öffentliche Gesundheitspflege). Aus diesem sei hier folgendes mitgeteilt: ... Personen, die viel mit Bleiprodukten zu tun haben, zeigen in ihrem Blut in Form kleinster Stäubchen und Körnchen innerhalb der roten Blutkörperchen Veränderungen, die sich mit basischem Farbstoff sichtbar machen lassen. Diese Körnchen haben an sich mit Blei nichts zu tun, sie sind nur das Zeichen einer Reaktion des Körpers, die gerade für die Bleivergiftung besonders charakteristisch ist. Das Untersuchungsverfahren ist in allen Instituten das gleiche, so daß in dieser Beziehung vollständige Übereinstimmung herrscht. Nach P. Schmidt ist Verdacht auf Bleivergiftung vorhanden, wenn in etwa 50 Gesichtsfeldern mit je 200 roten Blutzellen 1 gekörntes rotes Blutkörperchen vorhanden ist. Nach den Erfahrungen der Gutachter sind gerade bei der chronischen Bleivergiftung basophil gekörnte rote Blutkörperchen manchmal außerordentlich zahlreich, andererseits können sie fehlen. Da der Gehalt des Blutes an derartig veränderten Blutzellen also zu verschiedenen Zeiten ganz verschieden ist, so daß das gleiche Blutbild an einem Tage sehr spärliche, vielleicht mehrere Tage später zahlreiche gekörnte Blutkörperchen zeigt, so kann das Blut eines Kranken, der schließlich der Bleieinwirkung entzogen ist, einige Wochen später, trotzdem anfangs reichlich gekörnte rote Blutkörperchen vorhanden waren und trotzdem noch klinische Zeichen einer Bleivergiftung bestehen, vollständig frei sein. Deshalb muß die Diagnose: ‚Bleivergiftung' dem Arzt überlassen bleiben, für ihn ist der Untersuchungsbefund nur ein Unterstützungsmittel, mit anderen Worten: aus dem Blutbefund allein kann eine Bleivergiftung nicht ohne weiteres festgestellt werden. Wenn die veränderten roten Blutkörperchen sehr spärlich vorhanden sind, kann die Untersuchung in verschiedenen Instituten verschieden ausfallen, da die charakteristischen Zellen verschieden verteilt sein können. Nur der positive Befund kann in einem solchen Falle für einen Arzt maßgebend sein. Man muß ihn also veranlassen, eine gründliche klinische Untersuchung vorzunehmen, ob der auf Grund des positiven Befundes festgestellte Verdacht einer Bleivergiftung berechtigt ist. Es kann daher davon keine Rede sein, daß unser übliches Untersuchungsverfahren nicht imstande wäre, einwandfreie und übereinstimmende Ergebnisse zu geben."

Das sächsische Arbeitsministerium hat am 8. Mai 1922 durch Verordnung die Richtlinien für die Mitwirkung der Ärzte zur Bekämpfung der Bleigefahr aufgestellt. Diese enthalten unter anderem auch Vorschriften für die Blutentnahme und weisen daraufhin, daß der Arbeitgeber die Untersuchungskosten zu tragen hat. Nur wenn die Blutuntersuchung als Mittel zur Sicherstellung der Diagnose einen Teil der ärztlichen Behandlung bildet, ist die Krankenkasse zur Kostentragung verpflichtet.

Im hygienischen Institut der Universität Leipzig wurden 1922 131 Bleiarbeiter untersucht, davon 28 — 23,1% positiv befunden.

Eine schwerverständliche Einteilung trifft bezüglich der Erkrankungen die Oldenburger Blei- und Zinkhütte. Dort werden den Infektionskrankheiten, den Krankheiten des Herzens, der Nerven, Augen und Ohren die sog. Berufskrankheiten gegenübergestellt und als solche alle Erkrankungen der Atmungs- und Verdauungsorgane und rheumatische Erkrankungen bezeichnet.

Die Meldungen aus den Hüttenwerken zeigen, daß dort besonders zahlreiche und auch schwere Fälle (Lähmungen) vorkommen. In einem Falle erklärte sich die Leitung eines nicht unter die Bekanntmachung, betreffend Bleihütten vom 16. Juni 1905, RGBl. 545 fallenden Metallschmelzwerkes mit Rücksicht auf die vorgekommenen Bleivergiftungsfälle bereit, die bezüglichen Bestimmungen sinngemäß anzuwenden und die gesundheitliche Überwachung der Belegschaft einem Arzte zu übertragen.

Im Regierungsbezirke Hildesheim erkrankten 1922—1926 in der Claustaler Vorhütte 0,49 — 0,45 — 1,6 — 3,47 — 8,09, in der Lautenthaler

Feinhütte 3,0—0—1,9—4,25—3,15% der Belegschaft an Bleivergiftung. Die pünktlichere Meldung der Fälle ist auf die gesetzliche Einführung der Meldepflicht zurückzuführen, wohl aber auch auf die Zunahme der Arbeitsintensität.

Im Regierungsbezirk Aachen kamen unter den 210 Arbeitern einer Bleihütte im Jahre 1920 11 Kolik- und Lähmungsfälle mit 156 Krankheitstagen vor. Im folgenden Jahre 16 Fälle Kolik und Lähmung unter 336 Arbeitern, also 4,7 Fälle mit 77,3 Tagen auf 100 Arbeiter. Im Jahre 1922 erkrankten 18 Arbeiter (12 davon zweimal) oder 5,2% an Kolik und Lähmung. Die Besserung, die im Jahre 1921 stattgefunden hatte, war auf die geringere Verwendung oxydischer Rückstände zurückzuführen, wogegen 1922 der Erzmangel wieder zum Beschicken der Hochöfen bis zu 30% mit staubhaltigen oxydischen Rückständen aus der Bleiverarbeitung führte, was im heißen trockenen Sommer wieder ungünstigere Gesundheitsverhältnisse zur Folge hatte. Berichte für die folgenden Jahre: 1924 280 Mann mit 8 Erkrankungen und 168 Krankheitstagen, 1925 314 Mann, 20 Fälle, 621 Tage, 1926 329 Mann, 14 Fälle 716 Tage. Die Zunahme wird auf sorgfältigeres Vorgehen der Ärzte zurückgeführt.

Löterei usw. Bekannt wurde eine Reihe von Bleivergiftungen bei Lötern, und zwar speziell aus Schwefelsäurefabriken, ein Bleilöter ist gelegentlich des Neubaues einer Fabrik gestorben. In einem chemischen Betriebe wurden unter 23 Lötern 4 schwere Fälle festgestellt, je 1 Fall trat auf bei einem Modellmacher einer Gießerei, der mit einer Bleilegierung arbeitete, bei einer Schaberin in der Druckplattenabteilung einer Fakturenapparatefabrik, beim Vermahlen von Bleikugeln (durch feinen Staub), in einer Bleiröhrenfabrik, einem Orgelwerke, in einer kleinen Fahrradfabrik, mehrere Fälle bei Klempnern, ferner bei der Reparatur aus der Kriegszeit stammender Gasmesser, wobei Bleischichten abgekratzt werden mußten.

Feilenhauer. Einige Fälle typischer Feilenhauerlähmung mit Atrophie des Daumenballens wurden beobachtet.

Kabelfabrik. Mehrere Fälle wurden in einem Kabelwerk, dann einige Fälle bei der Erzeugung bleihaltiger Schreibzeuge, darunter einer mit Kieferlähmung beobachtet.

Flaschenkapselfabriken. Von mehreren Flaschenkapselfabriken eines Bezirkes meldete nur eine einzige Bleierkrankungen, und zwar erkrankten nur Poliererinnen, die übrigen trotz Beschäftigung mit reinem Blei niemals (die dem Gewerbeinspektor rätselhaft vorkommende Beobachtung, daß nur Poliererinnen erkranken, erklärt sich leicht aus der Tatsache, daß eben hier allein feinster Staub auftritt — Referent). „Ein eingehender Nachweis, aus welchem Grunde gerade hier nachhaltige Bleieinwirkung möglich ist, findet sich nirgends. Laboratoriumsuntersuchungen über die Standhaftigkeit des Zinnüberzuges der Kapseln sowie über den Bleigehalt des Staubes in den Polier- und anderen Räumen könnten wohl allein ein sicheres Ergebnis bringen. Aus Mangel an verfügbaren Mitteln konnte dieser Weg leider nicht be-

schritten werden. Neuerdings sind in verschiedenen Kapselfabriken
Automaten zur Einführung gekommen, die fast alle Arbeitsgänge in
sich vereinigen und den Kapseln eine so glatte Oberfläche geben, daß
das Polieren von Hand fortfallen kann. In diesen Fabriken haben die
Bleierkrankungen völlig aufgehört.‘‘

Bleiwaren. Zahlreiche Vergiftungen ereigneten sich bei der Herstellung von Metallgegenständen aus einer 70proz. Legierung in einem
Betrieb, der durch rasche Vergrößerung die sanitäre Ausgestaltung
der Räume vernachlässigte, dabei eine indolente Arbeiterschaft hatte.
Am meisten gefährdet waren Schleifer und Polierer. Der Flugstaub
der Gießerei enthielt 0,5%, in der Feinputzerei 4,5%, in der Schleiferei
am Deckengebälk und im Absaugekasten 50% Blei, die Watteeinlage
eines Respirators 0,32 mg, dementsprechend waren Schmelzer und
Gießer fast frei von Schädigungen. Auf tunlichste Entlassung der häufig
stärker gefährdeten weiblichen Erkrankten wurde gedrungen. Manche
Arbeiter erkrankten wiederholt, ein 17jähriger Arbeiter zuerst an
Kolik, dann an Enzephalopathie, der er nach einigen Tagen erlag.
Häufig war Anämie, Bleisaum und p. E. Sanitäre Einrichtungen führten
zum Herabgehen der Vergiftungen. Bessere Arbeitsbedingungen in
einem ähnlichen Betrieb ergaben auch einen besseren Gesundheitszustand der Arbeiterschaft.

Spritzverfahren. In einer Metallisierungsfabrik wurden durch
Verwendung von Blei als Spritzmetall 8 Vergiftungen verursacht.
Es handelt sich um ein neues Verfahren, für das Erfahrungen noch fehlen,
so daß den vorhandenen Gefahren erst nach und nach durch Absaugevorrichtungen, geschlossene Spritzräume, dicht schließende Anzüge
mit Schutzhelm und Respirator mit Frischluftzuführung entgegen-
getreten werden konnte.

Härterei. Bleierkrankungen traten auf in einer Gabelfabrik, einer
Federstahl- und einer Blechemballagenfabrik.

Wenig bekannt sind die Bleierkrankungsgefahren in den Härtereien
der Stahldrahtfabriken. Der Draht muß, nachdem er mehrfach auf
kleines Kaliber gezogen ist, wieder ausgeglüht und dann neuerdings
auf eine bestimmte Härte gebracht werden, und zwar in einem Blei-
bade von 500⁰. Hier sind zwei Verfahren in Anwendung, die Tauch-
härtung und die Durchziehhärtung, nur letzteres Verfahren ist blei-
gefährlich. Der Draht wandert durch einen Muffelofen, dann durch
Rollen gelenkt durch ein mit Lehm oder Holzkohle abgedecktes Bleibad, streicht dann durch eine Scheuerschicht von Sand oder Holzkohle
und wird auf Scheiben aufgewickelt. Der Arbeiter muß nach Ablauf
einer Drahtspule an das Drahtende den Anfang einer neuen Spule an-
knoten und sonst den Prozeß überwachen. Beim Durchstreichen des
Muffelofens bildet sich auf dem Draht eine dünne poröse Zunderschicht
(Eisenoxydul), die beim Durchlaufen durch das Bleibad gewisse Mengen
Blei aufsaugt. Beim Durchstreichen der Scheuerschicht wird der Zun-
der nur zum Teil abgestreift, zum Teil springt er jedoch beim Aufwickeln
ab und fällt als feiner Staub zu Boden. Die Möglichkeit der Bleiauf-

nahme beim Einatmen und gelegentlich der Mahlzeiten ist gegeben, um so mehr, als der Betrieb ununterbrochen ist und in die zum Teil aus bloßer Arbeitsbereitschaft bestehende Arbeit keine eigenen Pausen für Mahlzeiten eingelegt sind.

Farbenerzeugung. Malerei. Die Zahl der Saturnismusfälle durch Herstellung und Verwendung von Farben beträgt während der Berichtsjahre etwa 400. In der Farbenerzeugung werden hauptsächlich Bleiweiß und Mennige, selten andere Farben als Ursache angegeben. In einer Mennigefabrik erkrankten in einem Jahre von durchschnittlich 15—75 Arbeitern 19 an schwerer Bleivergiftung. Ein Gewerbeinspektor sagt richtig mit Bezug auf den Mennigestaub, „das in die Lunge aufgenommene Blei verteilt sich im Körper schneller und führt leichter zu Erkrankungen als das in die Verdauungsorgane eingeführte, verschluckte Blei, da hier die Filterwirkung der Leber fehlt".

Unter den Mennigefällen in den Farbenfabriken finden sich Leute an Bleischmelzofen, an der Filterpresse, in der Trockenkammer und am Eindampfapparat.

In einem elektrochemischen Betriebe zur Herstellung von Bleifarben in Anhalt erkrankten innerhalb 10 Monaten 190 Personen. Hier wird aus gemahlenem Bleierz mittels Salzsäure und Chlorkalziumlauge Blei herausgelöst und nach mehreren Reinigungs- und Fälloperationen zu Bleiweiß, Mennige und Glätte verarbeitet. Der Werkarzt hatte nur 113 Fälle angenommen. In den Betrieben, wo mit trockenem Material hantiert wird, ist die Krankenziffer am größten. Die Mennigeerkrankungen sind darauf zurückzuführen, daß die bei der Errichtung der Fabrik eingebauten Mennigeöfen dauernd zu Störungen Anlaß gaben. Es erkrankten in Prozenten der Normalbelegschaft: in der Menigehalle 535, Bleikarbonattrocknung 322, Laugerei 331/3, Zerkleinerung 100, Handwerker 43, Hofarbeiter 100, Aufsichtspersonen 42. Eine nicht geringe Zahl der Erkrankten war über 20 Wochen arbeitsunfähig. An Stelle der Mennigeöfen sollen kleine elektrisch geheizte konitiunerlich betriebene Öfen verwendet werden. Erkrankungen traten auch bei der Beseitigung der häufigen Mängel an mechanischen Transporteinrichtungen des Betriebes auf, ferner veranlaßten die Einrichtungen zum Trocknen des Bleikarbonats Erkrankungen. Durch die Brüden, die bei der Trocknung auf ummantelten Walzentrocknern auftreten, gelangte sehr viel fein verteiltes Karbonat in den Arbeitsraum, so daß einige akute Bleivergiftungen vorkamen. Nach Einbauen von Vakuumtrocknern an Stelle der Walzentrockner hörten die Krankheiten in diesem Betriebsteil fast auf. Von der Gesamtbelegschaft von 209 Mann waren am Jahresschluß noch 59 Leute auf dem Werke beschäftigt, die bei Betriebsbeginn im Februar eingestellt waren und bei denen eine Bleierkrankung nicht festgestellt wurde. Der Werksarzt hat Milch- und Eierunterstützung berechnet zu 2 Eier und 1 l Milch pro Tag verordnet.

Klinisch bemerkenswert war „ein 65jähriger Bleiweißfabriksarbeiter, der nach längerer Arbeitsunterbrechung und neuerlicher

Aufnahme der Bleiweißarbeit (trotz vorgeschrittener Alters- und Arterienverkalkung) nach 18 Wochen an Bleikolik, dann nach Rückkehr aus dem 3 wöchigen Krankheitsstand nach 2 Monaten mit Leibschmerzen, Kopfschmerzen, Verwirrtheit, Zittern, leichter Streckerlähmung der rechten Hand, Pupillendifferenz, schwer auslösbaren Patellarreflexen erkrankte —, nach einigen Monaten Schwinden der objektiven Symptome bei Verbleiben von Kopfschmerz. In einem weiteren Fall von starker Atrophie der Streckmuskeln der rechten Hand und der Zwischenknochenmuskulatur bei gleichzeitiger apoplektiformer Halbseitenlähmung rechts und dauernd positivem Wassermann, bei einem Bleiweißarbeiter erschien es fraglich, ob Bleivergiftung oder vor allem luetische Hirnerkrankung vorliegt. Bei einem 57jährigen Mann bestand nach 8monatiger Bleiweißarbeit schwerste Streckerlähmung mit Beteiligung der Daumen beiderseits ohne vorangegangene Koliken", ähnlich war ein 2. Fall.

„In 2 weiteren Fällen ergriff die Bleilähmung nicht nur Hand- und Fingerstrecker — in einem Fall auch Atrophie der kleinen Handmuskel — sondern auch Schulter- und Oberarmmuskulatur mit schwerer Atrophie (Oberarmtypus-Remaks). Der eine Arbeiter hatte 18 Jahre an der Bleipresse einer Kabelfabrik, der andere in einer Bleifarbenfabrik als Mennigesieber- und Schaufler gearbeitet. Mit Ausnahme eines Falles, wo schwere Arbeit mit der linken Hand verrichtet wurde, waren die Lähmungen stets rechts schwerer."

In einer Eisenbahnwagenbauanstalt, die für einen Auslandauftrag nur bleihaltige Anstrichfarben verwenden durfte, erkrankten zahlreiche Arbeiter an Bleivergiftung vielleicht auch deshalb, weil gegen die Anordnung der Betriebsleitung die gelieferte dünnflüssige Mennige durch Farbpulverzusatz von manchen Arbeiten verdickt worden war, wobei vermutlich viel Farbstoff eingeatmet worden ist. Zahlreiche Bleierkrankungen ereigneten sich bei Malern auf Schiffswerften. Unter den Fällen ist einer von dauernder Arbeitsunfähigkeit, bei einem seit 30 Jahren bleikranken Maler. Aus Bayern wird ein tödlicher Fall bei einem Maler gemeldet.

Spritzverfahren. Große Bedeutung gewinnt die zunehmende Verwendung von Spritzapparaten zum Auftragen oft bleihaltiger Farben und Lacke, namentlich in der Metallindustrie, neuerdings auch in der Holzindustrie. Es ist zweifellos, daß bei unzweckmäßigem oder nachlässigem Vorgehen die feinste Vernebelung der bleihaltigen Tröpfchen die Einatmung von Blei begünstigt. Ein aus Amerika eingeführtes Lackierverfahren für Kraftwagen, bei dem bleiweißhaltige Lackfarbe mit der Farbpistole auf die Chassis gespritzt wird, führte zu Bleierkrankungen, da selbst sehr kräftig wirkende Abzugsvorrichtungen nicht imstande waren, die nicht haften gebliebene Farbe, die durch den Anprall an den Wänden der Chassis zurückgeworfen, fein verteilt in der Luft schwebte, zu entfernen.

Eine Bleivergiftung trat beim Aufspritzen von Farblack auf künstliche Blumen auf.

Bei größeren Spritzarbeiten sind Schutzhelme unentbehrlich, da einfache Respirationen nicht genügen.

Abwracken von Schiffen. Aus den Küstenbezirken werden zahlreiche Vergiftungen beim Abwracken von Schiffen gemeldet, in RB. Schleswig kamen im Jahre 1923 50 Fälle vor. Je dicker der Farbanstrich der Schiffsplatten, um so gefährlicher die Arbeit, so besonders bei den mit dicker Farbschicht bedeckten englischen Kriegsschiffen. Besonders gefährlich ist die Zerlegung des zahlreiche kleine Abteilungen enthaltenden Unterschiffes. Gefährlicher ist auch die Arbeit am Unterschiff im schwimmenden Zustande, als auf dem Baudock, also auf dem Lande, wo zahlreiche Lüftungsöffnungen eingeschnitten werden können. Die einzige zweckmäßige Maßregel scheint in vielen Fällen die Entfernung von der Abwrackarbeit zu sein.

Polygraphische Industrie. Nicht nur bei der Hand- sondern auch bei der Maschinensetzerei kommen nicht ganz selten Bleivergiftungen vor. Nicht ganz verständlich sagt der Inspektor des RB. Königsberg, daß die in einem Betriebe vorkommenden Saturnismusfälle auf Gleichgültigkeit und Unsauberkeit der Arbeiter zurückzuführen waren, da die Einrichtung eine gute war.

Die Gesamtzahl der gemeldeten Fälle in den Druckereibetrieben, mehrere Hundert, ist nach Koelsch (s. o.) nicht identisch mit der Zahl der wirklich Erkrankten, da in diesem Berufe relativ viele überflüssige Meldungen erfolgen. Ein sicherer schwerer Fall von Bleivergiftung betraf eine Einlegerin einer Druckerei. Der Fall ist nicht erklärbar.

Nach dem Berichte eines Gewerberates in Preußen war eine Erkrankung auf die Gewohnheit des Tabakkauens zurückzuführen. Demgegenüber wurde laut Berichtes aus dem Regierungsbezirke Oppeln für das Jahr 1919 in einem anderen Betriebe mit Zustimmung des Gewerbeinspektors den bleigefährdeten Arbeitern das Tabakkauen wegen der damit verbundenen Speichelabsondrung (Spucken) als Mittel gegen Bleivergiftung empfohlen. (Siehe Brezina-Teleky: Int. Übers. über Gewerbekr., S. 19, Julius Springer 1922.)

Keramische Buntdruckerei. 2 Bleivergiftungen ereigneten sich bei Klischeearbeitern.

Keramische Abziehbilder. „Viel umfangreicher, als bisher angenommen worden war, waren die Fälle von Bleierkrankungen bei den Farbenpuderinnen der Buntdruckereien für keramische Abziehbilder. In einer großen Fabrik dieser Art, die jeweils etwa 30 Arbeiterinnen an Puder- und Abstaubmaschinen mit guter Staubsaugung in ständigem Wechsel mit anderen Arbeiten beschäftigt, sind allein in den letzten 3 Monaten des Berichtsjahres 8 Vergiftungsfälle vorgekommen; in einem anderen derartigen Betriebe, wo sich das Pudern nur mit der Hand vornehmen läßt, erwiesen sich 4 von 7 Arbeiterinnen als bleikrank. Soweit die Erkrankten nicht arbeitsunfähig waren, ist für ihre Fernhaltung von Bleifarben auf gewisse Zeit gesorgt worden, eine Maßnahme, die sich freilich nur in größeren Betrieben ohne wirtschaftliche Schädigung der Betroffenen durchführen läßt. Einer dritten Fabrik, in der sich die Erkrankungsfälle ebenfalls häuften, deren Leitung es zunächst aber an dem nötigen Verständnis zur Schaffung durchgreifender Abwehrmaßnahmen fehlen ließ, wurden die notwendigen Auflagen im Sinne der mit Handelsministerialerlaß vom 22. Juni 1922 mitgeteilten Richtlinien durch polizeiliche Verfügung nach § 120d der GO. gemacht."

Keramischer Buntdruck. Besondere Aufmerksamkeit wurde im Regierungsbezirk Breslau der Herstellung keramischer Abziehbilder zugewendet. Die benutzten Farben enthalten stets Bleiverbindungen, besonders Silikat als Flußmittel. Entweder wird die Farbe mit Öl angerieben auf Steindruckpressen verwendet, oder trocken staubförmig als Puderfarbe. Anreiben stets von Hand. Die Maschinenführer der Steindruckpressen sind etwa so gefährdet wie Maler. Das Pudern ist gefährlicher und dort erforderlich, wo durch Druckverfahren nicht genügend Farbe aufgebracht wird. Mit Klebstoff wird das Muster aufgedruckt, dann mit Pudermaschinen oder von Hand mit Pinsel oder Wattebausch aufgepudert, der Überschuß durch Abstreichen maschinell oder von Hand entfernt. Auch bei den Maschinen, wenigstens den älteren, ist die Arbeit gefährlich, da das Farbwerk offen ist, das auf Walzen die Farbe auftreibt und jeder Luftzug die vorrätige Farbe aufwirbelt. Neuere Maschinen haben einen wenn auch nicht dichten Abschluß des Farbwerkes. Die Abstaubmaschinen haben wirksame Haustoren, sehr gefährlich ist das Reinigen der Pudermaschinen, wobei, auch wenn es mit Absaugung geschieht, Hände und Kleider der Arbeiter von der Farbe verunreinigt werden. Am bedenklichsten ist Einpudern von Hand. Die gebotenen Maßnahmen sind Reinigungsgelegenheiten und Staubabsaugung.

Keramische Industrie. Die Zahl der gemeldeten Fälle betrug gegen 100. Aus einer Fabrik des Regierungsbezirkes Liegnitz wird berichtet, daß Vergiftungen bei den Arbeitern auftreten, die gefrittete Bleiglasur aufzutragen haben. Von 88 Arbeitern einer Steingutfabrik erwiesen sich bei der Untersuchung 4 als bleikrank, 14 als gefährdet. Von den ersteren waren 2 stets, 2 zeitweilig, von den gefährdeten 13 zeitweilig mit Fritte beschäftigt gewesen. Die allgemeinen hygienischen Verhältnisse waren günstig. Sehr gefährlich scheint mitunter das Abbürsten der nach Auftragen von Bleiglasur getrockneten Kacheln. In einer Fabrik traten in $1^1/_2$ Jahren 11 Saturnismusfälle auf. Die Arbeit wird nunmehr unter Abzug in einem Kasten mit Glaswänden gemacht, so daß der Kopf des Arbeiters außerhalb des Kasten sich befindet.

Email, Glasur. „Zum Emaillieren der Bleche und schmiedeeisernen Teile findet nur bleifreie Emaille Verwendung, hingegen kann bei Emaillierung von Gußeisenteilen bleihaltige Emaille nicht entbehrt werden, da sie besser in die Poren der Gußstücke einzudringen vermag und einen glatteren und besser haftenden Überzug ergibt. Die durch Zusammenschmelzen bleihaltiger und anderer Stoffe mit nachfolgendem Granulieren in Wasser und Mahlen hergestellte Emaille wird entweder als dünnflüssiger Brei oder pulverförmig auf die Gußstücke gebracht; in ersterem Falle durch Eintauchen des Gegenstandes oder durch Auftragen mit einem Pinsel oder einer Spritzpistole, in letzterem Falle durch Aufpudern mittels eines Siebes. Unter den Arbeitern, welche in einer Fabrik des Siegener Bezirkes nach dem Tauch- und Spritzverfahren die Emaille auftragen, wurden Bleiverdächtige nicht festgetellt, dagegen wurden in mehreren Fabriken, in welchen das Auftragen der Emaille durch Pudern erfolgt, mehrere Arbeiter als zweifelsfrei bleikrank festgestellt. Zwar waren über den Pudertischen Abzugshauben angeordnet oder Atemschützer den Arbeitern zur Verfügung gestellt worden, doch konnte erklärlicherweise durch diese Maßnahmen kein ausreichender Schutz erzielt werden, denn die Zugwirkung der Absaugevorrichtung kann nicht auf das erforderliche Maß gesteigert werden, weil sonst das Emaillepulver aufgewirbelt wird, und zur ständigen Benutzung der Atemschützer lassen sich die Arbeiter kaum anhalten. Eine gründliche Abhilfe wird nur durch den Ersatz des Pulververfahrens durch das Auftrage- oder Spritzverfahren zu erzielen sein. Für die Beibehaltung des Puderverfahrens wird von mehreren Betriebsleitern geltend gemacht, daß nur hiermit eine erstklassige Ware erzielt werden könne. Dieser Behauptung stehen die guten Erfahrungen entgegen, welche in anderen Werken mit dem Spritzverfahren gemacht werden. Aber auch dieses ist, vom Standpunkt des Arbeiterschutzes betrachtet, mangelhaft, wenn nicht durch wirksame Absaugevorrichtungen dem Eindringen der von den Arbeitsstücken abspritzenden Emailletröpfchen in den Arbeitsraum vorgebeugt wird."

Die Untersuchung von Fritten von 2—50% Bleigehalt ergab stets sehr gute Löslichkeit in Magensalzsäure. Das Emaillieren der Herdplatten führte zu einer Reihe von Saturnismusfällen. Das Puderverfahren ist gefährlicher als das Spritzverfahren. In einer Steingutfabrik erkrankte sogar ein mit dem Transporte frisch lackierter Ware beschäftigter Arbeiter. In einer kleinen Fabrik elektrischer Fayenceartikel traten 14 Fälle durch Abbürsten der eingetrockneten Glasur auf.

Gefährdet sind auch die Gemengearbeiten in den Glashütten, wo Mennige verwendet wird. Ferner erkrankten Puderarbeiterinnen in Glashütten.

Akkumulatoren. In der stark an Umfang zunehmenden Akkumulatorenindustrie sind in den Berichtsjahren mehrere hundert Bleivergiftungen verzeichnet. In einem schlecht gehaltenen Betriebe erkrankten bei dem Gesamtdurchschnitt von 30 Arbeitern 10. In einem anderen, wo alljährlich nur wenige Fälle aufgetreten waren, schnellte 1924 die Zahl plötzlich auf 41 empor, vermutlich weil der Konjunktur entsprechend zahlreiche zum Teil nur mangelhaft ernährte Arbeiter eingestellt worden waren. Von den Erkrankten waren 31 im Berichtsjahre neu eingetreten. Überdies war auf Ersuchen des Arbeiterrates die wöchentliche ärztliche Untersuchung, die von der Fabrik eingeführt worden war, wieder aufgegeben und wieder nur die vorgeschriebene vierwöchentliche ärztliche Untersuchung eingeführt worden. In einem Betriebe wurde der Versuch gemacht, durch Anstellen einer eigenen Person zur Aufsicht über das Waschen des Personals und Freigabe der Waschzeit, ferner durch genaue ärztliche Untersuchung der neu eingetretenen Arbeiter die Zahl der Erkrankungen zu vermindern.

In einem sächsischen Akkumulatorenbetrieb traten schwere Erkrankungen manchmal nur 6 Wochen nach der Neueinstellung auf.

Verschiedene Industrien. Es kamen noch Erkrankungen vor, bei der Grundierung zur Herstellung künstlicher Chinchillapelze (L.G.A. Dr. Koelsch). Verschiedene Pelzproben enthielten erhebliche Bleimengen. Weitere Fälle ereigneten sich bei Gummimischern, beim trockenen Abschleifen in Autofabriken, in einer Flugzeugfabrik, bei einem Gußputzer einer Armaturenfabrik, beim Transport von Akkumulatorenplatten durch zwei Monate, beim Luntenklöppeln mittels Bleichromat, bei einem Schreiner einer chemischen Fabrik, in einer Gold- und Silberscheideanstalt, endlich 17 Fälle in einer Bleizuckerfabrik beim Zentrifugieren, Pressen und Entfärben der Bleizuckerlauge.

1925. Aus dem Berichte des G.M.R. Dr. Neumann. Aus einem Betriebe ist seitens des Arztes kein Fall von Bleierkrankung gemeldet worden, seitens der Krankenkasse nur zwei Fälle, während der Gewerbemedizinalrat selbst gelegentlich einer Durchuntersuchung der Arbeiterschaft drei Mann von weiterer Bleiarbeit ausschließen mußte und viele andere mit starken Zeichen der Bleieinwirkung sah.

Der Inhaber einer kleinen Ofenkachelfabrik, die altdeutsche Kacheln, also mit ungefritteter Glasur, herstellt, macht alle Bleiarbeit im Betriebe selbst. Früher hatte er nach seiner Angabe alle Jahre einen bis zwei Kolikanfälle, sah immer blaß und elend aus. Durch den Kriegsdienst war er der Bleiarbeit durch vier Jahre entzogen und hatte sich in dieser Zeit völlig erholt. Seither treibt er sorgfältigste Zahn- und Mundpflege und befleißigt sich bei der Arbeit größter Reinlichkeit. Obwohl er in sehr angestrengter Tätigkeit auch jetzt seit $6^{1}/_{2}$ Jahren alle Bleiarbeiten allein ausführt, zeigt sein blühendes Aussehen den großen Wert der persönlichen Vorsicht und Sauberkeit bei einem Manne, der durchaus nicht zu den wenig Empfindlichen gerechnet werden darf, und bei einer Arbeit, bei der sonst zahlreiche Erkrankungen an Bleivergiftung vorkommen.

Ganz besonders schwere Bleilähmung hatte ein „Kastenjunge" einer Bleihütte. Er hatte 1921—1924 — angeblich ohne zu erkranken — an derselben Stelle gearbeitet, arbeitete dann vom 2. Februar 1925 an wieder dort, hatte Juli bis August 1925 eine durch 4 Wochen dauernde Bleikolik, erkrankte am 10. Dezember mit Schmerzen in der Schulter und Lähmung der linken Hand. Bei Untersuchung im Februar 1920 bestand an der linken Hand vollständige Streckerlähmung, einschließlich der Strecker und Abduktoren des Daumens; die Muskelkraft des ganzen Armes und der Schulter war stark herabgesetzt. An der rechten Hand bestand nur Streckerlähmung mäßigen Grades. Der junge Mann war Rechtshänder, hatte aber bei seiner Arbeit vor allem mit der linken

Hand zu arbeiten, mit der er die schweren Kasten an der Laufschiene in Bewegung brachte.

1925. L.G.A. Dr. Neumann. „Ganz gleichmäßig durchgeführt wurde die Untersuchung bei 482 Personen, d. h. es sind bei allen außer den subjektiven Symptomen und der üblichen Allgemeinuntersuchung einschließlich Untersuchung des Blutdruckes, des Urins auf Eiweiß und Zucker, der Reflexe, stets verzeichnet: Saum, Kolorit, Streckerschwäche, Hämoglobingehalt, Blutbild, Hämatoporphyrinvermehrung (Saillet). 17 Personen, bei denen alles negativ war, und bei denen nach der Art der Beschäftigung eine Bleischädigung nicht gut denkbar war, wurden in der folgenden Zusammenstellung nicht mit berücksichtigt, sondern nur Personen, bei denen gewerbliche Bleischädigung möglich war. Bei der Diagnose wurde unterschieden: I andere Diagnose bzw. beschwerdefrei, II zweifelhaft, III Bleivergiftung. Diese Dreiteilung ergab sich aus der Praxis. Im ganzen waren positiv 163 Personen von 405 Untersuchten. Davon waren Maler und Anstreicher 14, Schlosser 21, Schmelzer 112, sonstige Berufe 16, Handsetzer und Drucker keine. Zur Bewertung der einzelnen Symptome sei folgendes angeführt: Der Saum, der bekanntlich nur Zeichen der Bleiaufnahme ist, wird sehr stark durch die Mundpflege und Beschaffenheit des Gebisses beeinflußt, verliert also dadurch an diagnostischem Wert.

Als positiv für Basophilie wurde ein Blutbefund von 1 granulierten Erythrozyten auf 20 oder weniger Gesichtsfelder angesprochen; eine Hämatoporphyrinvermehrung wurde angenommen, wenn bei der Sailletschen Methode der Streifen im Grün erkennbar war bei $4^1/_2$ cm Schichtdicke. Die Arbeit von Froböse aus dem Reichsgesundheitsamt, die die ganze Hämatoporphyrinbestimmung auf exaktere Grundlagen stellt, konnte, da sie erst Ende des Jahres 1926 erschien, nicht berücksichtigt werden. Es war auch infolge anderweitiger dringender Inanspruchnahme und Schwierigkeiten bei der Beschaffung der Apparatur bisher nicht möglich, Paralleluntersuchungen zwischen der von Froböse benutzten Methode und der Sailletschen Probe zu machen bzw. die Sailletsche Probe gewissermaßen an der Hand der Methode von Fischer und Zurweck zu aichen. Die Sailletsche Methode wird immer für die Sprechstunde ihre Bedeutung haben, solange keine andere Methode sie ersetzt, die mit gleich geringen Urinmengen arbeitet. Es ist manchmal schon schwierig, die 50 ccm sogleich zu erhalten, und für exakte Untersuchungen empfiehlt es sich natürlich nicht, Urin schicken zu lassen.

Die Blutuntersuchung war bei 40 wiederholt untersuchten und auch klinisch sicheren Bleifällen, die bei der 1. Untersuchung positiv waren, auf 20 oder (in der überwiegenden Mehrzahl) weniger Gesichtsfelder 1 granulierten Erythrozyten hatten, negativ:

nach 4 Wochen bei 2 Personen,
„ 5 „ „ 1 Person,
„ 6 „ „ 2 Personen,
„ 7 „ „ 3 Personen,
„ 8 „ „ 1 Person,

in allen übrigen Fällen blieb der Blutbefund positiv, selten verringerte sich die Zahl der granulierten Erythrozyten bis auf eine Menge von 1 auf 30 Gesichtsfelder. In einem Falle blieb der Blutbefund noch 3 Monate positiv und war erst nach 4 Monaten negativ.

Bei der Probe nach Saillet auf Hämatoporphyrinvermehrung ist manchmal ein rascheres Schwinden des positiven Befundes zu beobachten als bei dem Blutbilde. Bei denselben 40 Personen war das in 3 Fällen nachweisbar. Die Vermehrung des Hämatoporphyrins fehlte überhaupt in 1 Falle, 8mal war sie erst bei der 2. Untersuchung vorhanden.

Aus den Tabellen des Originalberichtes ergibt sich, daß auch bei scharfer Kritik beim Vorhandensein von mehr als 1 Bleisymptom in der bei weitem überwiegenden Zahl der Fälle auch das klinische Bild für Bleischädigung spricht. Die Zahl, wo trotz bestehender Bleisymptome eine andere Diagnose klinisch zu stellen war, ist bei mehrmaliger Untersuchung gering. Es fanden sich nämlich 101 zweifellose Bleierkrankungen, denen 7 mit dem einen oder anderen Bleisymptom gegenüberstehen, ohne daß das klinische Bild der Bleivergiftung entsprach, darunter 1 Fall ohne Beschwerden. Naturgemäß können die Ergebnisse bei den nur einmal Untersuchten nicht so exakt sein, die Zahl der zweifelhaften Diagnosen ist daher groß.

1925. G.M.R. Dr. Teleky. Die Ärzte, welche Blutpräparate einsenden, erhalten in der Regel binnen weniger Tage die Ergebnisse mitgeteilt. In einem Vordrucke wird dabei auf die Grenzen hingewiesen, die den Laboratoriumsfeststellungen in der Bewertung des Krankheitsbildes zukommen. Es heißt dort:

„Wir gebrauchen bei der Beurteilung die Ausdrücke: negativ, vereinzelt, spärlich, mittel, reichlich, massenhaft. ‚Vereinzelt' kommen punktierte Erythrozyten auch im normalen Blute vor, alles darüber hinausgehende ist als pathologisch anzusehen. Zu berücksichtigen ist, daß nach Aufhören der Bleiarbeit die punktierten Erythrozyten sich meist rasch verringern, so daß sie in der Regel nach 2—6 Wochen verschwunden sind; in schweren Fällen sind sie länger nachweisbar. Die Diagnose ist stets auf Grund des Gesamtsymptomenkomplexes zu stellen; auch bei Bleikolik können in sehr seltenen Fällen punktierte Erythrozyten fehlen, ebenso auch bei frisch entstandener Lähmung, die aber immer sehr viel länger anhält, als das Vorhandensein punktierter Erythrozyten. Auch bei der Frage des Arbeitsausschlusses ist stets das Gesamtbild zu berücksichtigen; doch soll der Arbeitsausschluß selbst bei Fehlen jeder anderen Erscheinung (Bleikolorit, Bleisaum, Streckerschwäche) dann erfolgen, wenn punktierte Erythrozyten reichlich oder massenhaft vorhanden sind."

Österreich.

Die Durchführung der Verordnung vom 8. März 1923, BGBl. Nr. 86, findet bei den Unternehmern lebhaften Widerstand. Wiederholt wird berichtet, daß die periodische ärztliche Untersuchung in den Betrieben, wo sie nach dieser Verordnung erfolgen soll, unterbleibt.

In einer Metallhütte waren über 50% der Belegschaft bleikrank, einige in Spitalsbehandlung. Ein Arbeiter war an Hirnblutung gestorben. Bei einer zwei Jahre später erfolgten Inspektion war die Zahl der Erkrankten durch sanitäre Verbesserungen auf 25% herabgegangen. In einem anderen Falle ergab die Untersuchung von 88 Hüttenarbeitern und 40 Bleifarbenarbeitern zwei schwere Erkrankungen, obwohl in beiden Betrieben moderne, gut absaugende Ventilationseinrichtungen vorhanden und für den letzteren Betrieb die Staubabscheidung nach dem Cotrell-Möllerschen Verfahren eingerichtet war. Dabei waren die Arbeiter erst kurze Zeit in dem Betriebe tätig.

Unter 48 Akkumulatorenarbeitern war ein Plattenschmierer bleikrank, eine Reihe anderer Arbeiter waren Bleiträger, in einer Akkumulatorenfabrik waren alle gefährdeten Arbeiter mit Bleisymptomen behaftet, drei waren schon mehrmals bleikrank gewesen. Beim Abschleifen des Gußdrahtes der Bleiplattengitter wurde in der Luft 2 mg pro Liter Blei gefunden, weshalb hier der Ausschluß weiblicher Arbeiter gefordert werden mußte. In einem 4. Akkumulatorenbetriebe hatten von 75 Arbeitern 6 ausgesprochenen Saturnismus mit mehreren Frühsymptomen, 32 standen sichtlich unter Bleiwirkung, besonders häufig waren unter den Frühsymptomen Bleisaum und Streckerschwäche.

Eine früher schlecht eingerichtete Flaschenkapselfabrik wurde vollständig assaniert.

In einem burgenländischen Dorfe, wo die Herstellung irdener Gefäße als Heimarbeit betrieben wird, wurden mehrere Fälle von Bleivergiftung gefunden.

England.

Allgemeines. Die Fälle im Jahre 1921 waren im allgemeinen weniger schwer als dem Durchschnitte früherer Jahre entspricht. Die Zahl der Lähmungen betrug 7,4 gegen 12,7% für den Durchschnitt 1910 bis 1914. Nur ein Fall von Enzephylopathie wird gemeldet.

Bemerkenswert ist die größere Anzahl der 1922 gemeldeten Fälle von Lähmungen bei Männern gegenüber Frauen, offenbar des größeren Berufsalters wegen. 400, also 12,2% von 3270 im Laufe von 9 Jahren gemeldeten Bleivergiftungen unter Männern waren Lähmungen, bei Frauen unter 399 Fällen nur 19 (4,7%). Die größere Häufigkeit der Lähmung des rechten Handgelenkes 14,1 gegen 6% zeigt die größere Empfänglichkeit der Arbeitshand. Von Enzephalopathie werden umgekehrt Frauen häufiger befallen (3% als Männer (2%).

C. A. Klein hat ein Verfahren zum Einverleiben trockener Bleiverbindungen in Kautschuk und anderes Material ohne jede Vergiftungsgefahr ausgearbeitet, so daß die bezügliche Industrie nicht durch die erschwerenden Vorschriften des Kautschukregulativs von 1923 (Absaugen, ärztliche Untersuchung usw.) betroffen werden muß. Die Methode kann auch in Glashütten angewendet werden, wo oft Mennige bis zu 25% dem Satz zugemischt wird und eine Gefahrenquelle bildet. Klein hat auch eine Bleifritte von geringerer Löslichkeit zum Ersatz von Mennige hergestellt.

Dr. A. Seller, Lehrer für vergleichende Pathologie, Abt. Bakteriologie und vorbeugende Medizin an der Viktoria-Universität zu Manchester, wurde ersucht, die Bedeutung der basophilen Körnchen bei Bleiarbeitern zu untersuchen. Dr. Henry unterstützte ihn durch Abnahme von Blutausstrichen in den Betrieben. Bisher sind Untersuchungen aus Akkumulatorenanlagen veröffentlicht. Die Unternehmer haben ersucht, zwei Chemiker in die Methodik der Untersuchung einzuführen, um den Untersuchungsarzt zu unterstützen, was in einem praktischen Kurse von zweimonatlicher Dauer geschehen ist. Die Schlüsse, zu welchen Dr. Seller gelangt ist, sind folgende:

1. Die Methoden zur Darstellung der punktierten roten Blutkörperchen sind einfach und allgemein anwendbar. Die Zählung der punktierten ist aber mit Ungenauigkeiten behaftet, die sich durch gute Technik und Fleiß des Untersuchers nicht beseitigen lassen.

2. Die Feststellung von punktierten roten Blutkörperchen ist eine ungemein empfindliche Methode zur Erkennung von Bleiaufnahmen. Die Blutuntersuchung ist sehr wertvoll für die Klinik und stellt mitunter Fälle von Bleiabsorption fest, die durch andere Verfahren nicht nachweisbar sind.

3. Der Grad der Basophilie, ausgedrückt durch die Zahl der punktierten roten Blutkörperchen, ist ein Anzeiger für den Grad der Bleiaufnahme. Die Untersuchung des Blutausstriches ist daher von großem Wert als Wahrungszeichen.

4. Für die Unterscheidung von Bleiaufnahme und Bleivergiftung kann das beschriebene Verfahren nicht als zuverläßlich angesehen werden.

Bleihütten. Die Zunahme der Bleihüttenfälle im Jahre 1920 ist vor allem durch die große Anzahl von Vergiftungen in einem einzigen Betriebe bedingt, in dem Blei verhüttet wurde. Im 1. Halbjahre 14, im 2. 9 Fälle. Die Zahl der schweren Fälle war allerdings klein. Die meisten leichten Fälle betrafen weniger als 12 Monate berufstätige Personen. In dieser kurzen Zeit konnte offenbar die Konstitutionsänderung, die zur Widerstandsfähigkeit gegen Blei führt, bei diesen Arbeitern nicht erfolgen. In manchen Fällen war allerdings die Berufstätigkeit weniger als 3 Monate, was auf große Gefährdung und zwar durch Staub- und Dampfeinatmung schließen läßt. Mehr als die Hälfte der Fälle kam beim Schachtofen vor.

In den Bleiwerken zu Derby konstatierte der Arzt bei einigen Männern Bleivergiftung zu Beginn des Jahres, später schwanden diese Symptome. Es ergab sich, daß junge Arbeitskräfte eingetreten waren, die in der Befolgung der Vorschriften Achtsamkeit vermissen ließen. Auf die Ermahnungen des Arztes hin unter Hinweis auf die Bleisymptome und die gebotene Achtsamkeit wurden sie vorsichtiger und gelangten wieder in den normalen Gesundheitszustand. Die Arbeit beim

Krätzeschmelzen wurde im Sinne der Empfehlung der Konferenz von Washington als ungeeignet für Frauen und Jugendliche angesehen, während Männer ohne besondere Vorschriften arbeiten können. Solche sind bei der häufigen Kleinheit dieser Betriebe schwer durchführbar. Die Absaugungen fehlen oft oder sind mangelhaft. Ein genügend kräftiger Zug kann nur durch mechanische Mittel und beim Anschluß an die Feuerung nur dann erzielt werden, wenn ein hoher Schornstein vorhanden ist. Beides ist aber in kleinen Betrieben unmöglich. Magazine mit Bleikrätze (oft alte Akkumulatorenplatten, wie sonstiges oxydiertes Material enthaltend), bringen schwer zu verringernde Gefahren mit sich.

Elektrische Akkumulatoren. Eine chemische Untersuchung des Bleidampfes und Staubes beim Bleilöten und chemischen Verbleien in dieser Industrie ergab in % Blei: 1. am Werktisch, wo mittelst Leuchtgasflamme gelötet wird, 6,27; 2. beim chemischen Verbleien von Bleibehältern mit Wasserstoff-Druckluftflamme 22,90; 3. beim Bleilöten mit Sauerstoff-Leuchtgasflamme und vom Drahtbürsten beim Verbinden der Batterien unter lokaler Absaugung 24,11; 4. im Streichraum (feuchter Prozeß, aber ohne lokale Absaugung) 0,0; 5. an der Mündung der Haube nächst dem Schmelztopf unter lokaler Absaugung 28,67; 6. in der Mitte des Schmelzraumes 9,11. Dem entsprechen die Ergebnisse hinsichtlich 200 Fälle von Saturnismus in Akkumulatorenbetrieben. Von diesen waren beschäftigt in Prozenten beim Gießen 9,5, beim Streichen 31,0, beim Löten 15,5, beim Putzen, Feilen, Sägen, Drahtbrüsten und Reinigen 19,0, beim Hantieren mit Platten 5,5, bei anderen Arbeiten (Formen, Auskehren, Montieren auswärts) 10,0.

Nach den Schätzungen Mr. Duckerings kann angenommen werden, daß bei einem Bleigehalt von weniger als 5 mg in 10 cbm, Fälle von Enzephalopathie und Lähmung gar nicht, solche von Kolik selten auftreten dürften. 2 mg Blei pro Tag eingeatmet als Dampf oder Staub dürften das Minimum der Menge darstellen, das im Laufe der Jahre zu chronischem Saturnismus führt. Diese Menge wird laut Tabelle des Originalberichtes bei Probe 3 und 4 nennenswert überschritten. Der Versuchsleiter jedoch sagte, daß vermutlich die eingeatmete Luft an Blei noch reicher ist als die durch den Apparat gesaugte.

Das Ergebnis der Luftuntersuchung in Räumen, wo Lötprozesse durchgeführt werden, zeigt, daß Bleirauch in genügender Menge produziert wird, um gesundheitsschädlich zu sein. Dies steht fest nach der Statistik der Bleivergiftungen in Akkumulatorenbetrieben, da 31% der Bleilöter erkranken. Zweckmäßige Absaugung ist demnach sehr notwendig, gut eingerichtete Werke aus den letzten Jahren errichtet gibt es zwar, doch sind sie in Rücksicht auf die zunehmende Verbreitung der Fabrikation in der Minderzahl.

In den Jahren 1923 und 1924 war die Zahl der Saturnismusfälle in der Akkumulatorenindustrie am höchsten. (In einem einzigen Betriebe in 1 Jahre 54 Erkrankungen!) Schnellarbeit, Überstunden und Einstellung ungelernter Arbeiter infolge des großen Bedarfes, Überfüllung der Betriebslokale waren die Ursache dieser Zustände. Die Verminde-

rung der Vergiftungsfälle in einem kleinen Betriebe von 8 auf 2 im Jahre
1921 ist ganz ausschließlich auf Verbesserungen zurückzuführen und
nicht auf Verminderung der Produktion. Andererseits wird in diesem
Jahre ein unglaublich schlechter kleiner Akkumulatorenbetrieb in
London beschrieben. Der Betrieb beschäftigte 5 Arbeiter, Fußboden und
Wände hölzern, letztere zum Teil tapeziert, seit Jahren nicht gereinigt,
allenthalben lagen Bleistaub abgebende Massen herum, den Boden und
die vorspringenden Kanten bedeckte eine dicke Bleioxydschicht, das
Mischen der Masse erfolgte von Hand ohne Abzug. Waschvorrichtungen
und Arbeitskleider waren höchst mangelhaft. Die finanzielle Lage des
Betriebes war schlecht, es war kaum möglich, seine Beschaffenheit mit
den Vorschriften in Einklang zu bringen.

Im Jahre 1926 trat wieder eine Abnahme der Vergiftungsfälle in der
Industrie auf, vermutlich durch das Inkrafttreten der verschärften
Schutzmaßnahmen im März 1925 bedingt. Die große Zahl der Fälle
im vorangehenden Jahre ist vermutlich durch die Überstunden stark
beeinflußt, welche eine Zunahme der täglich aufgenommenen Bleidosis
bedeuten. Durch Verbesserungen in der Befolgung der Vorschriften in
einzelnen Details ist eine weitere Abnahme der Fälle in dieser Industrie
zu erwarten. Nach den bisherigen Erfahrungen ist es leichter, entsprechende Absaugevorrichtungen in den Betrieben durchzusetzen, als
etwa sorgfältige Reinigung der Arbeitstische und Bänke von Bleistaub,
was von gleich großer Bedeutung ist.

Gehäufte Fälle in einem mit moderner Absaugung versehenen neuen
Betriebe waren dadurch verursacht, daß Absaugung und Maschinen-
ummantelung wirkungslos geworden waren.

Abwracken von Schiffen. Das Abwracken von Schiffen wurde in
25 Häfen teils gelegentlich, teils regelmäßig betrieben, die hier eingeführte periodische Untersuchung ist bei den Arbeitern nicht
beliebt, die bei Anzeichen von Bleivergiftung von der gut bezahlten
gefährlichen zur schlecht bezahlten ungefährlichen Arbeit versetzt
werden. Der Aufnahmeweg des Bleies bei dieser Industrie ist ausschließlich der Respirationsapparat und nicht die Verdauungsorgane. Von
31 vor Einführung der periodischen ärztlichen Visite Untersuchten
zeigten 12, darunter einer nach dreiwöchentlicher Arbeit, die statt-
gehabte Bleiaufnahme. Versuche, durch Atmungsapparate solche Leute
zu schützen, schlagen fehl, da abgesehen von der natürlichen Abneigung
dagegen, die schwierige, bei der Arbeit einzunehmende Haltung ein um
so größeres Hindernis bildet. Es müßte die regelmäßige ärztliche Untersuchung gesetzlich eingeführt werden.

Die Zunahme der Bleifälle unter Punkt 4 ist zurückzuführen auf die
große Vergiftungsgefahr beim Zerschneiden der gestrichenen Stahl-
platten mittels Azetylenflamme beim Abwracken von alten Kriegsschiffen. 4 Mann zeigten deutlich erfolgte Bleiaufnahme, die in 3 Fällen
zu Streckerschwäche geführt hatte. Von weiteren 45 untersuchten
Arbeitern zeigten 11 Bleisaum, 5 andere hatten weitere Bleisymptome.
Bei dieser Arbeit wird zwar zuerst die Farbe abgekratzt entsprechend

der zu schneidenden Linie, die Hitze jedoch strahlt aus und führt zu Verdampfung von Blei. Respiratoren wurden ohne Erfolg versucht. Die Verwendung von Gasmasken mit Frischluftzufuhr wurde empfohlen, diese sollten bei Arbeit in geschlossenen Räumen unbedingt getragen werden. Periodische ärztliche Untersuchung der Arbeiter und allgemeine Verhaltungsmaßregeln wurden eingeführt.

Die Untersuchung des Bleigehaltes der Luft beim Schneiden von Panzerplatten ergab 49 mg pro 10 ccm bei Azetylenflamme gegen 3,4 mg beim Löten mit Sauerstoff-Leuchtgasflamme und war demnach fast 12 mg größer als bei offenen Verzinnungsbädern und größer als das vermutliche Tagesminimum, welches im Laufe längerer Zeit zur chronischen Bleivergiftung führen muß (2 mg). Die Menge, die ein Azetylenschneider einatmen muß, ist etwa 18 mg, also 14mal so groß als beim Bleilöten. Bei leichten Schiffen mit dünnem Anstrich ist der Bleigehalt der Luft viel geringer.

Sehr nützlich ist beim Schiffsabwracken mechanische Führung der Flammenhalter, sie ist jedoch nur bei der Bearbeitung ebener Flächen möglich. Ein gewisser Fortschritt ist erzielt worden in der schwierigen Aufgabe, diese Art der Vergiftung durch Absaugung des Staubes und Wegblasen aus der Einatmungszone zu vermeiden. Ein wirksamer geeigneter Respirator ist nicht ersonnen worden, da die gewöhnliche Filtermasse ganz ungeeignet ist, und nach den Untersuchungen des Chefchemikers im Regierungslaboratorium eine 6 Zoll dicke Lage von Baumwolle notwendig wäre, um den Bleirauch zurückzuhalten.

Staubproben mit Owens Staubzähler in der Höhe der Atmung der Arbeiter entnommen und mikroskopisch untersucht, ergaben folgende Resultate: 1. Der Staub ist sehr fein, 2. kann er selbst in beträchtlichen Mengen vorhanden sein, ohne daß er, sogar im Sonnenlicht, sichtbar ist, und 3. ist der Staub in Atemhöhe viel dichter an windgeschützten Stellen.

Middleton untersuchte die Wirkung eines kleinen Respirators, der in einzelnen Werken gebraucht wird, indem er das Instrument so anbrachte, daß der Rauch das Filter passieren mußte, bevor er den Staubzähler erreichte. Er fand, daß der Träger eines solchen Respirators nicht im nennenswerten Maße gegen den Staub geschützt wird, da die Staubteilchen so klein sind, daß es schwer ist, einen Stoff zu finden, der im Wege der direkten Filtration die Teilchen zurückhält und gleichzeitig genug Luft für die Atmung durchläßt. Bevor diese Schwierigkeit überwunden ist, bleibt nichts übrig, als zur Vermeidung der Staubeinatmung windwärts von der Flamme zu stehen oder, wenn dies nicht möglich ist, einen Atemapparat mit Luftzufuhr aus staubfreier Luft entfernt von Bleirauch zu tragen.

Eine Firma mit einer Anzahl Werke verwendet 700 £ jährlich auf Milch für ihre Arbeiter, freilich kein Gegengift, aber wertvoll zur Ergänzung fehlender Nahrungsstoffe.

Farben, Malerei. Gegenüber dem Jahre 1920 hat im Jahre 1921 eine Abnahme der Vergiftungen bei der Bleiweißerzeugung von 17 auf

13 und auch der Todesfälle stattgefunden. Nach den Berichten der Inspektoren werden die Vorschriften meist gut befolgt, in einem großen Betriebe aber bestanden vollständig unbefriedigende Verhältnisse.

Ein bedeutender Fortschritt hinsichtlich der Mechanisierung der Methode wird aus West-Cheshire gemeldet, wo vom Waschen und Mahlen bis zum Ende alles mechanisch durchgeführt wird. Das korrodierte Metall wird in gewöhnlichen hölzernen Trögen gebracht, unter Rollen hindurchgeführt und dann unter konstantem Wasserspray gehalten, wobei das Bleiweiß abgespült wird. Jeder Kübel wird gekippt und gegen die Verkleinerungsrollen gestürzt. Von diesem Augenblick an geht das Material mechanisch durch alle Prozesse der Trennung, des Mahlens, des Waschens, Wiedermahlens usw., bis es endlich in Tonnen gefüllt und aus dem Werke expediert wird. Der Betrieb erscheint als große Verbesserung der alten Methode und verringert ungemein die Vergiftungsgefahr.

Ein tödlicher Fall beim Trockenreiben in einem Betriebe, wo Maßstäbe hergestellt werden, führte zu Erhebungen, wonach die Firma die Farbe für bleifrei hielt und daher keine Staubabsaugung in Tätigkeit setzte. Die eine Farbe enthielt 14,7% lösliches Blei, die andere nur Spuren. Die Verwendung jener Farbe wurde sofort eingestellt.

Auf Veranlassung des Gewerbearztes von Manchester, Dr. Bridge, wurden Blutausstriche in größerer Zahl aus der Farben-, Akkumulatorenindustrie usw. zur Untersuchung gebracht. Erhebungen des Dr. Eileen Hewitt, betreffend Frauen und Jugendliche in der Bleiindustrie zeigen, daß nach Besuchen in 173 Betrieben durch die zunehmende Zahl von bleifreien Ersatzpräparaten der Wirkungskreis des Gesetzes vom Jahre 1920 zum Schutze obiger Personen im Abnehmen ist. Die Organisation der Maler erlaubt Frauen und Jugendlichen, abgesehen von männlichen Lehrlingen, nicht mit dem Pinsel zu arbeiten. Es muß zwischen Malerlehrlingen und jugendlichen Hilfsarbeitern, die keine eigentlichen Malerarbeiten ausführen, unterschieden werden.

Trotz der Zunahme der Fälle aus der Farben- und Malereibranche im Jahre 1921 (13 gegen 9 im Vorjahre) zeigte sich die durch die Vorschriften erzielte große Verbesserung der Zustände dadurch, daß in den Jahren 1900 und 1901 56 Fälle sich ereigneten. Die Berichte enthüllen keine schweren Verstöße gegen die Vorschriften, doch teilt ein Berichterstatter einen Fall von Bleivergiftung mit aus einem Betriebe, wo das Bleiweiß mit der Hand geschaufelt und aus den Tonnen herausgenommen wurde, welche ohne jede mechanische Ventilation auf den Fußboden standen und wo ferner die Ventilationshaube an der Stelle, nach welcher die Bleiweißfässer entleert werden, nicht geeignet war, das Entweichen von Staub zu verhindern. Aus Ost-Lancashire wird als schwerste Verfehlung berichtet, daß ein Unternehmer es unterließ, die Arbeiter monatlich von dem Arzte untersuchen zu lassen.

Bei Neuanstrichen von Metallgegenständen ereignete sich ein Saturnismusfall. Die Entfernung des alten Anstriches durch Tauchen in ein ätzendes Bad und darauffolgende Behandlung mit einer Drahtbürste, dann nach dem Trocknen, Abreiben mit Sandpapier ist nicht ungefährlich. Die Analyse des Staubes auf den Arbeitsbänken ergab 60% Blei. Die bezügliche Firma schaffte darauf das Sandpapierabreiben ab. Ein ähnlicher Fall ereignete sich be'm Wiederanstrich von Gerüsten elektrischer Straßenlampen.

Die neuen Vorschriften über Betriebe, in denen bestimmte Bleiverbindungen, nämlich Karbonat, Sulfat, Nitrat oder Azetat hergestellt werden, traten am 1. Oktober 1921 in Kraft. Sie umfassen eine größere Mannigfaltigkeit und Zahl von Betrieben als die bisherigen, enthalten aber keine durchgreifenden Änderungen oder Zusätze.

Ein ziemlich schwerer Fall von Bleivergiftung betraf ein 15jähriges Mädchen in einem Betriebe zur Erzeugung von Bleikarbonat aus Bleisulfat. Nach dem Berichte des Inspektors wurde das Produkt nach dem Trocknen auf einen offenen Tisch mit einem Loch in der Mitte gebracht, das mittelst einer abschüssigen Bahn mit einer Siebmaschine am Boden verbunden war. Es war keine Absaugung für den Staub vorhanden, der durch die Manipulation für den Tisch entstand, und auch nicht für die Siebmaschine. Später ereigneten sich am gleichen Apparat noch zwei Fälle von Bleivergiftung. Gegen die Firma wurde eingeschritten.

Im Jahre 1926 wurde die Einbeziehung der Bleivergiftung der Wohnungsmaler in die Anzeigepflicht zum Gesetz. Es ist zu hoffen, daß auf diese Weise die Berichterstattung über Bleivergiftung in diesem Berufe vollständiger werde. Das Gesetz bezieht sich auf die Maler, die bei Innen- und Außenanstrichen beschäftigt sind. Im Jahre 1926 ereigneten sich 90 Fälle und 18 Todesfälle.

Vorschriften über den Wagensantrich gelangten im Jahre 1925 zur Ausgabe. Während die Bleigefahr in dieser sich ungemein rasch ausbreitenden Industrie vernachlässigt werden kann, weil glücklicherweise mit bleifreien Farben gearbeitet wird, verlangen die Lösungsmittel der Farben (Amylazetat, Budylazetat, Methylalkohol, Benzol, Terpentin) hinsichtlich Feuer- und Vergiftungsgefahr Beachtung. Die Zahl der Bleivergiftungen im Wagenlackierergewerbe nimmt aus obigem Grunde ständig ab. Die Vorschriften besagen, daß Behälter mit Bleifarben beim Wagenlackieren mit Spritzverfahren besonders bezeichnet werden müssen. Das Verfahren darf in solchen Fällen nur in einem abgesonderten Raume erfolgen.

Ein Saturnismusfall ereignete sich nach dem Spritzverfahren beim Schiffsanstrich. Bei der Unmöglichkeit, hier eine Absaugung durchzuführen, ist das Verfahren hier sehr gefährlich und sollte nur unter Anwendung einer Gasmaske erfolgen.

Keramische Industrie. Unter den im Jahre 1920 in der keramischen Industrie gemeldeten Fällen betraf mehr als die Hälfte Todesfälle. Ein Inspektor meldete diesbezüglich, daß die Zahl der Fälle überhaupt nur durch die Zunahme der Todesfälle bedingt war, manche der Verstorbenen hatten in früheren Jahren bereits unter den Erkrankten figuriert. Sie hatten noch unter den ungünstigen Bedingungen in alten Werken gearbeitet. So war unter den Verstorbenen eine Frau, die in

den letzten 8, und ein Mann, der in den letzten 12 Jahren nicht mehr
mit Blei gearbeitet hatte. Das Berufsalter der übrigen Verstorbenen
betrug im Durchschnitt 30 Jahre.

Tabelle 3. Sterblichkeitsprozente.

	1922	1921	1918 bis 1920	1915 bis 1917	1912 bis 1914	1909 bis 1911	1906 bis 1908	1903 bis 1905	1902	1901	1900
Bleivergiftung	10·5	10·0	10·1	6·0	6·3	6·1	4·9	3·8	2·2	3·9	3·6
1. Bleihütten	22·2	16·0	10·7	4·5	10·3	8·2	4·4	3·2	—	5·6	2·9
2. Bleiweiß, Mennige .	9·1	5·9	—	—	3·1	4·3	3·2	1·8	0·6	3·4	1·6
3. Porzellanindustrie .	40·5	31·4	36·8	28·6	19·3	9·1	6·9	3·0	4·5	4·4	3·8
4. Wagen- u. Schiffsanstrich, farbenverwendung in anderen Industrien . . .	8·0	5·6	12·5	7·0	6·1	6·0	5·0	5·1	2·5	3·2	7·9

In der Porzellanfabrikation findet man Frauen und Jugendliche
oft noch mit dem Waschen der Bretter beschäftigt. Diese Unregelmäßigkeit ist oft eine Schuld der Eintaucher oder Einkapsler, die die
Gesamtarbeit einschließlich der Reinigung dieser Bretter im Akkord
übernehmen und jene billigen Arbeitskräfte für die leichtesten Arbeiten
mit Vorteil verwenden.

Eine häufige Gelegenheit zur ungesetzlichen Beschäftigung von Frauen
und Jugendlichen liegt in dem Fehlen einer Trennung geschützter und
sonstiger Bleiarbeit. Die langen und übrigens sehr zufriedenstellenden
Tische, die im Zusammenhang mit dem Bau der Tunnelofen hergestellt
wurden, führen zur Gefahr dieser Art von Unregelmäßigkeit, da sie
natürlicherweise den verschiedensten Verrichtungen dienen. Hingegen
werden selten Jugendliche beim Herbeiführen von Ton mit allzu großem
Gewicht belastet.

Einer der häufigsten Fehler war immer das Nichttragen von wasch-
baren Kappen durch die Eintaucher.

Mühe verursacht es auch, die Betriebe zu veranlassen, das Entleeren
der Kapseln nach dem Brennen unmittelbar am Ofen an mit Absauge-
hauben versehenen Tischen vorzunehmen zu lassen und so die Arbeiter
vor Kieselstaub zu schützen.

Nach Beobachtungen einiger Inspektoren besteht die Tendenz zum
Übergange von bleifreien Glasuren zu solchen mit schwerlöslichem Blei,
wohl aus wirtschaftlichen Gründen, da die schwerlöslichen Glasuren
den heutzutage aus Gründen der Konkurrenz erforderlichen höheren
Glanz mit geringerer Gefahr eines Verlustes beim Brennen erzielen
lassen. Die meisten Firmen bemühen sich um Aufhebung ihrer Kon-
zessionen für bleifreie Glasur und Ausgabe einer neuen Konzession für
schwerlösliche Glasur. Einige aber übersehen diese wichtige Pflicht.
Eine Anzahl von Glasurproben mußten genommen werden, um diese
und andere mögliche Unregelmäßigkeiten zu verhindern. Zwei Firmen

verwenden mit Erfolg schwerlösliche Glasuren für Rockinghamware,
wobei früher viel ungefrittetes Blei verwendet worden war.

Bei der Errichtung neuer Fabrikgebäude wurden mitunter die Vorschriften nicht beachtet. So z. B. die Herstellung von Klappflügeln und von Ofenventilationen, nachdem dies wenige Monate vorher mit dem Unternehmer und dem Baumeister besprochen worden war.

Erwähnt werden einige bemerkenswerte mechanische Verbesserungen, so eine arbeitsparende schwedische Grifferzeugungsmaschine mit elektrisch geheizten Schneidebacken, die es dem jugendlichen Arbeiter ersparen, das Gewicht des eigenen Körpers dem des Materials hinzuzufügen, dann eine mechanisch betriebene Porzellandrehscheibe, welche das Treten mit den Füßen überflüssig macht.

Noch immer findet man Mädchen unter 16 Jahren für erwachsene Arbeiter als Lehmträger beschäftigt, zum Teil ohne Arbeitszertifikat, und andere mit viel schwereren Lasten als die, für welche sie zertifiziert sind. Junge Personen werden anscheinend meistens als Lehmträger verwendet, nur selten findet man Frauen beim Drehscheibentreten ohne Zertifikat für diese Arbeit oder Mädchen unter 16 Jahren als Lehmtreter.

Eine Reihe von Zuwiderhandlungen gegen Punkt 7 des Regulativs wurden gefunden. Bezüglich der Entfernung von Staub bei der Trockenschleiferei von Porzellanwaren, beim Bürsten von Steingut und Biskuit, beim Ausbessern flacher Porzellanwaren an mechanisch betriebenen Scheiben, Ausbessern von Steingutwaren, Plattenpressen und Ausbessern, bei kieselstaubverursachenden Arbeiten im Zusammenhang mit Porzellan und Biskuit (insbesondere Herausnehmen gebrannter gelagerter Ware aus den Brennkapseln nach dem Brennen), beim Reinigen von Waren, Mischen und Wiegen trockener Bleifarben und Arbeiten mit dem Druckluftzerstäuber. Die Befolgung der Vorschriften war oft nicht zufriedenstellend oder fehlte ganz.

Ein Inspektor sagt unter anderem: Trotz der alten Gebäude und ihrer Mängel, die sich in manchen Betrieben finden, könnten die Vorschriften im allgemeinen befolgt werden, wenn die nötige persönliche Achtsamkeit vorläge. Wenige Unternehmer auch der größeren Betriebe haben einen Begriff davon. Alle behördlichen Verfahren könnten vermieden werden, wenn eine einzige Person da wäre, die sich bemüht, die Vorschriften zur Ausführung zu bringen. Mitunter sind die baulichen Einrichtungen einwandfrei, da sie aber nicht entsprechend benutzt werden, sind die tatsächlichen Verhältnisse sehr ungünstig, können aber verbessert werden, wenn jemandem aufgetragen wird, auf den entsprechenden Gebrauch zu sehen.

Polygraphische Industrie. Das Gesundheitskomitee hat auf Wunsch des Verbandes der Buchdrucker und verwandten Industrien ein Flugblatt verfaßt und an Arbeitgeber und Arbeitnehmer zur Verteilung gebracht. Dieses enthält u. a. folgende Feststellung:

„Bleivergiftung ist eine Gefahr in der Buchdruckerei, doch keine sehr große. Die Ursache ist die Einatmung von Bleistaub oder Bleidampf. In den letzten 12 Jahren wurden 98 Handsetzer, 55 Stereo-

typeure, 36 Maschinensetzer und 41 andere Arbeiter, meist Schriftgießer, als erkrankt gemeldet, doch bedeutet jede gemeldete Erkrankung einige andere leichtere, unbekannt bleibende Erkrankungen. Die
Erkrankung kommt durch kumulative Wirkung im Laufe der Zeit
aufgenommener kleinster Mengen zustande. Auch ohne das Auftreten
eigentlicher Krankheitserscheinungen wird die Gesundheit allmählich
geschwächt. Die Hauptgefahr für den Handsetzer ist der Staub der
Setzkästen, für den Stereotypeur und Schriftgießer geschmolzenes
Metall, das auf den Boden tropft, für den Maschinensetzer feinster
Staub, der beim Bürsten der Kolben auftritt, und kleinste Bleimengen,
die in den Matrizen zurückbleiben. Endlich ist der Schmutz auf dem
Fußboden eine Ursache der Bleivergiftung. Da durch die Haut kein
Blei aufgenommen wird, ist die Bleivergiftung in Druckereien durch
Vermeiden des Aufwirbelns von Staub zu verhindern. Sehr wichtig ist,
daß alle Schlacken in einem Gefäß gesammelt werden, das unter demselben Abzug steht wie der Schmelzkessel oder wenigstens einen Abzug
hat, und nicht auf den Boden gelangen. Zum Reinigen der Setzkästen
sind Vakuumcleaner und nicht etwa Blasbälge zu verwenden. Reinlichkeit und Körperpflege vermögen viel zum Schutze gegen Bleivergiftung. Bei Gesundheitsstörungen ist der Arzt zu befragen. Lähmungen bedeuten Arbeitsunfähigkeit für Monate, und sind ohne elektrische Behandlung unheilbar."

Die Blutuntersuchungen im polygraphischen Gewerbe in Leipzig
haben die Wichtigkeit derselben gezeigt und bewiesen, wie oft die
Diagnose Bleivergiftung fälschlich gestellt wird; jedoch auch ohne dieses
Verfahren konnten in der Buchdruckerei in England mehr als in einer
anderen Industrie falsche Bleidiagnosen festgestellt werden, 24% 1910 bis
1914 gegen 14% für alle gemeldeten Bleivergiftungen. Die Frage der
Blutuntersuchung wird von fachmännischer Seite verfolgt.

Bleitetraäthyl. Auf die Nachricht von schweren Vergiftungen in
den Vereinigten Staaten, über die nichts genaues verlautete, wurden
Untersuchungen im Jahre 1924 angestellt und zwar mit folgendem
Ergebnis. Im Erzeugungsraum betrug der Gehalt der Luft an Bleitetraäthyl 50 mg pro 10 ccm, in der Luft des Absaugerohres 50 mg als Staub,
nach 48stündigem Absitzen 10 mg. Es handelt sich also um ganz beträchtliche Mengen von Blei, ungefähr entsprechend denen, welchen
ein Verzinner ausgesetzt ist, wenn er Kessel und Pfannen mit einem
Gemenge von gleichen Teilen Zinn und Blei behandelt und kein Abzug
vorhanden ist. Doch sind die Fälle nicht vergleichbar.

In den Vereinigten Staaten haben sich 149 Erkrankungen mit 11 Todesfällen ereignet, darunter schwerste Formen von Enzephalitis. Der
Bericht des zu diesem Zwecke eingesetzten Komitees der Sanitäts-
verwaltung sagt, daß die Gefahr durch Tetraäthyl auf das Mischen
und Äthylieren bei der Herstellung des Stoffes beschränkt bleibt
und daß diese organische Bleiverbindung direkt durch die Haut
absorbiert wird. Das Komitee meint ferner, daß kein genügender
Grund für ein Verbot bleiäthylhaltigen Gasolins unter der Voraus-

setzung vorliege, daß Abgabe und Gebrauch durch eigene Vorschriften geregelt werden.

Verschiedenes. Die Wichtigkeit der Absaugung von Bleistaub beweisen u. a. die Erfahrungen in der Gummiindustrie, ferner die Erkrankung eines sehr reinlichen Farbzerstäubers von 20 Jahren, an dessen Arbeitsplatz die Absaugung nicht funktionierte, dann eine Erkrankung einer 27jährigen Verzinnerin bei sonst guten Verhältnissen, aber mangelhafter Absaugung über den Bleigefäßen. Von 36 Bleifällen bei Frauen ereigneten sich 10 durch Staub beim Schlagen von Garn, das mit gelbem Bleichromat gefärbt war. Diese Fälle führten zur Herstellung eines neuen Systems der Absaugung. Die Forderungen der Vorschriften für Garnschlagen werden im allgemeinen gut beobachtet; in einem Betriebe aber wurde mit stark bleibeschwertem Garn manipuliert und es kamen dort einige Bleifälle vor. Die Geschwindigkeit der Zugluft bei den Öffnungen der Abzüge war in diesem Betriebe so hoch wie gewöhnlich, aber sie war offenbar mit Rücksicht auf den hohen Bleigehalt des Garnes nicht genügend, um eine Entfernung des Staubes zu bewirken, der bei dem Arbeitsprozeß entsteht.

Niederlande.

In den Berichtsjahren erkrankten laut Meldungen 18 Schriftsetzer, 2 Maschinensetzer, 6 Gießer und Schmelzer, 20 Maler, 2 Akkumulatorenarbeiter, 1 Löter, 8 Schiffswerftenarbeiter, 5 mit mennigegestrichenem Eisen Beschäftigte (2 davon auf Schiffswerften), 8 Arbeiter mit Zinkweiß, welches 2,7% Blei enthielt, 1 Chromatgrünarbeiter, 1 Goldschmied (Ringeklopfen), 2 Brillenglasschleifer, 1 Kautschukmischer, 1 Emaillierer (63,1% Beli enthaltendes Email), 1 Wäschebleicher. Die Diagnose wurde mitunter durch Blut- und Harnuntersuchung (Hämatoporphyrin) gestellt, letztere in besonders zweifelhaften Fällen.

59 Telephonarbeiter in der Abteilung „Hauszentralen“ des Amsterdamer städtischen Telephonnetzes wurden untersucht. Davon waren 39 regelmäßig mit Blei beschäftigte Monteure, die übrigen Hilfsarbeiter. Sie hatten mit Bleirohren zu tun, die mit einer weißen Schicht überdeckt waren, welche sich als Bleikarbonat erwies und beim Transport der Rohre aus der Fabrik an den Gebrauchsort durch Einwirkung der Außenluft bildete. Die Aufnahme des Bleies ist durch In-den-Mundnehmen von Arbeitsmaterial und ungenügendes Händewaschen zu erklären (oder vielleicht besser durch Verstauben der dünnen Bleiweißschicht? Ref.). Alle gaben regelmäßigen Alkoholgenuß zu. Nur wenige von den Arbeitern zeigten klinische Erscheinungen von Bleivergiftung. Ihre Klagen bestanden hauptsächlich in Verstopfung, Appetitlosigkeit, Leibschmerzen, Gelenkschmerzen, bei allen war Blei in den Fäzes nachzuweisen, und zwar wurden im Durchschnitt 2,6 mg pro 100 g gefunden, bei den Monteuren 3,1 mg, bei den übrigen 1,33 mg. Die Prüfung auf Streckerschwäche war negativ, desgleichen die Untersuchung auf punktierte rote Blutkörperchen. Blutfarbstoffgehalt durchschnittlich 80%.

Schweiz.

Im ersten Kreise wurden der nationalen Versicherungsanstalt für das Jahr 1919 12 Fälle mit zusammen 323 versäumten Arbeitstagen, für das Jahr 1920 23 Fälle mit 766 Tagen gemeldet. Befallen waren 8 Buchdrucker, 10 Verbleier und Löter, 15 Maler, 1 Emailschmelzer und 1 Mann, der bei der Herstellung elektrischer Apparate beschäftigt war und wahrscheinlich mit Bleiweiß gearbeitet hatte. Man kann zum ersten Male hiermit eine sichere Statistik der Bleifälle geben, während früher unter dem Haftpflichtgesetze nur die den Kantonalbehörden gemeldeten Fälle in der Statistik der Unfälle figurierten, nicht aber die Fälle, die der Betriebsinhaber (absichtlich oder nicht) zu melden unterlassen hatte, und ebensowenig die Fälle der Maler, welche in Betrieben beschäftigt waren, die nicht unter das Gesetz der Haftpflicht fielen, und endlich die Fälle, die nicht von einer mindestens 6 tägigen Arbeitsunfähigkeit gefolgt waren.

Der Preissturz des Bleies hat neuerlich eine Zunahme in der Verwendung des Bleiweißes zur Folge gehabt, man bedient sich seiner wieder für Innenanstriche. Nach den Beobachtungen der Zollbehörden, sollen im zweiten Halbjahre 1921 30 kg Bleiweiß das Vallorbe passiert haben.

Die Maßnahmen der internationalen Arbeitskonferenz sind demnach sehr zeitgemäß und das Innenanstrichverbot für Bleiweiß vollkommen gerechtfertigt. Im zweiten Kreise werden zwei leichtere Bleierkrankungen aus einer Bleiweißfabrik gemeldet, beide erst seit kurzem eingestellte Arbeiter betreffend.

In Töpferkreisen findet sich noch Verwendung von Bleiglätte in ungefritteter Form, angeblich unentbehrlich wegen des zu erzielenden besseren Flusses. Das Auftragen der Glasur geschieht naß und nachfolgendes Bürsten der trockenen Gegenstände kommt nicht vor.

Erster Kreis. In dem Jahre 1921 wurden 39 Fälle mit 1579 Krankheitstagen gemeldet, darunter ein tödlicher Fall und zwei mit dauernder Arbeitsunfähigkeit. 1922 ereigneten sich 45 Fälle mit 2055 Krankheitstagen und einem Fall von Invalidität. Die Bleierkrankungen sind demnach in Zunahme. Nach dem Berufe waren unter den Erkrankten 32 Maler, 14 Buchdrucker, 7 Verbleier, 6 Erzeuger elektrischer Apparate, 9 Taglöhner, 3 Farbenarbeiter, 2 Schlosserlehrlinge usw. Von den 84 Fällen wurden 15 nicht anerkannt. Von den 53 Fällen in Betrieben, die unter das Fabrikgesetz fallen, waren 15 Maler und 9 Buchdrucker.

Im zweiten Kreis ereigneten sich zwei Bleivergiftungen in einer Bleifarbenfabrik, eine in einer Töpferei. Von ersterem war der eine Arbeiter erst seit kurzem berufstätig und arbeitete am Bleiglätteofen, der andere, seit Jahren in Stellung, arbeitete zeitweilig beim Bleiweißpacken. Die Fabrik wollte Alkoholismus bzw. übermäßiges Radfahren (! Ref.) als begünstigendes Moment geltend machen. Im Anschluß an diese Fälle wurde in dem Betriebe vom Zweischichten- zum Dreischichtensystem übergegangen, überdies als prophylaktisches Mittel Milchabgabe während der Arbeitszeit und eine ärztliche Untersuchung eingeführt.

In der Töpferei erkrankte ein Ofensetzer, der früher Glasierer bei einem Kleinmeister gewesen war und vermutlich seine schwere, zu dauernder Invalidität führende Erkrankung dieser früheren Tätigkeit verdankte. Doch war auch in der neuen Stelle die Möglichkeit der Bleiaufnahme gegeben, weil die Kunsttöpfereien nur aufgefrittete Glätte und mennigehaltige Glasuren verwenden, die angeblich wegen des Flusses und Farbenglanzes unentbehrlich sind.

Im dritten Kreise wurde beobachtet, wie in einer Klischeefabrik ein angeblich bleifreies Präparat unter dem Namen „Silberweiß" vor dem Gesichte des Arbeiters fein zerstäubt wurde. Die Untersuchung ergab, daß eine Bleifarbe vorlag. Eine neue Quelle der Bleivergiftung in einem Betriebe eröffnete sich dadurch, daß dort auf elektrischem Wege verschiedene Bleiabfälle auf metallisches Blei und ein Rostschutzmittel verarbeitet werden.

In Genf erkrankte ein Maler an Bleivergiftung, woran sich Bleiniere und tödliche Urämie anschlossen, er war das erstemal im Jahre 1906 bleikrank gewesen.

Frankreich.

Laut Gesetzes vom 25. Oktober 1919 sind in Frankreich gewerbliche Blei- und Quecksilbervergiftungen anzeige- und entschädigungspflichtig. Der Befallene erstattet die Anzeige an den Bürgermeister seiner Gemeinde. Der behandelnde Arzt ergänzt die Mitteilung. Die auf Grund dieses Gesetzes in den Jahren 1921 (1922) gemeldeten Saturnismusfälle verteilen sich folgendermaßen auf die verschiedenen Industrien.

Metallhütten 12 (35), polygraphische Gewerbe 10 (25), Löterei 4 (15), Schrottfabrikation 1 (15), Zinntopferzeugung 1 (3), Akkumulatoren 18 (180), chemische Produkte 4 (23), Bleiweiß- und Miniumfabrikation 5 (94), Kautschukindustrie 1 (2), Glashütten 6 (19), Malerei und Anstreicherei in der keramischen Industrie 1 (2), beim Häuserbau 9 (41), Metallanstriche 1 (10), Schiffsanstriche 3 (3), Emaillieren 53 (286), Ziegelerzeugung 1 (3), Fayence 2 (6), sonstige 12 (16).

Von den 144 Fällen des Jahres 1921 betrafen 10 Frauen und die übrigen Männer, ein Fall war tödlich, 63 Meldungen enthalten keine Angaben über die Folgen.

Im Jahre 1921 kamen 273 Meldungen von Ärzten, 443 von den Bürgermeistern, 81 von beiden.

4 Fälle waren tödlich, einmal bestand dauernde 50proz. Arbeitsunfähigkeit, 4mal eine solche über 30 Tage, 75mal bis zu 30 Tagen, 369mal unter 16 Tagen, 73 Fälle betrafen Frauen.

Quecksilber.

Deutsches Reich.

In einer Fabrik, die aus Bandeisen sog. Stahlpanzerrohre für elektrische Leitungen herstellt, erlitten 4 Schweißer eine leichte Quecksilbervergiftung, die sich teils in Zittern der Hände, teils in einer Entzündung des Zahnfleisches äußerte. Die Naht dieser Rohre wird auf elektrischen Schweißmaschinen geschweißt. Hierbei wird der elektrische Kontakt durch in offenen Näpfen befindliches Quecksilber hergestellt, indem eine sich langsam drehende Metallscheibe an ihrem Umfang dauernd in das Quecksilber eintaucht. Das Quecksilber erwärmt sich mehr oder weniger und entwickelt dementsprechend Dämpfe. Als eine Sendung Rohre stärkeren Durchmessers geschweißt werden mußten, war die Erwärmung und damit die Dampfentwicklung des Quecksilbers stärker als sonst üblich und verursachte die angegebenen Erkrankungen. Nunmehr wird, um die Bildung jedweder Dämpfe zu vermeiden, über das Quecksilber kaltes Wasser geleitet, das dauernd zu- und abfließt. Diese Wasserkühlung hat sich gut bewährt; Quecksilberdämpfe treten nicht mehr auf.

Hutfabrikation. Immer wieder werden Vergiftungen unter den Hasenhaarschneiderinnen und Filzerinnen festgestellt. In einem Betriebe alljährlich etwa 20 Fälle. In einer Hasenhaarschneiderei des R.B. Frankfurt zeigte ein Teil der Arbeiter leichte Quecksilbervergiftung, desgleichen eine größere Anzahl Filzerinnen in einer Haarhutfabrik mit Handbetrieb, wo die feuchten Hutstumpen auf einer dampfgeheizten Eisenplatte gerollt werden, wobei die Arbeiterinnen eine vornübergebeugte Haltung einnehmen. Nach Ansicht des Gewerbeinspektors trägt auch mangelhafte Händereinigung vor dem Essen zur Vergiftung bei. Beim Übergang zur Maschinenarbeit bessern sich die Gesundheitsverhältnisse. Gelegentlich wird das Dämpfen der Stumpen und der Abzug in einem geschlossenen Kasten vorgenommen. In einem Falle erkrankte die Verwalterin des Haarlagers einer Hutfabrik.

Thermometer. Häufig waren die Fälle in der chemischen Industrie und bei der Thermometererzeugung. Hier besonders durch gelegentliches Platzen des Thermometers; dann bei Verwendung von Quecksilberluftpumpen. Hier traten mitunter auch subakute Vergiftungen auf, so bei einem Ingenieur und seinem Laboranten durch die Undichtigkeit der Pumpe (Kopfschmerz, Flimmern vor den Augen, Sehstörungen, große Mattigkeit, Zittern, Erbrechen. — Ringe und Uhrkette waren amalgamiert).

In einer Thermometerfabrik trat ein schwerer Fall mit bleicher Hautfarbe, grobschlächtigem Zittern, schwerer Schreibstörung und psychischer Schwerfälligkeit auf. Der Arbeiter war den Dämpfen des in offenen Vorratskammern aufgestellten und auf dem Arbeitstisch verstreuten Quecksilber ausgesetzt.

Verschiedenes. Einzelne Fälle ereigneten sich: bei der Erzeugung elektrischer Handlampen (Verquicken kleiner Metallteile), bei einem Pumpenwärter, der einen Druckmesser mit Quecksilbersäule zu beobachten hatte, und in einer Quecksilbergleichrichterfabrik, im Laboratorium einer Glashütte durch Überhitzen des Quecksilbers bei der Gefäßprüfung, bei der Erzeugung von Quecksilbersalzen als Saatbeizmittel.

An Sublimatvergiftung erkrankten einige Arbeiter beim Transport einer Kiste mit Sublimat durch Verstäuben des Stoffes.

Österreich.

Die Hasenhaarschneiderei und Sekretage wurde im Kriege wieder eingeführt. Nach Beobachtungen der Gewerbeärztin Dr. Jenny Adler sind die lokalen Verhältnisse sehr ungünstig; beobachtet wurde im Winter beim Herumsitzen der Haarschneiderinnen um den glühenden eisernen Ofen ein Fall von Zahnfleischentzündung mit gleichzeitiger schwerer Nierenentzündung, die meisten anderen im Raume Beschäftigten hatten schwere Zahnfleischentzündung mit Zahnausfall. Dabei besteht der Betrieb noch nicht 2 Jahre.

In einer großen Hutfabrik Wiens wurde Zittern der Hände bei den mit Hasenhaarschneiden und Walken beschäftigten Arbeitern beobachtet.

Die Gewerbeärztin hat im Jahre 1921 zweckmäßige Richtlinien in Form von 17 Punkten für die Quecksilberbeizerei von Hasenfellen herausgegeben.

In einer Patronen- und Zündhütchenfabrik des Bezirkes Wiener-Neustadt traten durch nasses Knallquecksilber Wunden an den Händen der Arbeiterinnen auf. Gummihandschuhe und ein jodhaltiges Thermalwasser wurde angeordnet.

In einer Wiener Hutstumpenfabrik erkrankte eine seit 6 Jahren berufstätige Arbeiterin an Quecksilbervergiftung.

England.

Eine neue Gefahrenquelle für Quecksilbervergiftung wurde gefunden bei der Erzeugung von Rundfunkgeräten und zwar beim Reinigen der im Innern mit Quecksilber amalgamierten Empfänger durch Sägespäne und beim Reinigen der kleinen Zinkzylinder, welche eine 2%ige Quecksilberlösung enthielten, ebenfalls durch Sägespäne. Die Untersuchung der Arbeiter ergab schwammiges, zu Blutungen neigendes Zahnfleisch und leichten Tremor, wodurch die Quecksilberaufnahme nachgewiesen war. Das Sägemehl diente unter Verwendung rasch rotierender Bürsten zur Reinigung und enthielt 7,5% Quecksilber.

Im Thermometermachergewerbe ereigneten sich während der 7 Berichtsjahre 6 Vergiftungen. Chefchemiker Dr. Webster bestimmte mit seinem Assistenten Dr. Hardwich die Menge des in Werkstätten zur Erzeugung medizinischer Thermometer pro Jahr eingeatmeten Quecksilbers unter der Annahme von 275 Arbeitstagen zu $8^1/_2$ Arbeitsstunden und Einatmung von 30,5 Kubikfuß Luft pro Inspiration. Es wurde für den untersuchten ungemein reinlichen Betrieb eine Jahresmenge von ungefähr 1 g Quecksilber errechnet.

Einige Vergiftungen ereigneten sich bei der Reparatur von Elektrometern (1 Todesfall). Die Untersuchung der Hände der Arbeiter mit der Lupe ergab das Vorhandensein kleinster Quecksilberkügelchen zwischen den Hautleisten und um die Nägel. Auch an den Kleidern um die Nackengegend waren solche Kügelchen, weshalb die Notwendigkeit des Tragens von Arbeitskleidern besteht, die um den Nacken dicht schließen. Der tödliche Fall verlief akut bei 8 tägiger Krankheit unter Unwohlsein und Gehstörungen. Die Obduktion ergab akute Myelitis und terminale Bronchopneumonie. In den Organen fanden sich 0,38 g Quecksilber pro Pfund.

Andere Merkurialismusfälle traten auf beim Ausprobieren von Elektrometern und bei der Sublimatherstellung. In einem Betriebe führte der Unternehmer freiwillig vierzehntägige ärztliche Untersuchung der Arbeiter ein.

Niederlande.

Der Elektrotechniker einer Metalldrahtlampenfabrik klagte, nachdem er $^1/_2$ Jahr in einem Laboratorium und einer Pumpenkammer beschäftigt war, über Müdigkeit, Speichelfluß und Lockerung der Zähne. In 3 Litern Harn waren 10 mg Quecksilber. Der bleiche, anämische, nervöse Mann litt an Tremor der Augenlider, erhöhten Kniereflexen, doch nicht an Intentionszittern.

Verschiedene Metalle.

Deutsches Reich.

Chrom. Sehr zahlreich sind die Hauterkrankungen durch Kaliumbichromat, namentlich bei der Herstellung dieses Stoffes. In einem solchen Betriebe erkrankten im Sommer 1924 35 von 140 Arbeitern, davon 21 in der Laugerei, 12 bei der Ofenarbeit, an Geschwüren und Verätzungen, Furunkeln und in einzelnen Fällen an Zellgewebsentzündung. Die Nasenscheidewand war fast bei allen durchlöchert. Aus demselben Bezirke, vermutlich aus demselben Betriebe stammt ein ähnlicher Bericht vom Jahre 1920. In einem anderen Falle endete eine durch Chrom veranlaßte Zellgewebsentzündung durch Hinzutreten allgemeiner Spesis tödlich. Chromgeschwüre und Perforation der Nasenscheidewand in ähnlicher Häufigkeit werden aus einem Chrombetriebe Bayerns 1920 gemeldet. Verschieden intensive Hauterkrankungen durch Chrom durch Dollieren (maschinelles Abschleifen weißgaren Leders auf der Fleischseite) trotz Absaugung bei Verwendung von Chromalaun wurden gemeldet. Beim Orangefärben von Baumwollfäden, beim Abschleifen mit Chromgelb gefärbter Leisten traten Chromgeschwüre auf.

In Sachsen traten Ekzeme in einer Rauchwarenfärberei, dann in der photographischen Abteilung einer Buchdruckerei durch Ammoniumbichromat, ferner in einer chromolithographischen Anstalt bei einem Zinkplattenätzer auf.

In einer Maschinenfabrik waren Chromgeschwüre durch Hekalinpulver, gelöst als Bohrwasser zum Kühlen und Schmieren der Revolverbohrer, aufgetreten. Das Pulver enthielt 36,7% Kaliumbichromat. Ähnliche Fälle ereigneten sich in einem Betriebe beim Fräsen von Messingmatrizen. Ein Chemiker und sein Laborant erkrankten beim Kochen von Chromlösungen. Bei Vergällen von Spiritus mit Kaliumbichromat traten Ekzeme auf. In der Tiefdruckabteilung einer Buchdruckerei kamen durch Eintauchen eines Gelatineübertragungspapiers in eine Chromkalilösung zwei Fälle vor.

Die Durchuntersuchung der 210 Arbeiter einer Chromatfabrik mit über 6 Wochen Beschäftigung im Jahre 1922 ergab bei 28 eine Durchlöcherung der Nasenscheidewand, diese war bei 3 Arbeitern in Monatsfrist, bei 9, 10, 1, 1, 1 Arbeitern nach 2—6, 7—10, 16, 19 und 35 Monaten aufgetreten. Für den Eintritt der Durchlöcherung ist der Umstand maßgebend, ob sich an Ort und Stelle eine feste Epidermisnarbe bildet oder nicht. Die Größe der Durchlöcherung kann minimal oder auch pfennigstückgroß sein. Die bevorzugte Stelle ist das Jakobsonssche Organ, die Ätzwirkung wird durch Bohren mit den Fingern und Schnupfen unterstützt. Die Untersuchung der Arbeiter erfolgt zweimal wöchentlich, bei neueingestellten oder solchen mit Veränderung der Nasenscheidewand häufiger. Verdächtige Stellen werden mit essigsaurer Tonerde abgewischt, ein etwaiger Schorf entfernt und Perubalsamthiozinksalbe aufgestrichen. So soll es zur Bildung eines chromwiderstandsfähigen Gewebes kommen. Chromatgeschwüre an den Händen kamen in dem Betriebe nicht vor. In zwei Garnfabriken, die zum Färben erwärmte Beize aus Bichromatsalzen und Salpetersäure benutzten, waren bei 6 von 8 über 4 Monate beschäftigten Beizerinnen die Nasenscheidewände durchlöchert. Eine 7. hatte Geschwüre, nur eine war gesund. Abzüge über den Gefäßen und Salbenbehandlung wurden empfohlen. (R.B. Merseburg.)

In einem Ferrochrombetriebe zeigten die Arbeiter ebenfalls Durchlöcherung der Nasenscheidewand. (R.B. Düsseldorf.)

Gießfieber. G.M.R. Dr. Teleky berichtet über Fälle von Gießfieber aus einer gut eingerichteten Messinggießerei eines Messingwerkes und von einer nach veraltetem System in eigenartigen Öfen betriebenen Zinkdestillation. Bei einer anderen Zinkhütte, wo die Gewinnung des Metalls mit hochgespannten Strömen erfolgt, trat anläßlich eines Defektes der Filteranlage epidemieartig Gießfieber auf, seitdem nur noch zeitweise bei ungünstigem Wetter. Bei diesem Verfahren scheint das Zinkoxyd feiner verteilt, die Flamme heißer zu sein, als beim gewöhnlichen Verfahren.

Aus einer Zementfabrik wurde eine bemerkenswerte Schädigung zweier Personen durch Zinkdämpfe bekannt. In diesem Werke sollten alte teilweise angerostete Rohre aus verzinktem Eisenblech zur Herstellung einer Entstaubungsleitung wieder verwandt werden. Sie wurden daher mittels Azetylen-Sauerstoffflamme zerschnitten und wieder geschweißt. Diese Arbeiten führte in der Hauptsache ein 20jähriger Schlosser von verhältnismäßig schwächlicher Körperbeschaffenheit täglich während einer Zeit von $1/_2$—8 Stunden und aushilfsweise ein 47jähriger Meister von gesunder, kräftiger Körperbeschaffenheit täglich während einer Zeit von $1/_2$—2 Stunden aus. Beide sagten übereinstimmend aus, daß sich bei ihnen während der Schweißarbeit zuerst ein süßlicher Geschmack im Munde, ähnlich dem Sacharingeschmack gezeigt habe. Je nach der Dauer der Beschäftigung mit der fraglichen Arbeit haben die Krankheitserscheinungen dann alle Stufen von der Übelkeit bis zum Erbrechen und bis zur Schlaflosigkeit in der folgenden Nacht bei Fieber, Schüttelfrost und starkem Schweiß gezeigt. Der Werkmeister empfand an dem der Schneidarbeit folgenden Tage außer einer gewissen Mattigkeit keine Beschwerden, der Schlosser glaubte aber auch nach einigen Wochen eine gewisse Erkrankung der Nasenschleimhäute und der Atmungsorgane nicht ganz überwunden zu haben. Nach dem Bekanntwerden dieser Krankheitserscheinungen sind die verzinkten Rohre auf Anordnung der Betriebsleitung vor dem Schneiden und Schweißen ausgeglüht worden. Da daraufhin die Krankheitserscheinungen nicht wieder aufgetreten sind, muß angenommen werden, daß sie allein durch die Verbrennungsgase des Zinkbelages verursacht waren.

Ähnliche Erscheinungen traten in einem Metallwerke auf, als ein Schmelzofen, in dem zinkhaltige Bleiabfälle zwei Jahre hindurch eingeschmolzen wurden, vorübergehend stillgelegt werden sollte. Die Arbeiter hatten, um die im Ofen vorhandenen Metalle noch vor dem nahen Weihnachtsfeste niederzuschmelzen, den Gebläsewind stärker als sonst angestellt. Dadurch verbrannten die zinkhaltigen Ansätze, die sich auf der Schamotteausfütterung des Ofens im Laufe der Zeit angesetzt hatten, zu Zinkoxyd, das in dichten weißen Schwaden ins Freie entwich; da die zur Absaugung der Metalldämpfe vorhandene Anlage infolge einer Störung nicht betrieben werden konnte, wurden die in der Nähe befindlichen Arbeiter so stark belästigt, daß sie nicht weiterarbeiten konnten.

Barium. In einer chemischen Fabrik war ein Arbeiter nur 12 Tage an einer Bariumsuperoxydmühle tätig gewesen. Er klagte daheim über Magenbeschwerden, die er auf Staubschlucken bei der Arbeit zurückführte. Am letzten Beschäftigungstage stellte sich außerdem rechtsseitige Lähmung ein. Schon am nächsten Tage starb er. Die Obduktion ergab, daß sämtliche Organe Barium enthielten, im Magen und Darm wurden z. B. 0,5 g $BaCO_3$ festgestellt. Die Analyse des Materials ergab 44% Bariumsuperoxyd und 56% Bariumkarbonat. Der im Betriebe abgelagerte Staub bestand etwa zur Hälfte aus Bariumverbindungen. Nach den ärztlichen Gutachten ist Bariumsuperoxyd, welches als Todesursache angesehen werden muß, deshalb sehr gefährlich, weil es sich äußerst leicht im Wasser löst und nicht erst die Gegenwart einer dünnen

Säure notwendig ist, wie bei Vergiftungen durch Bariumkarbonat. Der Staub ist in die Atmungsorgane gelangt und von dort aus infolge der Wasserlöslichkeit resorbiert worden. Außerdem dürfte aber auch Staub durch Verschlucken in den Magen gelangt sein. Der Mahlvorgang spielte sich so ab, daß das gemahlene Material aus der Mühle hochgesaugt und dann durch ein Rohr in kleine Eimer abgefüllt wurde. Bei diesem Abfüllen ist ein ungenügender Abschluß der Eimer gegen das Füllrohr vorhanden gewesen, so daß durch den Fall des Mahlgutes Staub in großen Mengen in den Arbeitsraum eintrat.

Kadmium. In dem Jahresberichte für 1923/24 (s. unten S. 47) ist über die Erkrankung von Arbeitern einer chemischen Fabrik berichtet worden, die Rückstände der Lithoponefabrikation auf Kadmium verarbeitet. Die Krankheitserscheinungen sind damals ausschließlich als durch die Einwirkung von Arsenwasserstoff hervorgerufen erklärt worden. Da inzwischen durch Tierversuche die schädliche Einwirkung von Kadmiumdämpfen auf den Organismus festgestellt ist, muß angenommen werden, daß auch diese das Übelbefinden der Arbeiter bewirkt haben. Hierfür spricht auch der Umstand, daß, nachdem die völlige Fernhaltung der Dämpfe der Kadmiumdestillationsanlage aus dem Arbeitsraume gelungen war, die Arbeiter nicht mehr über Unwohlsein Klage führten.

Mangan. In zwei Braunsteinmühlen erkrankten drei Leute an Manganvergiftung. Ein 33jähriger Arbeiter erkrankte nach 5jähriger Tätigkeit in der Mühle; das Gesicht wurde maskenartig, die Sprache gestört, die Hände verloren ihre Kraft und der Gang war erschwert; Neigung zum Rückwärtsfallen und Anfälle von Zittern traten auf. Der zweite Fall betraf einen 24jährigen Arbeiter, der schon nach einjähriger Tätigkeit in der Mühle erkrankte. Hier äußerte sich die Vergiftung durch unsicheren Gang und geringe maskenartige Veränderung des Gesichtes. Schließlich erkrankte ein 23jähriger Arbeiter in ähnlicher Weise. Dieser ist von der Thüringischen Landesversicherungsanstalt als 80% erwerbsbeschränkt anerkannt worden. Die körperliche Veranlagung scheint bei der Manganvergiftung sehr wesentlich zu sein.

Österreich.

Gießfieber. Typische Fälle von Gießfieber traten in mehreren Metallwarenfabriken in Wien beim autogenen Schweißen verzinkter Blechböden auf. Eine Arbeiterin litt auch an Husten und Atemnot; Schichtwechsel und kräftiges Absaugen der Zinkdämpfe beseitigte das Übel.

In einer Leobener Metallgießerei litten alle Gießer bei jedem Zinkguß an Fieber. Der Ventilator war wegen Verwendung des Antriebriemens an anderer Stelle außer Betrieb gesetzt worden.

In Wien wurden in zwei Betrieben beim autogenen Schweißen von verzinktem Eisenblech Fälle von Gießfieber beobachtet. Im allgemeinen tritt Gewöhnung an die Nebel auf. Einige Fälle wurden auch in einer Zinkornamentenfabrik beobachtet. In Leoben wurde festgestellt, daß

die Gießer, die das Ausgießen der Lager mit Weißmetall zu besorgen
hatten, mit der Zeit sehr aufgeregt und reizbar wurden. Eine Erklärung
dieses Verhaltens war einstweilen nicht zu geben. Auch im folgenden
Jahre wurden Zinkfieberfälle in einem Wiener Aufsichtsbezirke festgestellt.

Chrom. Bei der Fellverarbeitung mit Ursol traten durch gleich-
zeitige Bearbeitung mit Chromsalzen geschwürige Erkrankungen der
Nase auf. Chromgeschwüre traten auch bei Spritzarbeiten mit Chrom-
azetat auf.

England.

Chrom. Die Zahl der berichteten Fälle von Chromgeschwüren betrug
107 bei der Erzeugung von Bichromaten, 137 in der Färberei, 20 in der
Gerberei, 40 bei anderen Arbeiten (französisch Polieren usw.). 12 berichtete Fälle wurden ausgeschieden, da die bestandene Hautentzündung
zwar sicherlich auf die Berufsarbeit — es handelte sich speziell um das
Färbereigewerbe —, aber auf andere Schäden wie Alkali und andere
Lösungen zurückzuführen war. Von 27 untersuchten Arbeitern in der
Chromerzeugung, die wegen verschiedener Erkrankungen ein Spital auf-
gesucht hatten, zeigten 26 Affektionen des Nasenseptums, 10 Perforation.
Zwischen den Geschwüren in der Bichromaterzeugung und in der Ver-
wertung der Salze in verdünnten Lösungen, wie dies bei den Färberei-
und Appreturbetrieben vorkommt, ist ein bemerkenswerter Unterschied.
Im ersten Falle meist ein typisches Chromgeschwür, in der Färberei
hingegen gewöhnlich Hautentzündung oder Ekzem. Auch die Dauer
der Berufsarbeit bis zum Eintritt der Erkrankung ist verschieden. Bei
der Erzeugung von Chromsalzen erkrankten mehr als doppelt soviel Arbeiter als in der Färberei nach weniger als 12 monatlicher Beschäftigung.
Die Chromgeschwüre brauchen bei der Chromerzeugung in der Hälfte der
Fälle weniger als 6 Monate, bei der Färberei usw. viel länger, oft mehrere
Jahre zur Entwicklung wegen des geringen Chromgehaltes. Hier beträgt die Zahl der schweren Fälle nur 1,3% der gemeldeten, bei der
Chromsalzerzeugung 16%.

Die Anzeigepflicht hat Nachlässigkeiten der Betriebsleiter ans Licht
gebracht bei der Durchführung der Vorschriften für die Kalium- und
Natriumbichromaterzeugung. Der Wert der Überwachung und der
Vorsorge für erste Hilfe zeigt sich deutlich in dem verschiedenen physi-
schen Zustande der Arbeiter in zwei Werken. In dem einen hatten
von 11 Untersuchten 6 kleine Wunden. Die Vorkehrungen für die Be-
aufsichtigung der Hände der Arbeiter waren gut, und keiner der Leute
war genötigt, die Arbeit zu unterbrechen. In einem anderen Betriebe
hatten 4 von 6 Untersuchten Wunden und 2 davon tiefe Löcher. Die
Einrichtungen für Überwachung der Haut waren ungenügend und ver-
besserungsbedürftig. Ohne tägliche Besichtigung der Hände der Arbeiter
durch eine geschulte Person und Achtsamkeit auf jede kleine Verletzung
entwickeln sich rasch Geschwüre.

Anläßlich eines Falles von Chromgeschwüren beim elektrolytischen Chromieren von Metallgegenständen, um sie rostfrei zu machen, wurde der Betrieb besichtigt. Ursache der Erkrankung war vermutlich das Auftreten von Chromyl-Chloriddämpfen aus dem Bade. Der Betriebsleiter litt an Schnupfen und Reizung der oberen Luftwege, der Erfinder des Verfahrens hatte Perforation der Nasenscheidewand, ein Arbeiter Dermatitis und ein Geschwür, auch die Nasengegend hatten die Dämpfe angegriffen.

Die Wichtigkeit, kleinste Verletzungen bei Chromarbeitern zu beachten, erhellt aus folgendem Falle: Ein junger Arbeiter setzte nach einer geringfügigen Verletzung der Verbrennung mit einer Zigarette am Finger mit der Arbeit nicht aus; nach 5 Tagen trat Gangrän der Fingerspitze auf, die zu deren Verlust führte.

In einem Betriebe, wo fast alle Arbeiter Chromaffektionen gehabt hatten, führte die Firma auf Rat des Gewerbearztes periodische Untersuchung ein. Seit dieser Zeit ereignete sich keine Erkrankung mehr.

In manchen Fällen erkranken nicht die eigentlichen Chromarbeiter, sondern andere Arbeiter, die im gleichen Raume, z. B. als Monteure, beschäftigt sind.

Dr. Bridge beobachtete als seltenere Form von Hautentzündung eine Affektion beider Hände bei einem Färber durch Chromchlorid; beide Hände waren symmetrisch befallen.

4 Fälle ereigneten sich im Stampfhause einer Papierfabrik, wo gelbes Kaliumchromat als Farbe dem Halbstoff zugesetzt wurde und die Arbeiter mit den Fingern in den Halbstoff greifen mußten, um dessen Konsistenz zu prüfen. Nach Einrichtung der vorgeschriebenen Schutzmaßnahmen trat kein weiterer Fall auf. Eine neue Ursache für Chromgeschwüre ist das Chromfluorid, das ähnlich wie Bichromat, doch weniger stark wirkt. Es wurden 3 Fälle beobachtet.

Von 89 von Dr. Henry beobachteten Arbeitern, die mit Natriumbichromat zu tun hatten, zeigten 7 aktive Krankheitszeichen, 11 Narben nach Geschwüren.

Gießfieber. Die beim Abwracken von Schiffen mittels der Azetylenflamme die Platten zerschneidenden Arbeiter beklagten sich oft über Schüttelfrost, ähnlich einem Malariaanfall einige Stunden nach der Arbeit. Es handelte sich offenbar um Gießfieber. Die Fälle ereigneten sich nach der Arbeit an leichten Schiffen mit galvanisch verzinkten Platten. Neben dem Schnitt der Flamme war ein weißer Niederschlag zu bemerken. Der Rauch enthielt etwa 64 mm Zinkoxyd pro 10 kg Luft, bei den Platten des Verdecks hingegen nur 29 mm bei denen an der Kajüte. Diese Mengen entsprechen einer täglichen Aufnahme von 25 bzw. 12 mg Zink pro Arbeiter. Obige Beobachtungen Dr. Bridges bestätigen die Befunde Lehmanns, daß das Gießfieber bei Temperaturen über 1000° C auftritt, auf die das Zink erhitzt werden muß, wenn die Legierung auch Kupfer enthält.

Mangan. In einem Betriebe, wo gewaschene Manganerze gemahlen, gesiebt und gewaschen werden, wurden alle Arbeiter untersucht und

3 Frühfälle von chronischer Manganvergiftung gefunden. In dem Betriebe atmeten die Arbeiter viel feinen Staub ein. In einem anderen Betriebe, wo alle Maßnahmen zur Verhinderung von Staubinhalation getroffen waren, hatten die Arbeiter auch nach 5—8jähriger Tätigkeit kein Zeichen von Manganismus, der Staub muß also die Ursache der Krankheit sein. Es ist daher klar, daß diese in fortgeschrittenen Fällen unheilbare Krankheit unter § 8 des Arbeiterentschädigungsgesetzes von 1906 eingereiht werden muß, und dies ist nunmehr geschehen. Die Symptome des Manganismus sind: maskenartiger Gesichtsausdruck, eintönige Stimme, Muskelzuckungen, Weinkrämpfe, Patellarklonus, eigentümlicher Gang, unmotiviertes Lachen. Das Leben wird durch die Krankheit nicht verkürzt, die Zahl der empfindlichen Individuen ist gering, eine Obduktion ergab Degeneration der longitudinalen Fasern des Pons, welche den Pyramidenfasern parallel laufen.

Kadmium. Ein Fall ereignete sich in einer Malerwerkstätte. Der Betriebsleiter hatte das Kadmium, das seit einiger Zeit nicht mehr in kleinen Stücken wie früher, sondern in großen Ingots bezogen wurde, nicht unter Abzug in der Gießerei, sondern aus unbekannten Gründen ohne Vorsichtsmaßnahmen in einem gasgeheizten Schmelztiegel ohne Abzug geschmolzen; zwei Arbeiter wurden erheblich krank, genasen aber. (Trockenheitsgefühl in den Luftwegen, Brechreiz, Kopfschmerzen, schneller Puls, brauner Harn, ähnlich dem Gießfieber.) Der Betriebsleiter starb, die Obduktion ergab als eigentliche Todesursache ein chronisches Herz- und Nierenleiden. Vergiftungsursache war Einatmung feinsten Kadmiumstaubes, Stäubchen von $^1/_2$—2 μ. In 50 ccm wurden 3000 Partikel gefunden. Es bestand Neigung der Teilchen, zusammenzuklumpen.

Niederlande.

Gießfieber. Eine Untersuchung der Gelbgießereien, insbesondere mit Rücksicht auf Kohlenoxydvergiftung und Gießfieber, wurde im Jahre 1922 vom Chefgewerbearzt vorgenommen. Die Gelbgießerei ist mitunter mit einer Eisengießerei verbunden, mitunter mit Metallwarenfabrikation, bei der viele Arbeiter auch mit Blei zu tun haben. Es wurden in 50 Gelbgießereien 61 Personen untersucht. In Gießlokalen wird vor dem Guß meist jeder Luftzug abgeschlossen, da der Zug angeblich sehr nachteilig für das Gelingen ist. Das Durcheinanderwirbeln der Rauchschwaden erschwert das Sehen, und es besteht die Gefahr des Strauchelns beim Laufen mit dem Gießtopf mit seinem glühenden Inhalt. Die Abfuhr der Nebel läßt oft zu wünschen übrig und bleibt lange im Raume liegen. In einem Falle war der Gießer nach dem Guß ganz bedeckt mit Zinkoxydflocken, gerade dieser Gießer hatte gar keine Klagen, er trank allerdings 2 Liter Milch täglich. Viele Gießer trinken Milch als Gegenmittel gegen Gießfieber.

Allgemein herrscht die Anschauung, daß Gießer starke Leute mit gesunden Lungen sein müssen. Die Arbeit gilt für sehr unangenehm an sich und wegen der Gießerkrankheit. Die Berufswahl erfolgt zwischen dem 13. und 35. Lebensjahre.

Mitunter tragen die Leute beim Gießen eine Flanell- oder Wattevorlage vor dem Mund als Filter gegen die Nebel. Die hygienischen Verhältnisse der Arbeitsräume zeigen übrigens die größten Verschiedenheiten. Zur Erwärmung in den Lokalen dient oft offenes Koksfeuer, wodurch die Luft mit Kohlenoxyd verunreinigt wird. Der Gießofen selbst wird meist mit Koks, seltener mit Teeröl oder Petroleum geheizt. Abfuhr der Dämpfe ist selten. Der Gießtiegel ist selten stabil, meistens tragbar.

Eigentliche Berufskrankheiten sind Gießfieber und Kohlenoxydvergiftung. An ersterem leiden die meisten Gießer, doch konnte bei mehreren festgestellt werden, daß nach hygienischer Verbesserung der Räume das Leiden seltener wurde. Bei Messinggießerei pflegt das Leiden nach wiederholtem Gusse aufzuhören und nach längerem Aussetzen der Gießarbeit wieder aufzutreten. Die Erkrankung beginnt meistens nachmittags und verschwindet am folgenden Tage. Sie tritt besonders bei Messingguß (30% Zink), viel seltener bei Bronzeguß (0—8% Zink), am stärksten bei Kupferlötmetall (50% Zink) auf. Ein Arbeiter meinte, daß auch beim Phosphorbronzeguß dieselbe Erkrankung auftritt, doch dürfte eine andere vorliegen. In einigen kleinen Gießereien, deren Besitzer selber gießen, wird als letzter Guß womöglich kein Gelbguß gemacht, damit das Tagewerk nicht mit ungesunder Arbeit geschlossen wird. Die Harnuntersuchung auf Zink war bei den Gießern stets negativ, die Blutuntersuchung auf Kohlenoxyd bei einem Viertel der Gießer schwach positiv. Auffallend war die meist starke Anämie der Arbeiter und bleiche Gesichtsfarbe, nicht wenige Arbeiter klagten über Neuralgien, mitunter Nasenbluten, Herzklopfen, Gelenkschmerzen, Abmagerung, Kopfschmerz, nächtliche Schlaflosigkeit bei Schläfrigkeit am Abend, Schwindel und Ameisenlaufen.

Erscheinungen von Gießfieber wurden auch beobachtet beim Entladen von Schiffen mit Zinkerzen (Zinkoxyd und Eisenoxyd), wobei sich die Arbeiter in dem Schiffsraum aufhielten und sich viel rotbrauner Staub entwickelte durch Zinkdämpfe beim galvanisierten Eisen, beim Autogenschweißen (ein Fall von vorübergehender Albuminurie). Auch nach dem Schweißen von Kupfer traten ähnliche Erscheinungen auf. Eine Massenuntersuchung von Gelbgießern in einem Betriebe, wo Gießfieber oft vorkommt, ergab nicht das Vorhandensein von Zink im Harn. Ähnliche Krankheitserscheinungen hatten 4 Arbeiter beim Ausmalen eines Zimmers, wobei unter anderem zinkhaltiger Staub eingeatmet wurde.

In einer Klischeefabrik ereigneten sich 2 Fälle von Chromvergiftung.

Chrom. Ein 18jähriges Mädchen einer Kunstlichtdruckanstalt erkrankte mit einem papulo-vesikulösen Ekzem nach der Arbeit mit Glasplatten, die mit Chromatgelatine überzogen waren, diese wurde mittels eines mit der Substanz getränkten Schwammes aufgebracht. Die Chromatgelatine enthält 10% Kaliumbichromat. Es wurden lange Kautschukhandschuhe vorgeschrieben.

Phosphor, Arsen, Antimon.

Deutsches Reich.

Phosphor. Von den seit 1917 festgestellten 3 Fällen von Phosphornekrose betraf einer einen seit 1912 in einer Phosphorfabrik tätigen Arbeiter, der 1917 nach einer Operation am Oberkiefer wegen Nekrose keine Heilung fand, trotz Prothese keine feste Nahrung genießen kann und zeitweilig arbeitsunfähig ist. Der zweite erkrankte nach 2jähriger Phosphorarbeit an Nekrose des Unterkiefers, die trotz mehrfacher Operationen und Zahnextraktionen nicht geheilt wurde. Der dritte Arbeiter wurde nach 5 Jahren phosphorkrank und trägt eine Oberkieferprothese. Auch er ist nicht voll erwerbsfähig. (R.B. Merseburg.)

Ein Arbeiter, der mit Unterbrechungen 10 Jahre lang in einer Phosphorfabrik und in einer Phosphorschwefelfabrik gearbeitet hatte, erkrankte an Phosphornekrose.

Phosphorwasserstoff. In einer Ferrosiliziumfabrik, wo als Rohmetall statt phosphorfreien Schmiedeeisens phosphorhaltiges Gußeisen verwendet wurde, erkrankten 4 Arbeiter beim Verpacken der fertigen Ware an Phosphorwasserstoffvergiftung.

Arsenige Säure. In einer Kobalthütte erkrankten im Jahre 1924 wahrscheinlich durch arsensaure Verbindungen, die beim Rösten der Kobaltspeise entstehen, mehrere Arbeiter. Nach Einführung von Arbeitskleidern und Handreinigung erfolgten keine Erkrankungen mehr.

Ferner erkrankten Arbeiter durch Kochen arseniger Säure mit Soda in offenen Kesseln zur Herstellung arsenigsauren Natrons und Vermahlen desselben ohne Abzug.

Schweinfurtergrün. Fälle von Ekzem durch Schweinfurtergrün und durch arsenige Säure zur Bekämpfung tierischer Schädlinge ereigneten sich im Weinbau. Ein schwerer chronischer Fall mit Katarrh der oberen Luftwege, Geschwüren in der Nase und am Hodensack, chronischer Darmerkrankung ereigneten sich in einer chemischen Fabrik in Hamburg bei der Herstellung von Arsenverbindungen. In charakteristischer Weise lokalisierte Hauterkrankungen traten auf durch Staub, der sich beim Trocknen, Mahlen und Verpacken von Arsenverbindungen bildete. Absaugen des Staubes, Einfetten der unbedeckten Körperteile und staubdichte Kleidung, ferner Arbeiterwechsel in kurzen Fristen wurden angeordnet (Preußen).

Aus Bayern wurden Fälle von Schweinfurtergrünvergiftung, mit Neuritis einhergehend, dann neben den gewöhnlichen Krankheitserscheinungen auch Durchlöcherung der Nasenscheidewand, in einem Falle schon nach 80stündiger Arbeit, beobachtet. Ekzem und Geschwüre erstreckten sich hier auf Nase, Gesicht, Hände, Füße und Nacken.

In Thüringen traten Arsenvergiftungen bei der Herstellung von Kakodyl und Kalziummonnoarsenat und bei der Herstellung arsenhaltiger Pflanzenschutzmittel auf.

Arsenwasserstoff. Ein Arbeiter einer Kupferhütte erkrankte an Arsenwasserstoffvergiftung. Er war in der Kupferzementation beschäftigt, wo Kupfer aus kupferhaltigen Laugen durch Alteisen ausgefällt wird. Teilweise wird hierzu auch verzinktes Eisen verwendet. Es ist möglich, daß der Zinkbelag des Eisens stark arsenhaltig gewesen ist und hierdurch die Voraussetzung für das Entstehen von Arsenwasserstoff gegeben war. Das Gas trat beim Entleeren der Zementierungstrommel aus und wurde von dem Arbeiter eingeatmet. Die vorgeschriebenen Atemschützer waren nicht getragen worden. Der Arbeiter war 16 Tage arbeitsunfähig. Nachteilige Folgen sind ihm nicht verblieben.

Zwei tödliche Fälle ereigneten sich beim Reinigen von Schwefelsäurekesselwagen trotz wiederholter Ausspülung durch Wasser und Tragen von Gesichtsmasken. In einem Falle dürfte die Maske durch das Gewicht des Luftschlauches gelüftet worden sein.

Ein Arbeiter verunglückte beim Reinigen eines schmiedeeisernen Lagerkessels für 40 grädige Schwefelsäure. Der abgesetzte Schlamm wurde mit Preßluft in dem mit Wasser gefüllten Kessel aufgeschlemmt und abgehebert. Dann wurde unter Frischluftzuführung das Austragen des Schlammes mittels Eimers begonnen. Nach kurzer Zeit mußte der Arbeiter wegen Unwohlseins die Arbeit aufgeben. Nach 5 Tagen trat der Tod durch Arsenwasserstoffvergiftung ein. Durch Auflösen des Zinks des verzinkten Eimers hatte sich in dem sauren arsenhaltigen Schlamm Arsenwasserstoff gebildet.

Eine leichte Erkrankung (Gelbsucht und Blutharnen), geheilt durch Aderlaß, Sauerstoffzufuhr und Kochsalzeinspritzung, ereignete sich in Bayern, ähnlich 2 Fälle in Hamburg.

Ein Arbeiter versank beim Reinigen der Kalkschlammgrube einer Azetylenanlage bis zu den Knien in Schlamm und konnte sich nicht herausarbeiten. Er mußte durch einige Zeit die Gase (Phosphorwasserstoff?) einatmen; die Folge war eine leichte Vergiftung.

Eine Arsenwasserstoffvergiftung ereignete sich bei der Arbeit mit einem arsenhaltigen Verstählungsbad.

Im Lithoponebetrieb einer Farbenfabrik des R.B. Düsseldorf ereigneten sich im Jahre 1925 5 Fälle, darunter ein tödlicher. Zwei der Verunglückten waren mit Ausfällen von Kadmium aus dünner Lauge mit Zinkstaub, die übrigen mit dem Lösen des Kadmiumpulvers in Salzsäure beschäftigt. Die benutzten Holzhütten waren mit Abzugschacht und Druckluftdüse versehen. Die nach der ersten Vergiftung erwirkte Anordnung, Gasmasken mit Schutzeinsatz gegen Arsenwasserstoff zu tragen, ist von den später erkrankten Arbeitern nicht gewissenhaft befolgt worden. Nach späteren Untersuchungen rührte das Arsen sowohl aus dem Zinkoxyd und Zinkmetall wie aus der Schwefelsäure her. Die Arsenwasserstoffmengen waren dementsprechend groß (s. oben S. 41).

Im gleichen Regierungsbezirk hat sich eine Massenerkrankung von Arbeitern durch Arsenwasserstoff im Jahre 1924 ereignet. Dabei fand ein Arbeiter den Tod, während 10 weitere Arbeiter mehrere Monate hindurch arbeitsunfähig waren. In dem in Betracht kommenden Betriebe werden Rückstände der Lithoponefabrikation auf Kadmium verarbeitet. Vermutlich ist der Arsenwasserstoff dadurch entstanden, daß die Reduktion der Lithoponerückstände mittels Zinkstaubes nicht wie früher aus neutraler, sondern aus schwefelsaurer Lösung erfolgte. In der schwefelsauren Lösung kann das sowohl in der Schwefelsäure als auch im Zinkstaub enthaltene Arsen durch den bei der Fällung des Kadmiums entstehenden Wasserstoff in Arsenwasserstoff umgewandelt worden sein. Da am Unfalltage die Luft sehr drückend war, konnten die arsenwasserstoffhaltigen Dämpfe nicht aus dem Arbeitsraum abziehen. Um in Zukunft derartige Unfälle zu vermeiden, wurde angeordnet, daß nach der Schwefelsäurebehandlung erst das in den Rückständen gleichfalls enthaltene Eisen und damit auch das Arsen ausgefällt wird und erst dann das Kadmium mit Zinkstaub abgeschieden werden soll. Außerdem sind auf Anregung des Gewerbeaufsichtsbeamten alle Bottiche, Holzdecken abgedeckt und an wirksame mechanische Absaugevorrichtungen angeschlossen worden. Da auch das gewonnene Kadmium arsenhaltig ist und dieses Arsen bei der Destillation des Kadmiums entweichen kann, so ist auch jede Vorlage in der Kadmiumdestillationsanlage mit einer Absaugeleitung versehen worden.

Je eine schwere Erkrankung eines Galvaniseurs und einer Arbeiterin einer sächsischen Metallwarenfabrik wird berichtet, im ersten Falle beim Schwarzfärben von Messingteilen, wobei in eine kleine tönerne Schüssel verdünnte Salzsäure und ein Zinkstreifen gebracht und etwas arsenige Säure zugefügt wird. Trotz offener Türe traten bald Übelkeiten und Bewußtlosigkeit auf. Die Arbeiterin war an der tönernen Schüssel vorbeigegangen und erkrankte 5 Stunden später. Sie hatte ihren Arbeitsplatz im gleichen Raume. Eine andere, im Nebenraum arbeitende Frau erkrankte nach 15 Stunden und nur leicht. Die Verwendung arseniger Säure in dem Betriebe wurde untersagt.

Im Erdgeschoß eines alten Gebäudes eines erzgebirgischen Eisenwerkes wurde eine Ladung Ferrosilizium bei Regenwetter eingelagert. Als beim Abladen einige Fässer zersprangen, wurden einige Arbeiter unwohl und mußten abgelöst werden. Über dem Lagerraum befand sich eine Wohnung mit 3 Personen, welche innerhalb der 3 folgenden Tage erkrankten und verstarben. Es hatte sich reichlich Phosphorwasserstoff entwickelt. Die Diagnose wurde zunächst auf Grippe gestellt und erst nach Erkrankung einiger Singvögel in der Wohnung der Verstorbenen erkannt. Die chemische Untersuchung ergab reichlich Phosphorwasserstoffdämpfe.

Nach mittlerweile angestellten Untersuchungen werden schädliche Gase aus Ferrosilizium nicht erst durch Feuchtigkeit frei, sie entstehen schon beim Schmelzvorgang, besonders Phosphorwasserstoff und Arsenwasserstoff. Sie sind gelöst und in kleinen molekularen Räumchen zwischen den Kristallen der Legierung enthalten. Allmählich erfolgt Austritt, begünstigt durch den Zerfall des Ferrosiliziums, auch bei völliger Trockenheit der Legierung. Der Zerfall beruht auf Umkristallisation der Verbindung, die die Umlagerung des Gefüges zur Folge hat. Außerdem bilden sich schädliche Gase durch Feuchtigkeitseinwirkung auf die Verunreinigungen der Substanz.

Eine schwere Arsenwasserstoffvergiftung trat bei der Reduktion eines Nitrokörpers mit Zinkstaub in alkalischer Lösung auf. Die Gefahr war bei diesem Arbeitsvorgange bisher unbekannt gewesen. (R.B. Wiesbaden.)

Ein eigenartiger Unfall mit tödlichem Ausgange ereignete sich bei Lötarbeiten in einem etwa 8 cbm fassenden großen eisernen Kessel, in dem Öle mittels Wasserstoff in der Wärme gehärtet werden (Fetthärtung). Die eiserne Heizschlange des Kessels sollte durch eine kupferne ersetzt werden. Die hierbei erforderlichen Lötarbeiten wurden von einem Kupferschmied nach dem bekannten Verfahren vorgenommen: Erwärmen des zu lötenden Kupferrohres und eines 4 mm starken Messingschweißdrahtes mit Hilfe einer Azetylen-Sauerstoffflamme, Eintauchen des Drahtes in Boraxpulver und Erhitzen bis zum Übertropfen. Diese Arbeit selbst erfordert nur etwa 10 Minuten. Der Kupferschmied klagte bald darauf über Kopfschmerzen, konnte aber seine Wohnung ohne fremde Hilfe aufsuchen; 48 Stunden später war er tot. Nach dem erwähnten Verfahren ist nun bisher stets gearbeitet worden und Mißstände haben sich dabei kaum ergeben, wenn auch die Kupferschmiede manchmal über leichte Kopfschmerzen geklagt haben, die nach ihrer Ansicht auf das Einatmen des aus dem Messingschweißdraht verdampfenden Zinkoxydes zurückgeführt werden müßten. Nach dem ärztlichen Gutachten sind nun zwar im Blute des Verunglückten Spuren von Kohlenoxyd nachgewiesen, allerdings in geringen Mengen, daß so darauf der Tod des Kupferschmiedes wohl kaum zurückgeführt werden kann. Die Ärzte nehmen daher an, daß ein anderer Stoff den Tod herbeigeführt haben muß, und zwar vermuten sie Arsenwasserstoff.

Antimon. In Hamburg erkrankten beim Vermahlen metallischen Antimons Arbeiter: Atemnot, Kopfschmerz, Erbrechen, Bindehautentzündung, blutig-eitriger Ausfluß aus der Nase, Heilung nach 10 Tagen. Die Erkrankung entstand trotz des Tragens von Respiratoren.

England

Arsenige Säure. Der Bericht des medizinischen Chefgewerbeinspektors aus dem Jahre 1902 über die Untersuchung von 20 Arbeitern in einem Betriebe zur Erzeugung von Waschmitteln für Schafe führt an, daß in dieser Industrie arseniksaures Natrium verwendet wird, das als sehr feiner Staub die oberen Luftwege reizt und außerdem die charakteristischen Pigmentierungen und Verhornungen hervorruft. Von diesen 20 Arbeitern wurden im Jahre 1923 8 neuerlich untersucht. 3 davon zeigten epitheliomatöse Zustände. Sie standen im Alter von 53, 53 und

49 Jahren und waren seit 38, 33 und 22 Jahren berufstätig. Alle hatten verhornte Warzen und Pigmentierungen, 2 waren schon wiederholt wegen Epitheliom operiert worden. 3 andere Arbeiter, welche 45, 39 und 38 Jahre im Betriebe tätig waren, wiesen keine Krankheitserscheinungen auf. Daraus ergibt sich, daß der arsenhaltige Staub zwar reizende Wirkungen hat, aber nur sehr langsam Karzinom verursacht.

In den Berichtsjahren wurden im ganzen 7 Fälle von Epitheliom, alle nach vieljähriger Berufsarbeit mit Arsen bei der Erzeugung von Waschmitteln für Schafe, beobachtet. 4 davon waren tödlich. In dieser Industrie ereigneten sich ferner 6 Erkrankungen, jedoch nicht an Epitheliom, dann 6 mit hauptsächlicher Beteiligung der Haut und des Nasenseptums (eine Perforation); alle betrafen Packer und Schmelzer. Ein Fall endete tödlich und verlief mit Schwellung der Augenlider und später starkem Erbrechen. Stets bestand Pigmentation der Nackengegend. 3 weitere akute Erkrankungen unter besonderer Beteiligung der Schleimhäute ereigneten sich beim Reinigen der Staubkammern in Nickel- und Kobaltraffinerien, einer beim Reparieren des Sockels eines Zinnofens, endlich einer beim Arbeiten mit Barells, die Arsen enthielten. Ein Epitheliomfall mit Pigmentbildung betraf einen Arbeiter einer Farbenfabrik.

Arsenwasserstoff. Zwei Arsenwasserstoffvergiftungen, darunter eine tödliche, ereigneten sich in einer Altmetallschmelzerei, dadurch, daß infolge eines enorm starken Gewitterregens Säcke mit Altmetall wegen Verstopfung der Kanäle unter Wasser gesetzt wurden und Arsenwasserstoff zur Entwicklung kam. Die Leute hatten etwa in 3 m Entfernung von der Stelle gearbeitet. (Erbrechen, Ikterus, Anurie.) Während das Gas sonst nur bei Einwirkung von Säure auf Metall zur Entwicklung kommt, hatte hier der bloße Kontakt mit Wasser genügt; vermutlich hatte sich naszierender Wasserstoff aus dem Wasser entwickelt, infolge der durch Elektrolyse sich bildenden Säure.

Das verdächtige Material wurde auf seinen Arsengehalt untersucht. Es bestand aus einem Gemenge verschiedener Metalle (Blei, Zinn, Kupfer, Aluminium, Antimon) und enthielt 1,6% Arsen, jedoch in ungleichmäßiger Verteilung. Die feinpulverigen Partien enthielten bis zu 2,9%, die gröberen Stücke nur 1%. Proben von Material, das durchnäßt gewesen war, ergaben keine Arsenreaktionen. Beim Versuch, Arsenwasserstoff aus Materialproben zu entwickeln, zeigte sich, daß dieser sehr rasch abgegeben wird und daß die gewöhnliche Luftfeuchtigkeit dazu genügt. Nach zehn Tagen war nur wenig, nach zwei Monaten fast kein Arsen nachweisbar.

In ähnlicher Weise erkrankten drei Arbeiter in einer Metallraffinerie, als sie ein bloß 0,05% Arsen enthaltendes Gemenge von Metallen in einem Schmelzofen reduzierten. Etwas von dem Material war zusammengebacken und mußte entfernt werden. Es wurde dann mit Wasser begossen und dabei traten Gase auf, welche Arsenwasserstoff enthielten. Offenbar hatte sich wieder naszierender Wasserstoff entwickelt. Im Laboratorium gelang ein Versuch, der diesen Vorgang nachahmen sollte, jedoch nur mit warmem und nicht mit kaltem Wasser.

Niederlande.

Eine Arsenvergiftung zog sich eine Arbeiterin in einer Tapezierwerkstätte zu.

Bei einem Setzer, der an Schweißhänden litt, entwickelte sich durch Antimoneinwirkung ein Ekzem.

In der Metallverarbeitung erkrankte ein Arbeiter beim Zerkleinern großer Antimonstücke mit Üblichkeiten (das Material war nach der chemischen Untersuchung arsenfrei).

Auf einem Schiffe, das eine Ladung von 150 Tonnen Ferrosilizium führte, drangen infolge Durchnässung giftige Gase in die auf dem Schiffe befindliche Schlafkammer des Schiffers und seiner Familie. Der Vater und drei Kinder erkrankten, das jüngste Kind von $1^1/_2$ Jahren tödlich. Die Untersuchung ergab, daß das Ferrosilizium 0,05% Phosphor enthielt. Ein weiterer Fall trat in der Schiffsbauindustrie auf durch Einatmen von Dämpfen einer Azetylenlampe.

Schwefelwasserstoff.

Deutsches Reich.

In der Fellfärberei traten mehrere Vergiftungen und ein Fall von Bewußtlosigkeit durch einen Färbeprozeß auf, bei dem sich in einem rotierenden Farbenfaß Schwefelwasserstoff entwickelte. Geklagt wurde über Appetitlosigkeit, Erbrechen, Kopfschmerz, Schwindel, Schmerzen an Händen und Füßen.

Bei einem Arbeiter am Schlammrührer einer Gaswäscherei in einer Kupferhütte trat Bewußtlosigkeit und Tod nach drei Stunden durch giftige Gase ein. (Es ist nicht angegeben, welche Gase, doch liegt es nahe, an Schwefelwasserstoff zu denken. Ref.)

In der chemischen Industrie ereigneten sich einige leichte Fälle von Schwefelwasserstoffvergiftung bei der Herstellung von Bariumsalzen über Bariumsulfit, ferner einige Fälle in Gummifabriken. Beim Reinigen verstopfter Entlüftungsrohre in der Schwefelkohlenstofffabrikation und sonst in chemischen Betrieben kam es zu leichten Vergiftungen.

Ein Laborant in einem chemischen Laboratorium erkrankte tödlich durch Lösung des Stopfens an einem Schwefelwasserstoffentwickler.

Kunstseidefabrikation. In einer Kunstseidefabrik waren die Erkrankungszahlen hoch in der Zwirnerei, Spulerei, Sortierung (bei weiblicher Arbeiterschaft), obwohl hier Schwefelkohlenstoff- und Schwefelwasserstoffgefahr nicht mehr vorliegt, im Gegensatz zum eigentlichen Spinnprozeß, wo männliche Arbeiter verwendet werden. Ein auffallender Rückgang der Erkrankungen trat nach Errichtung der Betriebskrankenkasse ein. Die typischen Augenerkrankungen des Spinnereibetriebes erfuhren eine zeitweise Steigerung unter dem Einfluß erheblicher Neueinstellungen, die aber nach Eingewöhnung und Verbesserung der Absaugeanlagen wesentlich abnahmen. Nach einer anderen Beob-

achtung in derselben Industrie traten an den Spinnmaschinen Hornhaut-
und Bindehautentzündungen und auch Hornhaut- und Bindehaut-
verätzungen auf. Anscheinend lag nicht nur Schwefelwasserstoff,
sondern auch Schwefelsäurewirkung durch Abspritzen von Tröpfchen
von den schnellaufenden Fäden nach dem Durchgang durch das saure
Bad vor. Die Maschinen wurden möglichst ummantelt und Absaugevorrichtungen angeschlossen. Die Erkrankungszahl fiel so von 121%
der Spinnerinnen im I. Quartal auf 19,8% im IV. Quartal. Die Empfindlichkeit der Arbeiterinnen war sehr verschieden.

In der Rübenwäsche der Rohzuckerfabriken des R.B. Magdeburg
traten öfters Augenerkrankungen auf, indem durch Überausnutzung
des Waschwassers wegen Wassermangels und Anreicherung mit Schmutz-
stoffen Fäulnis mit Schwefelwasserstoffentwicklung auftrat. Durch
Alkalischhalten der Waschwässer (Kalkmilch) soll dies verhindert werden.

In einer chemischen Fabrik des R.B. Merseburg traten bei 256 Arbeitern einer Abteilung 163 leichte Augenerkrankungen durch Schwefelwasserstoff auf. Reinigung der zur Fabrikation erforderlichen Gase von
Schwefelwasserstoff wurde als notwendig erkannt.

Thoriumnitrat. In einer Thoriumnitratfabrik starb ein Arbeiter an
Schwefelwasserstoffvergiftung. In einem Steingutbehälter, in dem
alkalische Thoriumsalzrückstände mit Schwefeleisenpulver durch Salz-
säurezuleitung gelöst werden sollten, war der Verunglückte nach Zudecken des Behälters nochmals auf die Leiter gestiegen und schüttete
Schwefeleisenpulver nach, wobei sich plötzlich so viel Dämpfe entwickelte, daß der Exhaustor sie nicht bewältigen konnte.

Im R.B. Stettin und Stralsund war in einer Stapelfaserfabrik der
Gesundheitszustand der Wäschereiarbeiterinnen vermutlich durch
Schwefelwasserstoffdämpfe im allgemeinen viel schlechter als in den
übrigen Abteilungen. Lokale Absaugung oder automatisches Waschen
war unmöglich. In einer chemischen Fabrik verunglückten zwei Arbeiter
tödlich beim Reinigen einer Schlinggrube, die nach dem Auspumpen
zur Lösung des Restes mit Salzsäure begossen worden war, als am folgenden Morgen beim Einsteigen der Leute sich Schwefelwasserstoff
entwickelt hatte.

Für das Knappschaftsoberversicherungsamt Halle a. d. S. wurde
vom Gewerbemedizinalrat ein Obergutachten erstattet über den Tod
eines Lokomotivheizers, der während der Arbeit erkrankte und am
nächsten Morgen unter Zeichen des Lungenödems starb. Die Erhebungen
zeigten, daß auf jener Lokomotive Braunkohlenbriketts in zwei seitlich
des Kesselmantels angeordneten Eisenkästen gestapelt worden waren
und auch häufig bis auf den Kesselmantel selbst gelagert wurden. Diese
Braunkohlen machten infolge der Erhitzung einen Verschwelungsprozeß
durch, bei dem sich Schwefelwasserstoff entwickelte. Nach dem klinischen Verlaufe und dem Sektionsbefunde wurde der Tod des Heizers auf
Einwirkung von Schwefelwasserstoff und Kohlenoxyd zurückgeführt.
Die Mitarbeiter gaben übereinstimmend an, daß der Verunglückte sich
in besonders schonungsloser Weise den Gasen ausgesetzt hatte.

Österreich.

Die Kunstseideerzeugung, von Gewerbeinspektor Hofrat Ing. Viktor Rissel (gekürzt).

Der Zellstoff wird in Form von Pappdeckeln in eisernen Wannen mit Natronlauge behandelt, der Laugenüberschuß wieder abgepreßt und die noch feuchte Masse in Zerfaserungsmaschinen fein zerrissen.

Nach einem längeren Reifungsprozeß wird die entstandene Natronzellulose in Sulfidierapparaten mit Schwefelkohlenstoff so lange innig gemengt, bis derselbe chemisch vollkommen gebunden ist, und sich eine wasserlösliche Verbindung, das Natriumzellulosexanthogenat, gebildet hat. Das Xanthogenat wird nun mit Wasser und Natronlauge zu einer sirupösen Masse, der Viskose, gelöst. Diese wird durch Filterpressen gedrückt und in eisernen Behältern, den sogenannten Reifekesseln, behufs Erlangung der Spinnfähigkeit mehrere Tage stehengelassen. Die entsprechend gereifte Viskose wird nun aus den Reifekesseln mittels Druckluft in Spinnmontejus und von hier zu den Spinnmaschinen befördert.

Diese Spinnmaschinen unterscheiden sich wesentlich von jenen, welche in der Textilindustrie allgemein üblich sind. Die Viskose wird hier mittels der vor jeder Spinnstelle befindlichen kleinen Pumpe vorerst durch eine als Filter wirkende Vorrichtung, dann durch Platindüsen gepreßt, die je nach der gewünschten Seidenstärke eine verschiedene Anzahl feiner Öffnungen besitzen, und dann bereits als Faden durch das sogenannte Spinnbad geführt. Dieses Bad enthält verschiedene Chemikalien, darunter auch Natriumbisulfat und Schwefelsäure, letztere in Mengen bis 10%. Der Faden wird nun je nach Konstruktion der Spinnmaschinen bzw. je nach der gewünschten Seidengattung in Zentrifugen, auf Walzen oder aber auf Spulen abgelagert. Bei den Zentrifugenmaschinen wird das aus den Düsen tretende Fadenbündel über Glasrollen durch einen Glastrichter in die raschrotierende Zentrifuge eingeführt und durch die Drehung gleichzeitig gezwirnt. Der Faden lagert sich an den senkrechten Innenwänden der Zentrifuge ab und wird diese, falls der aus den Fäden sich gebildete Hohlzylinder eine gewisse Stärke erreicht hat, ausgewechselt. Bei den Walzen- und Spulenmaschinen wird das Fadenbündel ohne Drehung aufgewickelt.

Der so entstandene Kunstseidefaden wird nun abgehaspelt, einem ziemlich komplizierten Wasch- und Bleichprozeß unterworfen und nach Trocknung der weiteren Verarbeitung, ähnlich jener, wie sie in der Textilbranche üblich ist, unterzogen.

Außer der Unfallgefahr, hervorgerufen durch die maschinelle Einrichtung, ergeben sich bei der Viskoseerzeugung Gefahren für die Gesundheit der Arbeiter, welche insbesondere durch die Verwendung von Natronlauge, Schwefelkohlenstoff und durch die beim Spinnprozeß verwendete Fällflüssigkeit bedingt sind. Die gesundheitsschädlichen Einwirkungen der stark ätzenden Natronlauge, denen man durch vorsichtige Arbeitsverrichtung, Verwendung von Schutzkleidern, Gummihandschuhen und entsprechenden Fußbekleidungen, ebenso jene des feuergefährlichen, explosiven und giftigen Schwefelkohlenstoffes, welchen man durch Vermeidung jeder Flammen- oder Funkenbildung bzw. durch entsprechende Ventilationseinrichtungen begegnen kann, sind allgemein bekannt.

Weniger bekannt bzw. erforscht sind die Gefahrenquellen, die sich durch die chemischen Vorgänge beim Spinnprozeß ergeben und in allen Viskosefabriken in mehr oder weniger starkem Ausmaße Augenerkrankungen (Conjunctivitis follicularis) hervorrufen, deren Entstehung bisher nicht vollständig geklärt ist. Es wurde die Wahrnehmung gemacht, daß diese Erkrankungen, die wohl nur von ganz kurzer Dauer und oft in einigen Stunden wieder geheilt sind — nach den statistischen Vormerkungen der österreichischen Kunstseidefabrik, welche sich auf einen Zeitraum von drei Jahren erstrecken, kann ein Krankheitsfall im Durchschnitte mit 12 Stunden Arbeitszeiteinbuße angenommen werden —, hauptsächlich mit dem Wirkungsgrad der Absaugeeinrichtungen an den Spinnmaschinen und der Ventilationsvorkehrungen im Spinnsale in Zusammenhang stehen.

Beim Durchgang des Viskosefadens durch die Fällflüssigkeit wird, wie schon durch den Geruch wahrnehmbar ist, Schwefelwasserstoff, ein nicht nur giftiges, sondern die Schleimhäute stark reizendes Gas, ausgeschieden. Die mehrfach während des Betriebes vorgenommenen chemischen Analysen der Luft des Spinnsaales haben ergeben, daß in 1 m³ Luft 0,03—0,07 g, im Durchschnitte also 0,05 g, Schwefelwasserstoff enthalten ist. Analysen auf freie Schwefelsäure, wobei die Luft, ebenso wie bei der Untersuchung auf Schwefelwasserstoff, unmittelbar oberhalb des Spinnbades bei den Fadenaustrittstellen entnommen wurde, haben zu keinem positiven Resultate geführt, d. h. es wurde lediglich festgestellt, daß, wenn freie Säure vorhanden ist, das Ausmaß derselben unter der Grenze von 0,002 g pro Kubikmeter Luft liegt. Daß die Spinnsaalluft freie Säure in Spuren enthält, beweist der Umstand, daß dieselbe in den von der Spinnsaaldecke entnommenen Kondenswassertropfen nachgewiesen werden konnte. Auch die Tatsache, daß sich bei den Zentrifugenmaschinen öfter Augenerkrankungen zeigen als bei den Walzen- oder Spulenspinnmaschinen, deutet darauf hin, daß durch die in den Zentrifugen gleichzeitig vorgenommene Zwirnung bzw. die dabei erfolgende Versprühung der Fällflüssigkeit Bestandteile derselben, darunter auch freie Säure, in die Luft gelangt und auf die Bindehaut der Augen reizend wirkt. Es muß daher angenommen werden, daß wohl vorwiegend Schwefelwasserstoffgas, aber auch äußerst fein verteilte Schwefelsäure, obwohl beide Körper nur in äußerst geringen Mengen auftreten, die Ursache dieser Augenerkrankungen, welche auch öfter mit Reizungen der Nasenschleimhäute in Verbindung stehen, sind.

Um die schädlichen Wirkungen soweit als möglich hintanzuhalten, ist es notwendig, das beim Spinnprozeß sich bildende Gas, ebenso die versprühte Fällflüssigkeit, bereits an den Entstehungsstellen durch Absaugung, so weit als möglich, zu entfernen.

Anfangs saugte man die Luft lediglich oberhalb der Spinnstellen ab; später ergänzte man diese Absaugung durch eine besondere Frischluftzuführung unterhalb der Arbeitsplätze. Nachdem die mit diesen Einrichtungen gemachten Erfahrungen nicht befriedigten, wurde in dem österreichischen Betriebe im Jahre 1924 eine vollständig neue Entlüftungsanlage unter Berücksichtigung der neuesten Erfahrungen eingebaut, welche in Verbindung mit einigen anderen Verbesserungen nunmehr die Gewähr bietet, alle im Bereiche der Möglichkeit liegenden technischen Präventivmaßnahmen in bezug der Augenerkrankungen getroffen zu haben. Die ganze Anlage besteht ebenfalls aus einer Absaugeanlage und einer zur kalten Jahreszeit gleichzeitig als Heizung dienenden Frischluftzuführungsanlage; jedoch wurden entgegen dem früheren Bestand mehrfach Änderungen vorgenommen.

Die Anordnung der Absaugevorrichtung mittels Blechfängen oberhalb der Spinnstellen ist im allgemeinen die gleiche geblieben, jedoch wird nun durch die Wahl kleinerer Rohrquerschnitte eine an allen Absaugestellen gleichmäßige erhöhte Luftgeschwindigkeit von zirka 18 m/sek erzielt, während sie früher nur 5—10 m/sek betrug. Dies ist, insbesondere bei Zentrifugenmaschinen, von Bedeutung, da durch die viel kräftigere Saugwirkung, etwa durch die Zentrifugen selbst hervorgerufene, die Absaugung ungünstig beeinflussende Luftströmungen außer Wirkung gesetzt werden. Im übrigen sind die Spinnmaschinen, soweit als möglich, abgeschlossen.

Die Frischluft wird nun nicht mehr unterhalb der Arbeitsstellen, sondern seitlich der Maschinen, durch Rohrstutzen, welche bis 1 m oberhalb des Fußbodens reichen und auf 0,5 m perforiert sind, und zwar auch mit einer Geschwindigkeit von zirka 18 m/sek eingeführt. Außerdem kann aber auch oberhalb der Spinnmaschinen Frischluft eingeblasen werden, so daß im Spinnsaale stündlich ein zehnfacher Wechsel der Luft möglich ist.

Durch Reguliervorrichtungen kann der Luftwechsel entsprechend der Jahreszeit bzw. der äußeren Luftdruckschwankungen und den Windverhältnissen geregelt werden.

Wenn nun auch, soweit es der technische Betrieb bzw. der Arbeitsprozeß zuläßt, für eine genügende Entlüftung Vorsorge getroffen ist, erscheint es, um Augenerkrankungen auf das Mindestmaß zu beschränken, erforderlich, die Augen des Spinners noch besonders zu schützen. Zu diesem Zwecke stehen verschiedene Arten von Schutzbrillen in Benutzung. Gasdicht abschließende Brillen haben sich nicht bewährt, da durch diese die Augen zu stark erwärmt werden — der Spinnprozeß erfordert eine Raumtemperatur von 18—20° C — und der Spinner dadurch verleitet wird, die Brille öfter zu lüften und mit den von der Fällflüssigkeit beschmierten Händen die Augen zu berühren. Die Praxis hat ergeben, daß sich für diese Zwecke am besten in Gummischwämme eingebettete Brillen mit etwas eingefetteten Gläsern eignen.

Beim Auftreten einer Augenentzündung spielt die individuelle Veranlagung eine große Rolle. Es gibt Spinner, die, obwohl sie nie oder nur ausnahmsweise Brillen tragen, an den Augen nicht erkranken. Andererseits wurde bei empfindlichen Augen eine Gewöhnung an die schädlichen Einwirkungen nicht beobachtet. Ist das Auge einmal gereizt, so muß getrachtet werden, die Entzündung ehestens zu beheben. Nachdem eine Dauerbehandlung der Bindehaut mit Kokain, Suprarenin, Novokain u. dgl. ärztlicherseits nicht empfohlen wird, kommt hauptsächlich die Behandlung mit einem indifferenten Mittel, welches lediglich eine Abspülung der Bindehaut und eine Verdünnung der Tränenflüssigkeit bezweckt, wie destilliertes Wasser, eventuell mit etwas Bor oder Kaliumpermanganat versetzt, oder irgendeine Teeart in Betracht. In der österreichischen Kunstseidefabrik wird in letzterer Zeit Kamillentee benutzt. Es sind bei den von Krankenschwestern in einem eigenen Raume auch während der Arbeitszeit vorgenommene Auswaschungen, die bei einem Teile der Spinner anfangs auf Widerstand stießen, recht gute Erfahrungen gemacht worden.

Die bezüglich der Augenerkrankungen seit Beginn 1923 geführten statistischen Aufschreibungen haben ergeben, daß der durchschnittliche Prozentsatz an diesen Erkrankungen, gerechnet auf die Anzahl der Spinner, von 13,20% im Jahre 1923 auf 9,66% im Jahre 1924 und im Jahre 1925 sogar auf 4,92% gesunken ist. Unter Berücksichtigung der Dauer dieser Erkrankungen, d. h. unter Zugrundelegung der durch dieselben versäumten Arbeitszeit ergibt die Statistik im Jahre 1923 3,29%, im Jahre 1924 2,41% und im Jahre 1925 1,22% Arbeitszeitversäumnis. Hierzu sei nochmals erwähnt, daß seit Herbst 1924 die neue Entlüftungsanlage im Betrieb steht und ungefähr seit dieser Zeit jene Arbeiter, die zu Augenerkrankungen neigen, die vorerwähnten Schutzbrillen tragen und sich nach Bedarf auch Augenwaschungen unterziehen.

Personen mit besonders empfindlichen Augen dürfen im Spinnsaale nicht beschäftigt werden.

Da bei diesen Augenentzündungen das persönliche Verhalten der Spinner während als auch außerhalb der Arbeitszeit eine große Rolle spielt, wurde vom GJ. St. Pölten im Einvernehmen mit dem Amtsarzte ein eigenes Merkblatt verfaßt, welches von der Betriebsleitung an die Spinnereiarbeiter verteilt wird. In demselben werden die im Spinnsaale beschäftigten Personen auf alle zur Schonung des Augenlichtes dienenden Maßnahmen eindringlichst aufmerksam gemacht.

Niederlande.

Eine Beschreibung der Technik und der Gesundheitsgefahren in der Kunstseideindustrie aus dem Jahre 1925 entspricht einer analogen Beschreibung aus dem österreichischen Berichte des gleichen Jahrganges (siehe oben).

Die Schwefelwasserstoffmengen, die pro Kubikmeter Luft nächst den Spinnmaschinen und Säurebottichen gefunden wurden, betrugen meist über 20 mg, wenn über Beschwerden geklagt wurde, in schlecht eingerichteten Betrieben bis zu 87 mg. Wenn die Menge kleiner als 20 mg war, wurden meist keine Klagen erhoben.

Die Zahl der chronischen Schwefelwasserstoffvergiftungen mit Schläfrigkeit, Mattigkeit, Appetitlosigkeit, oft auch Abmagerung war ziemlich groß. Etwa ein Viertel der untersuchten gefährdeten Arbeiter war leidend.

Den Krankheitserscheinungen bei chronischer Schwefelwasserstoffvergiftung in vieler Richtung ähnlich sind die bei chronischer Schwefelkohlenstoffvergiftung. Von diesem Stoff wurden einmal bis zu 70 mg pro Kubikmeter in einer Spinnerei gefunden. Die Klagen bestanden in Kopfschmerz, Schläfrigkeit, Zittern und Zuckungen im Gesicht, sonderbaren Gedanken in der Nacht. Ein Erkrankter mußte wegen Geistesstörung vorübergehend in eine Nervenheilanstalt gebracht werden. In der Regel war der Schwefelkohlenstoffgehalt der Luft allerdings nur ganz minimal.

Der Berichterstatter kommt zu dem Schluß, daß Schwefelwasserstoff bei bestimmten Konzentrationen, die nicht hoch zu sein brauchen, zu Augenleiden führt, daß etwaige Beimischungen von Arsenverbindungen nicht in Betracht kommen, vielleicht aber die Verstreuung von Säuretröpfchen. Während die Absaugung des Schwefelkohlenstoffes bis zur Unschädlichkeit heute möglich ist, stellt die Frage der genügend vollkommenen Schwefelwasserstoffabsaugung ein heute noch ungelöstes Problem dar.

In einer Kunstseidefabrik erkrankte ein Monteur bei der Reparatur eines Säurebehälters, der vorher ungenügend gelüftet worden war. Er fiel bewußtlos zusammen, bei den Bemühungen zu seiner Rettung wurden zwei andere Personen auch bewußtlos. Er war trotz künstlicher Zufuhr von Sauerstoff nicht zu retten. Eine Luftprobe aus dem Inhalt des Behälters ergab oben 6,9 mg, am Boden 16,3 mg Schwefelwasserstoff pro Liter und eine Azidität von 5,2 g SO_3.

In den Zuckerfabriken wurde das Auftreten von Augenentzündungen durch Schwefelwasserstoff (Lichtscheu, Tränenfluß, Schmerzen) in mehreren Abteilungen beobachtet. In Groningen ereigneten sich solche Fälle mit Konjunktivitis und Keratitis punctata superficialis. Im Anfange der Kampagne traten einige Fälle leichter Art mit mehreren Reziidiven auf, und zwar bei Arbeitern in der Rübenwäscherei. Münzen in den Taschen der Arbeiter und mit Bleiazetat getränktes Papier wurde innerhalb kurzer Zeit dunkel. Eine Untersuchung von 29 Arbeitern ergab 10mal das Bestehen von Konjunktivitis, die 29 Leute hatten jedoch im ganzen 46mal an Konjunktivitis gelitten. In 11 Rübenwäschereien wurden 5 Fälle von vermindertem Hämoglobingehalt gefunden, 4mal Kopfschmerz, 2mal Appetitlosigkeit, 4mal Durchfall.

Chlor, Salzsäure, Flußsäure.

Deutsches Reich.

Chlorvergiftungen traten in größerer Zahl bei der Wasserreinigung mittels Chlor durch ungenügende Betriebseinrichtungen auf, wodurch es zu starker Vergasung der Betriebsräume kam. 6 Erkrankungen ereigneten sich durch Undichtigkeit von Leitungen, je ein Todesfall durch Entweichen von Chlor aus einem Kessel und durch Ventilbruch, mehrere Fälle in Chlorverflüssigungsanlagen durch Betriebsstörung.

Bei Herstellung von Bleichlauge erkrankte ein mit Lungenemphysem behafteter Arbeiter (der Bericht spricht irrtümlich von einer 19 tägigen Erkrankung an Emphysem).

Chlorkalk. Chlorkalk, angewendet in Lösung zur Reinigung bei Druckerei- und Färbereiarbeitern, führte häufig zu Ekzem der Hände, Chlorkalkstaub in der Chlorbleiche und. in der Zellulosefabrikation zu katarrhalischen Erscheinungen. Ein Arbeiter an den Bleichholländern einer Papierfabrik erkrankte nach mehrmonatlichen Magenbeschwerden tödlich an Herzmuskellähmung, der Tod wurde vom Arzt auf Chlorwirkung zurückgeführt.

Chlorschwefel. In der Gummiindustrie traten mehrfache Erkrankungen, darunter eine tödliche durch Chlorschwefel auf (leider sind die Krankheitserscheinungen nicht angegeben — Ref.), wobei die individuelle Empfindlichkeit sehr verschieden zu sein scheint.

Salzsäure. Erkrankungen durch Salzsäure ereigneten sich in Stanz und Emaillierwerken beim Verzinnen und Verzinken, wo zur Beseitigung des Zunders Schwefelsäure und Salzsäure verwendet wird. Beim Beizen entsteht Wasserstoff, der beim Aufsteigen in kleinen Bläschen feinste Salzsäuretröpfchen mitreißt, dadurch treten kleine Handgeschwüre auf. Mitunter kommt es zur Schorfbildung an den Armen und zur Brüchigkeit der Fingernägel. Auch eitrige Pusteln treten beim Eindringen des Zunders in die Haut auf. Einmal trat schwere Verätzung der Mund und Rachenhöhlenschleimhaut, nachher tödliche Blutvergiftung nach mehrstündiger Einatmung der Dämpfe beim Herstellen von Lötwasser in einem engen Arbeitsraum ein. In einem anderen Falle mußte ein Vorarbeiter etwa eine Viertelstunde lang infolge Bruches eines Glasballons Salzsäuredämpfe atmen. Er erkrankte sofort mit Hustenreiz, Brennen im Rachen, Heiserkeit und bot die Erscheinungen akuter Rachen- und Kehlkopfentzündung. Letztere gingen anschließend in einen rasch fortschreitenden Kehlkopfkrebs über, dem der Mann einige Monate später erlag.

Beim Auseinandernehmen und Reinigen von Kondensationstürmen eines Salzsäurebetriebes nach Hargreave erkrankten trotz vorangehender Wasserspülung und Ventilation während der Arbeit 21 von 35 Arbeitern mit Pustelbildung am Körper, anscheinend Chlorakne.

Flußsäure. Katarrhe und Hautverätzungen durch Säurespritzer, be sonders aber schwer heilende Geschwüre um die Fingernägel waren häufig bei der Darstellung von Flußsäure aus Fluornatrium und Schwefelsäure, dann bei der Verwendung von Fluorwasserstoff zum Mattieren von Glas. In einem Falle wird das Eitrigwerden der Geschwüre ohne zwingenden Grund auf mangelhaftes Reinhalten zurückgeführt.

Auch in der Porzellanfabrikation kamen solche Fälle vor, wenn Flußsäure zum Entfernen von Farbflecken auf dem Porzellan verwendet wurde.

Österreich.

Bei Frauen, die den Dämpfen von Lötwasser (neutrale Zinkchlorid-
lösung) ausgesetzt waren, kamen häufig Katarrhe, Magendrücken,
Appetitlosigkeit und Übelkeiten, auch entzündliche Hauterkrankungen
vor. Beim Tragen mit Chlorzink imprägnierter, mangelhaft getrock-
neter Eisenbahnschwellen wurden Verätzungen der Haut beobachtet.
Die Dämpfe in den Verzinkereien führen öfter zum Zerfall und Ausfall
der Zähne, wenigstens bei mangelhafter Zahnpflege.

Ein Arbeiter, der durch längere Zeit bei der Durchzugsmaschine
einer Gummifabrik (Kaltvulkanisierung) viel Chlorschwefel eingeatmet
hatte, erkrankte mit Gelbsucht und starker Gewichtsabnahme, dann
plötzlich mit Lähmungen der Beine und der Schließmuskeln des Afters
und der Blase, leichter Parese der Unterarme. Nach 14 Tagen trat
Heilung ein. Ein Beweis, daß Chlorschwefel Ursache der Vergiftung war,
lag nicht vor.

Augenverätzungen durch Flußsäure traten beim Glühlampenmattie-
ren, ein Fall mit schwerer Verätzung durch Umfallen einer Flußsäure-
flasche auf.

In einer Holzimprägnieranstalt in Wien wurde zeitweilig Chlorzink
hergestellt, indem große Holzkästen, mit Zinkhüttenschlacke gefüllt, mit
verdünnter Salzsäure begossen wurden, wobei unter stürmischer Reaktion auftretende Gasbläschen Salzsäure- und wahrscheinlich auch
Chlorzinktröpfchen emporrissen, die über 100 m weit die Arbeiter heftig
zum Husten reizten.

England.

Im ganzen wurden 42 Fälle von Chlorvergiftungen gemeldet. Die
Mehrzahl ereignete sich im Zusammenhang mit der Bleicherei, und zwar
5 Fälle bei der Herstellung von Bleichwässern, einer durch Austritt von
Chlor aus einem Zylinder, welcher Bleichpulver enthielt, 6 beim Reinigen
eines Kanals in einer Mühle, wo Chlor zur Mehlbleiche diente, einer in
einer Papierfabrik.

Ferner ereigneten sich 6 Fälle beim Ausladen von Metallabfällen
durch Austritt von Chlor aus einem für leer gehaltenen Zylinder, welcher
zerbrach, 1 Fall beim Chlorieren von Wasser, 9 bei verschiedenen chemischen Prozessen, endlich 1 Fall durch Einwirken von Salzwasser auf
schweflige Säure beim Versuch, ein gesunkenes Unterseeboot zu heben.

Kühlanlagen, die mit Chlor betrieben werden, nehmen zu und sollten
immer außerhalb der Arbeitsräume errichtet werden, damit im Falle
der Undichtigkeit von Gaszylindern die Arbeiter nicht gefährdet sind.

Niederlande.

Hauterkrankungen durch Chlorkalk traten auf in einem Falle beim
Entleeren einer Chlorkalkkammer, in der sonst bei gewissen Arbeiten
Schutzmasken aus Glimmer getragen wurden. Ferner einige Fälle beim
Chlorkalkverpacken, besonders während des heißen Sommers 1923 durch

starkes Schwitzen bei der Arbeit. In einem Falle führte bei dieser Arbeit das Auftreten von Chlorakne zur Furunkulose und schließlich zu tödlicher Sepsis. Klagen über Husten und reizende Dämpfe wurden in der Kunstseideindustrie bei Säurebädern laut. Die Arbeit wird sehr primitiv ausgeführt; man schüttet aus einem Eimer starke Salzsäure aus, die Gase verbreiten sich im Raume.

Beschwerden über Fluorwasserdämpfe ergaben sich in der Gravierabteilung einer Porzellanfabrik.

Schweflige Säure, Schwefelsäure.
Deutsches Reich.

In Zellulosefabriken ereigneten sich Erkrankungen bei verschiedenen Gelegenheiten, so durch Austropfen der Sulfitlauge aus einem undicht verschlossenen Kocher auf die vorher schon entleerte Stoffmasse. Es entwickelte sich schweflige Säure; der mit dem Fortschaufeln des Stoffes betraute Arbeiter erkrankte an Bronchialkatarrh. Beim Ausströmen von schwefliger Säure aus einem Apparate erkrankte ein Arbeiter an Lungenentzündung. 14 Erkrankungen an Bronchitis ereigneten sich in einer Zellulosefabrik durch Austritt von Gas aus undichten Leitungen.

In manchen Metallgießereien wird zum Schutz des flüssigen Metalls gegen Verbrennungen an der Luft die Oberfläche mit Schwefelblüte bestreut und solche auch dem Formsand zugesetzt. Es können dann Vergiftungen durch schweflige Säure auftreten.

Beim Ausschwefeln von Getreidesilos mit schwefliger Säure erkrankte ein Arbeiter.

Die Rolle der schwefligen Säure neben Schwefelwasserstoff in der Kunstseidefabrikation ist noch unklar.

Ein Arbeiter wurde beim Loshacken von Morphonerz in einem Schiffsraum unwohl. Da das Erz feinen Staub entwickelte, der zum Husten reizte, wurde es untersucht; es ergab sich leichte hydrolytische Abspaltbarkeit von Schwefelsäure. Das Erz war ein kupferhaltiger Pyrit.

In den Bleikammerräumen einer Schwefelsäurefabrik kamen akute Vergiftungen bei Reparaturarbeiten an schadhaften Stellen der Kammern und der Leitungen vor.

Die Untersuchung von 200 Säurearbeitern ergab zwar typische Säureschädigungen der Zähne an bestimmten Stellen und in bestimmter Form, sonst aber einen durchgehend besseren Zustand des Gebisses als bei den übrigen Arbeitern der gleichen Betriebe. Eine andere Schwefelsäurefabrik hatte ein Arbeitermaterial, dessen Gebiß im Durchschnitt in sehr schlechtem Zustande war.

Nitrose, Gase.

Deutsches Reich.

Zu den gefährlichsten Arbeiten gehört das Reinigen der Bleikammern und das Ausräumen der Gay-Lussac-Türme, weil hier die Gefahr der Vergiftung durch nitrose Gase besteht, namentlich wenn der Schlamm in den Bleikammern aufgerührt wird. Besondere Vorsichtsmaßregeln sind Absaugung, Einstreuen von Kalk oder Einleiten von Wasserdampf. Ausspritzen mit Wasser und Fortschieben des verdünnten Schlammes mit langen Krücken gilt nicht als empfehlenswert, weil dadurch besonders große Mengen der vom Schlamm absorbierten nitrosen Gase frei werden. Alle beteiligten Arbeiter werden zur Ausscheidung Herz- und Lungenleidender untersucht.

In einer Schwefelsäurefabrik ist seit dem Bau der neuen Anlage die Reinigung der Gay-Lussac-Türme sehr selten mehr notwendig.

Zwei schwere Vergiftungsfälle traten bei Abbrucharbeiten an einem Kanal bei einer Schwefelsäurefabrik auf. Zwei Schlosser einer Zinkhütte erkrankten schwer durch Einatmen nitroser Dämpfe beim Ausbessern des Ablaßstutzens eines Vorratsbehälters für Schwefelsäure. Eine 10 cm hohe Schlammschicht war entfernt worden; bei dem einen Schlosser trat nach mehreren Stunden Arbeit Hustenreiz und Atemnot ein, bei dem anderen erst 8 Stunden später. Dieser starb am folgenden Tage, während der Ersterkrankte sich nach längerer Zeit erholte.

In Nitrozellulosefabriken wird mitunter Selbstzersetzung der nitrosen Gase, besonders an warmen Tagen beobachtet, die Arbeitsräume müssen dann rasch verlassen werden. Beim Nitrieren der Zellulose beschäftigte Arbeiter werden nur nach ärztlicher Untersuchung und nicht länger als eine Woche bei dieser Arbeit verwendet, dann folgt Arbeit im Freien.

Eine nicht geringe Zahl von Erkrankungen und Todesfällen ereignet sich immer wieder in der Metallbrennerei, wenn sich die Arbeiter länger als technisch nötig den roten Dämpfen aussetzen oder den Kopf bei vorhandener wirksamer Absaugung zwischen diese und die Gefäße mit den Flüssigkeiten stecken.

Manche Erkrankungen erfolgten auch bei Reinigungsarbeiten, z. B. bei der Reinigung eines Kesselwagens für Milchsäure, dann in Brauereien beim Entfernen mineralischer Ablagerungen des Bier- und Brauwassers in den Aluminiumfässern mittels Pinsels und verdünnter Salpetersäure, insbesondere bei ungenügender Verdünnung.

In einer Schwefelsäurefabrik verunglückten 3 Arbeiter, der eine tödlich, durch Einatmung von nitrosen Gasen bei der Ausbesserung eines Montejus für nitrose Schwefelsäure. Sie hatten versucht, ausgelaufene Säure mit Wasser abzuspülen, durch den Wasserzusatz zur nitrosen Schwefelsäure trat starke Erhitzung und Austreibung der nitrosen Gase ein.

Ein behandelnder Arzt führt die Atembeschwerden, die bei einem Arbeiter nach dem Einatmen nitroser Dämpfe und folgender Zuführung von Sauerstoff durch längere Zeit anhielten, darauf zurück, daß der Mann zuviel Sauerstoff bekommen habe.

England.

Entsprechend dem Ansuchen des Internationalen Arbeitsamtes um Information über die Arbeitsbedingungen, den Gesundheitszustand und die getroffenen Maßnahmen im Lichtdruckgewerbe wurden im Jahre 1922 in London und Manchester Erhebungen gepflogen, schwere Erkrankungen nicht gefunden. Der Lichtdruck ist hauptsächlich für die Zeitungsdruckereien und für die Firmen, die für Zeitungen arbeiten, von Bedeutung, dann zur Illustration von Ankündigungen, Büchern usw. Wegen des nötigen guten Lichtes bei der Arbeit erfolgt diese in höheren Stockwerken der Häuser, die natürliche Ventilation ist gut. Offene Fenster, Luftkanäle und außerdem mechanische Ventilationen sind notwendig. Das Ätzen erfolgt nach drei Methoden: 1. „Levy": Hierbei wird Druckluft durch feine Löcher in die Säurebäder in der Stärke von 1:6 bis 1:10 eingetrieben, welche auf die Zinkplatte aufstoßen, die sich auf dem Gestell darüber befindet. Das Ätzen geht bei gschlossenem Apparat mit Abzug vor sich, so daß im Arbeitsraum keine Dämpfe vorkommen. 2. „Marc Smith": In dem Bad befindet sich ein rotierendes Schaufelwerk, welches durch Löcher Salpetersäure abgibt. Das Bad ist zugedeckt mit einem Aluminiumdeckel, der, wenn er undicht ist, Dämpfe austreten läßt. Große Betriebe haben ein doppeltes Bad, dazwischen einen Motor. Das Bad hat einen Abzug, in der Regel aus Holz. Der hölzerne Abzug ist in der Regel 4 Fuß lang, und der Firma bleibt es überlassen, für die weitere Abfuhr der Dämpfe ins Freie durch eine mechanische Vorrichtung zu sorgen. Der schwerste Defekt, der gefunden wurde, bestand darin, daß dieser Abzugsschacht in Fällen, wo diese Vorrichtung nur gelegentlich funktionierte, nicht in die Freiluft führte. Dieser Defekt war öfters zu beobachten, kann aber nicht von Bedeutung sein, da sonst die Arbeiter auf seine Beseitigung drängen würden. Beim Öffnen des Deckels konnte man sehen, daß die Dämpfe niedergingen. 3. Schaukelbäder: Meist automatisch und zur Beendigung des Prozesses dienend mit schwächerer Säure (1:5 bis 1:100). Diese Bäder haben keinen Deckel und keine Haube, die Dämpfe werden durch allgemeine Ventilation entfernt, mitunter mit Hilfe von Ventilatoren. Endlich in einer Zeitungsdruckerei war der Intaglioprozeß eingerichtet, d. i. Ätzen in Kupferzylindern. Das Ätzmaterial ist hier Eisenperchlorid, das keine Dämpfe entweichen läßt. Die Leute im Distrikt von Manchester, durchschnittlich 14 Jahre beschäftigt, waren meist bleich, doch ohne Krankheitssymptome. In einigen Fällen bestand Brustbeklemmung und Reizung des Rachens mit Husten, besonders beim Ätzen großer Platten. Dies war beim gut eingerichteten Verfahren nach Marc Smith nicht zu beobachten, wohl aber bei Schaukelbädern. Die Einführung der beiden ersten obigen Methoden scheint den Gesundheitszustand verbessert zu haben, man hört wenig Klagen. Bei Verwendung starker oder unreiner Säure, die braune Dämpfe abgibt, in Schaufelbädern mag die Arbeit zu Erkrankungen führen. Besonderes Gewicht ist daher auf reine Säure zu legen.

Es ist vielleicht anzunehmen, daß auf dem Kontinent die Säuren oder ihre Verunreinigungen mehr Anlaß zu Gesundheitsstörungen geben. Geklagt wurde gelegentlich über „Drachenblut", das leicht verdampft, da dies aber von harziger Natur ist, ist ihm keine ernste Gesundheitsschädigung zu erwarten.

Dr. Middleton stellte Erhebungen über Gesundheitsgefahren beim Ätzen in fleckenlosen Stahlblättern an. Er besuchte 7 Betriebe zu Sheffield und untersuchte die Arbeiter. Nach seinem Bericht ist diese Arbeit etwas schädlich. Die Schädlichkeit schwankt in weiten Grenzen und ist von der Konzentration der Ätzflüssigkeit (Reaktionsprodukt zwischen starker Salzsäure und starker Salpetersäure) abhängig. Die Symptome zerfallen in zwei Gruppen, sie betreffen nämlich einerseits die Atmung und andererseits den Verdauungstrakt. Außerdem kann bei beiden Gruppen Kopfschmerz vorkommen. Wenn die gastrischen Symptome überwiegen, nennen das die Leute „Sich-krank-Fühlen", was vor allem vorkommt, wenn eine große Menge Platten bearbeitet worden ist, und nach dem Mittagessen. Selten kommt es zum Erbrechen. Niemals wurde Arbeitsunfähigkeit und Bewußtlosigkeit festgestellt. Die Erscheinungen von seiten der Atmungsorgane waren mild. Nur in zwei Fällen trat vorübergehend Husten auf.

Beim Bedienen oder Reinigen von Glover- und Gay-Lussak-Türmen in Schwefelsäure- und Salpetersäurefabriken wurden 8 Erkrankungen mit 2 Todesfällen beim Brechen von Korkflaschen, 5 Erkrankungen mit 1 Todesfall beim Austritt von Dämpfen aus Fässern, 3 beim Reinigen von Metallgegenständen, 4 beim Nitrieren, 2 davon in Explosivwerkstätten beobachtet. In einem weiteren Falle wurde die Vergiftung verursacht, indem der Wind die von der Entstehungsstelle abgesaugten Nitrosegase an eine Stelle trug, wo jemand arbeitete. Infolge einer Verwechslung ereignete sich eine Vergiftung in einer Wäscherei durch Reinigen des Fußbodens mit starker Salpetersäure.

Niederlande.

Auf Wunsch des Internationalen Arbeitsamtes in Genf wurden im Jahre 1922 Untersuchungen über die Zinkographie und das Vorkommen von nitrosen Gasen daselbst angestellt.

Die Herstellung von Klischees für den Buchdruck erfolgt mit chemisch reinem Zink, das durch Salpetersäure verschiedener Stärke unter Zusatz von Salzsäure, Ammoniumnitrat, Ammoniumchlorid und Essigsäure geätzt wird. Die verwendete Salpetersäure hatte 36 Bé (53 Gewichtsprozent; von dieser Stammlösung werden verschiedene Verdünnungen gemacht (2—25%). Diese stärkeren Verdünnungen gerade geben mit dem Zink die berüchtigten Dämpfe (hauptsächlich aus NO_2 bestehend), die in die Lungenbläschen vordringen, mit dem Wasserdampf der

Atemluft Salpetersäure und salpetrige Säure bilden und bei intensiverer
Einwirkung die bekannten ausgebreiteten Schädigungen der Lunge ver-
ursachen, die für akute Vergiftung mit nitrosen Gasen typisch sind
(Lungenödeme).

Alkalien.

Deutsches Reich.

Beim Wiederinbetriebsetzen eines lange stillgelegten Glasofens
merkte ein den Abzugskanal reinigender Arbeiter, der den hinteren Kanal-
teil gegen Zug durch den Schieber verschlossen hatte, beständige Luftverschlechterung. Auf seine Hilferufe stiegen zwei andere ein und wurden
wie jener bewußtlos. Erst durch die mit Sauerstoffapparaten aus-
gerüstete Feuerwehr gelang die Bergung und nach langer Zeit auch die
Wiederbelebung der Verunfallten. Vermutlich war das Kanalmauer-
werk mit Ammoniakgasen durchsetzt gewesen, die durch Wärmeaus-
strahlung der benachbarten Kanäle sich ausdehnten und den Kanal
füllten. Von nun an durften solche Arbeiten bei der Firma nur mit
Gasmasken ausgeführt werden, eine Maßregel, deren Unbequemlichkeit
die Nichtbenutzung wahrscheinlich machte. Für die Zukunft wurde
daher statt der Masken Anseilen der Arbeitenden unter Aufsicht angeordnet. Auch Versuche mit Einpressen von Frischluft oder reinem
Sauerstoff bei der Reinigung wurden empfohlen.

Durch plötzliches Austreten größerer Mengen Ammoniak aus Kälte-
maschinen, einmal auch durch Abfüllen von Ammoniak, traten schwere,
zum Teil tödliche Erkrankungen auf, diese gingen mit Verbrennungen
der Haut, schweren Erkrankungen der Schleimhäute, der Augen und
Atmungsorgane, mitunter auch mit Lungenentzündung einher, der Tod
erfolgte entweder sofort oder nach mehreren Stunden bis Tagen.

Ein Arbeiter soll durch Einatmen von Ammoniak an einer vorübergehenden Lähmung beider Beine erkrankt sein.

Eine Perforation der Nasenscheidewand trat nach $1^1/_2$ jähriger Arbeit
bei einem mit Verpacken von Soda beschäftigten Arbeiter auf, während
acht andere Arbeiter Rötung und Schwellung des Rachens zeigten.

Österreich.

Beim Verpacken von Feinsoda bekam eine Arbeiterin Hautdefekte
an den Fingerspitzen. Verätzungen durch Verwendung von Albumin-
kalkleim kamen namentlich bei Fournierkleberinnen vor.

Durch Undichtigkeit einer Kältemaschine in einem Brauhause erkrankte der Maschinist mit Übelkeiten, ein schwerer Fall ähnlicher Art
endet mit tödlicher Lungenentzündung.

England.

8 Fälle, darunter ein tödlicher, ereigneten sich durch Ammoniak bei
Kühlanlagen. Dieselben Vorsichtsmaßregeln wie in Zuckerbäckereien
müssen auch in Kältespeichern getroffen werden. In einem solchen

ereignete sich ein Unfall, der 6 Frauen betraf, er verlief ohne nennenswerten Schaden, da der Arbeitsraum ebenerdig lag. Dies beweist die Notwendigkeit der Isolierung der Kühlanlagen von den eigentlichen Arbeitsräumen, ferner die Notwendigkeit spezieller Atemapparate und des Vertrautseins mit ihrem Gebrauche.

2 Fälle ereigneten sich durch Loslösen von Schläuchen, einmal füllte ein Mann einen Tank mit Ammoniak und steckte dabei den Kopf in den Tank. Er wurde bewußtlos. Er hatte nur einen baumwollenen Respirator getragen, obwohl ein richtiger Atmungsapparat zur Verfügung stand.

Niederlande.

Beim Ausladen eines Schiffes mit sogenannter Luxmasse, einem rötlichen Pulver, bei regnerischem Wetter nächst einer Gasfabrik traten innerhalb einiger Stunden an den Fingerspitzen der Arbeiter schmerzhafte, gangränös werdende Flecken auf. Es ergab sich, daß außerdem diese Masse mitunter geschaufelt wird, ferner werden dortselbst Körbe, gefüllt mit Luxmasse, auf den Schultern nach dem Magazin getragen. Die rechte Hand faßt den Korb und hält ihn auf der linken Schulter. Die linke Hand stützt ihn. Da die Körbe porös sind, gelangt das rötliche nasse Pulver durch die Kleidung auf die Haut der Schulter. Auch dort traten gangränös werdende Flecken von ungefähr 1 cent Durchmesser auf. Ein Arbeiter hatte an 4 Fingern der rechten Hand halbcentgroße, braunschwarze, schüsselförmige Flecken. An der linken solche am Mittelfinger.

Die Analyse der Luxmasse ergab 2,85% Alkali, 2,5% Soda, 1,2% NaOH, also 3,64, als Natronlauge ausgedrückt 2,5%. Vor dem Ausladen hatte ein Schiffer etwas von der Masse auf den Fuß bekommen, auch hier trat die Erkrankung auf.

Ferner erkrankte an Ammoniakvergiftung ein Maler beim Entfernen des Lackes von einem Tramwagen mittels Ammoniak. Durch ammoniakhaltige Waschbeize trat eine Erkrankung in einer Rahmenfabrik auf, bei der Kunstdüngererzeugung mitunter Ekzeme durch Kalksalze, Kalkstickstoff und Thomasschlacke, wobei kleine mechanische Insulte die Gelegenheitsursache abgeben. In einer Glühlampenfabrik trat durch 1 proz. Natronlauge eine Perforation der Nasenscheidewand auf; in einer chemischen Fabrik ereigneten sich durch Einatmen von Natriumformiat- bzw. Oxalatdampf von 400^0 C nah mehrjähriger Arbeit ebenfalls Perforationen der Nasenscheidewand.

Kohlenoxyd.

Deutsches Reich.

Gaswerke. Zwei Fälle mit einem Todesfall ereigneten sich beim Losstemmen von Asphalt im Kanal einer Gasanlage, die vorher durchgeblasen und ausgedämpft worden war. Vermutlich war bei der Arbeit eine gasgefüllte Hohlstelle im Asphalt bloßgelegt und geöffnet worden.

Zwei Erkrankungen ereigneten sich trotz Lüftung beim Reinigen von Kanälen, wahrscheinlich durch starken Gasgehalt der Schmutzkrusten, eine tödliche bei der Reparatur eines Gaskanals durch Undichtwerden der Gasmaske, 6 schwere Fälle beim Reinigen eines Kanales, durch den Wassergas geleitet worden war, 5 Fälle mit 3 Todesfällen bei der Reparatur von Gasleitungen, 3 davon bei Straßenleitungen.

Mehrere leichte Fälle und ein Todesfall kamen beim Auswechseln der Reinigermasse oder bei Reparaturarbeiten beim Reiniger in Gaswerken vor.

Undichtigkeit von Gasleitungen verursachten eine Reihe zum Teil tödlicher Erkrankungen. Einmal war ein Gaskanal wegen einer Arbeitsunterbrechung erkaltet, die Wandungen waren rissig geworden und das Gas trat aus der Leitung in einen Maschinenraum, wo der Maschinenwärter tödlich erkrankte. Mehrere andere tödliche Fälle waren auf Undichtigkeit in Hochofenleitungen zurückzuführen. Ein Maurer erkrankte durch einen undichten Schlauch an einer Hochofenleitung. 9 Näherinnen einer Wäschefabrik erkrankten vorübergehend mit Bewußtlosigkeit durch Undichtwerden des Ofens. Ein tödlicher Fall durch eine undichte Leitung betraf einen Badewärter, ein Fall trat auf durch undichten Gichtverschluß in einem Kalkofen.

Zweimal waren Versuche, undichte Explosionsklappen zu dichten, Ursache des Todes der betreffenden Arbeiter. In einem dieser Fälle gelangte das austretende Gas in eine 30 m weit entfernte Werkstatt, deren ganzes Personal an Kohlenoxydvergiftung erkrankte. Eine Reihe von Kraftwagenführern erlitten tödliche Vergiftungen, namentlich im Winter, wenn sie bei geschlossenen Türen Kraftwagenmotoren leer laufen ließen, durch Auspuffgase. Durch spektroskopische Untersuchungen wurde Kohlenoxydvergiftung einige Male einwandfrei festgestellt. Es wäre zu fordern, daß die Auspuffrohre auch bei geschlossener Garage durch einen Schlauch entlüftet werden können.

Ein Massenunfall ereignete sich in einem Gaswerk durch Einstieg von zwei Arbeitern in einen Prüfschacht, welche bewußtlos wurden. Vier andere verunfallten bei den Rettungsversuchen. Erst entsprechend ausgerüsteten Rettungsmannschaften gelang die Bergung der Verunfallten.

Eine subakute Vergiftung ereignete sich bei Regulierarbeiten an einem neuen Kammerofen. Anscheinend ohne daß Bewußtlosigkeit aufgetreten wäre, starb der Verunfallte nach einigen Tagen. In einem Fall trat erst eine halbe Stunde nach Einwirken des Kohlenoxyds Bewußtlosigkeit und dann der Tod auf.

Gasofen. Ein Gruppenunfall mit drei Todesfällen fand statt durch Entwicklung von Gas aus einem kleinen Ofen ohne Abzug, der zur Erwärmung eines kleinen Raumes aufgestellt war; 7 analoge, aber nur leichte Vergiftungen waren auf die Verwendung von Gluto-Öfen zurückzuführen, die gleichfalls ohne Abzug waren, aber angeblich vollkommen ungefährlich sein sollten.

Kupolöfen. Vergiftungen traten bei Gichtarbeitern an Kupolöfen und durch Gase auf, die bei Generatorfeuerungen durch die Stochlöcher austraten, weil die Preßluftzuführung versagte, ein ähnlicher Fall durch Versagen der Ventilation und Rücktreten von Gas.

Offene Koksfeuer. Die Verwendung von Koksfeuern und auch von Holzkohlenbecken zum Trocknen von Neubauten und besonders in Formtrocknereien verursachte einige mitunter tödliche Vergiftungen, in letzteren kann dieses Verfahren in ungefährlicher Weise durch elektrische Heizung ersetzt werden.

Verschiedenes. In Bayern verunfallte ein Maurer, als in der Nähe seiner Arbeitsstelle glühende Kohlenasche von der Reinigung eines Dampfkessels abgelagert wurde, nach 8 Tagen tödlich. In einer Karborundumfabrik ereigneten sich bei den Elektroöfen Kohlenoxydvergiftungen.

Je ein Todesfall war auf das Ausbrennen alter gepichter Bierfässer durch einen mit Koks geheizten Apparat und auf das Ausblasen eines Kohlenoxyd enthaltenden Schlauches zurückzuführen.

Eine unüberlegte Handlung des Schlossermeisters einer Gasanstalt in Sachsen kostete diesem, seinem Sohne und 2 Arbeitern das Leben. Er hatte in einer Grube ein unter Wassergasdruck stehendes Gasleitungsrohr abgeschraubt und seinen Sohn beauftragt, die Gasausströmung aus dem freigewordenen Rohrstutzen durch Aufpressen der Hand zu verhindern, bis er die Abänderung des Rohres in der Werkstatt vorgenommen habe. Bei seiner Rückkehr fand er seinen Sohn bewußtlos vor. Das gleiche Schicksal ereilte ihn und zwei weitere Arbeiter, die — da sich das Gas durch Geruch nicht bemerkbar machte — ohne jede Vorsichtsmaßnahme zur Hilfeleistung in die Grube einstiegen. Die Bergung der schließlich Erstickten gestaltete sich äußerst schwierig und gefahrvoll. Zwei mit gewöhnlichem Rauchhelm ausgestattete Feuerwehrleute gerieten dabei in hohe Lebensgefahr, konnten aber noch rechtzeitig von einer aus dem Bergrevier mit Schutzhelmen und Sauerstoffapparaten ausgerüsteten Rettungsmannschaft aus der Grube geholt und durch künstliche Atmung und ärztliche Hilfe zum Leben gebracht werden.

Kohlenoxyd und Rauchgasvergiftungen kamen beim Anblasen und Abschlacken des Generators von Sauggasanlagen, dann beim Reinigen — hier ein Todesfall — vor. Ein Schweißofenarbeiter bestieg nach vorübergehendem Unwohlsein durch Einatmen von Generatorgas sein Fahrrad, fiel aber nach $^1/_2$stündiger Fahrt tot zur Erde. An einem Härteofen einer Werkzeugmaschinenfabrik und dem Benzinofen einer Kunstschlosserei erkrankten Arbeiter.

In einer Metallgießerei Badens erkrankten kurz nacheinander 5 Schmelzofenarbeiterinnen an Kohlenoxydvergiftung leicht. Durch verbesserten Abzug und Umbau des Kamins wurde die Gefahr behoben.

In einem Schlackenbunker einer chemischen Fabrik war infolge schlechten Ablöschens der Schlacken ein Brand ausgebrochen, den man mit Wasser ablöschte. Der Schlackenbunker liegt hoch und war oben mit einer Betondecke bis auf eine kleine Einsteigöffnung geschlossen. Am Tage nach dem Brande sollte der Bunker entleert werden, was durch die Schlackenrutsche von unten her erfolgt. Wenn die Schlacken sich feststecken, kann von der Rutsche aus ohne Gefahr gestochert werden. Aus unbekannten Gründen begab sich an diesem Morgen ein Arbeiter in den Bunker. Durch Hilferuf des aufsichtsführenden Meisters wurde man auf die Sache aufmerksam. Als Arbeiter, darunter der Betriebsratsvorsitzende, am Platze erschienen, war auch der Meister verschwunden. Während die Arbeiter nach Rettungsmitteln und Sauerstoffapparaten liefen, blieb ein Arbeiter zurück und muß sich in der Zwischenzeit ebenfalls in den Bunker begeben haben. Alle drei konnten, nachdem die Rettungsapparate beigebracht waren, nur als Leichen geborgen werden; sie waren an Kohlenoxydvergiftung gestorben. Das Einsteigen des ersten Arbeiters in den Bunker wäre vollkommen unnötig gewesen, die Entleerung des Bunkers erfolgte nachher ohne jede Gefahr in vorschriftsmäßiger Weise. Die beiden zuerst Eingestiegenen waren beide mit der Arbeit vertraut. Da weitere Zeugen nicht zugegen waren, ist der Grund zum Einsteigen unbekannt geblieben.

Am Morgen nach einer Sprengung mittels Promperit, einem Ammonsalpetersprengstoff, stieg ein Arbeiter in eine Tripelgrube ein und wurde bewußtlos, kam erst abends wieder zum Bewußtsein. Es wurde Kohlenoxydvergiftung festgestellt. Die Ammonsalpetersprengstoffe enthalten meist Zusätze von Nitrobenzol und Kohlenstoffträger, wie Mehl u. dgl., so daß bei unvollständiger Verbrennung sich Kohlenoxyd entwickeln kann. Der Stollen war sehr eng gewesen, so daß die giftigen Schwaden nicht abziehen konnten, sondern in der Erde haftenblieben.

Rettungswesen. Die Gewerberäte beschreiben mehrere Betriebe, wo durch Sauerstoffapparate und in deren Gebrauch geübte Mannschaften in vorbildlicher Weise für Rettung Verunfallter gesorgt war. Ein Todesfall trat durch Verlust der Nasenklemme bei der Arbeit mit dem Sauerstoffapparat in kohlenoxydhaltiger Luft auf.

Bei der Bekämpfung der Kohlenoxydgefahr, gegen die es keinen wirksamen Schutz gab, bedeutet die neue D.G.A.-Maske für Kohlenoxyd, die in einigen Gaswerken bereits in ausreichender Zahl vorhanden ist, einen großen Fortschritt. Zur Erreichung einer zuverlässigen Wirkung und zugleich zur Überwindung der Abneigung der Arbeiter gegen das Tragen von Masken wird anzustreben sein, daß jeder in Frage kommende Arbeiter seine eigene Gasmaske erhält, die durch sorgfältiges Anpassen besonders für ihn auszuwählen ist.

Kohlendioxyd. Vergiftungen durch Kohlendioxyd kamen vor: in Kalkofen von Zuckerfabriken ein tödlicher, 6 leichte Fälle beim Einsteigen in Saturationskammern in Zuckerfabriken, in einem Falle im Kalkofen durch Einschlafen eines Arbeiters und Hineinstürzens des Schlafenden in eine Grube, wo sich das Gas angesammelt hatte.

Bei Reinigungsarbeiten in einem Keller eines Mineralwasserversands erkrankte eine Arbeiterin angeblich durch Austritt von Kohlendioxyd aus einem Apparat mit Atem- und Herzbeschwerden. Endlich erkrankte ein Arbeiter im Gärkeller einer Brauerei, ein anderer bei der Bottichreinigung wegen Versagens der Absaugung.

Bei einem Brunnenbau im Bezirk Wiesloch sollte der Schacht eines nicht mehr genügend Wasser liefernden Brunnens vertieft werden. Ein im Brunnenbau nicht erfahrener Arbeiter stieg ein, nahm auf der Sohle Sprengungen mit Sylvit, einem Pikrinsäuresprengstoff, vor und stieg hinunter, nachdem er sich überzeugt hatte, daß ein herabgelassener Strohwisch brannte. Er wurde alsbald betäubt, desgleichen drei weitere zu seiner Rettung einsteigende Personen, der fünfte konnte, weil angeseilt, bewußtlos, aber noch lebend geborgen werden. Die vier Leichen wurden mit Feuerhaken aus dem Brunnen geholt. Das Kohlenoxyd hatte sich durch ungenügende und unvollständige Verbrennung der Pikrinsäure entwickelt. Die Probe mit dem brennenden Strohwisch hätte nur große Kohlensäuremengen angezeigt, war aber für Kohlenoxyd ohne Belang. Versicherungstechnisch ist fraglich, ob hier ein landwirtschaftlicher Betriebsunfall vorliegt. Der bituminöse Schiefer dieser Gegend enthält Hohlräume mit Kohlensäureeinschlüssen. Beim Vertiefen eines anderen Brunnens dortselbst ohne Sprengungen ereigneten sich zwei Vergiftungen, darunter eine tödliche. Der Gerettete gibt an, nach Durchschlagen eines Felsens beim Bücken vor dem Verlust des Bewußtseins einen süßlichen Geschmack wahrgenommen zu haben.

Bei einer elektrischen Zentrale im R.B. Münster sollte ein 8 m tiefer Brunnen, der in 4 m Tiefe eine Bühne für einen Motor hatte und der lange Zeit nicht benutzt worden war, wieder in Gebrauch genommen werden. Als ein Arbeiter, um den Riemen auf den Motor zu legen, zur Bühne hinabstieg, brach er ohnmächtig zusammen. Der Betriebsleiter versuchte ohne Schutzmittel den Verunglückten zu retten, stürzte aber ebenfalls ab, bevor er jenen erreicht hatte. Das gleiche Schicksal erlitt ein dritter Arbeiter, der mit nassen Tüchern vor Mund und Nase, aber ohne angeseilt zu sein, einen Rettungsversuch wagte. Wiederbelebungsversuche nach Bergung der Verunglückten blieben leider erfolglos; der ärztliche Befund lautete auf Tod durch Erstickung. Die Luft im Brunnen bestand nach nachträglicher Untersuchung an der Sohle aus 9,77% Kohlensäure, 1,95% Sauerstoff und 88,28% Stickstoff und in der Höhe der Bühne aus 5,64% Kohlensäure, 9,74% Sauerstoff und 84,80% Stickstoff.

G. M. R. Dr. Teleky 1921/22. In den Betrieben der Metallindustrie kommen auch große Glühöfen zu mehreren in einem Raum ohne Abzug für Feuerungsgase vor. Ein Heizungsingenieur meinte einmal, daß der Koks restlos verbrenne, in dem Betrieb drangen aber mehrfach Rauchgase aus schlecht angebrachten Öfen in die Bureauräume ein.

Die Stochlöcher der Generatoröfen haben in manchen Betrieben einen primitiven Verschluß, durch den Rauchgase entweichen, so daß ebenso wie in Kalköfen die Gefahr der Kohlenoxydvergiftung besteht. Ein Mann war auf der Generatoranlage „gasig" geworden, von deren Höhe herabgestürzt und tot geblieben. Besonders jüngere Arbeiter sollen gefährdet sein, da sie in Unterschätzung der Gefahr die ersten

Erscheinungen außer acht lassen und sich zu sehr der Gaseinatmung aussetzen. Der Heizer einer Zentralheizung war durch Herausziehen und auf den Bodenwerfen der Schlacken aus der Heizanlage gefährdet, da er die aus der Schlacke entstehenden Gase einatmete. In der Sengerei einer Färberei wird die Baumwolle durch rasches Ziehen über eine glühende Eisenrolle gesengt. Wegen Reizung der Augen durch die versengte Baumwolle war ein Abzug angebracht, dieser fehlte aber an einer anderen Maschine, an der das Sengen von Schafwolle durch Vorüberziehen an Bunsenflammen erfolgt.

Beim Rundschmelzen der Ränder durch starke Bunsenflammen in Glashütten entweichen die Verbrennungsgase direkt in den Arbeitsraum. In einem Betriebe klagten die Arbeiterinnen über Kopfschmerzen. In einer Hütte waren wenig wirksame Abzugshauben. Direkte Gasabsaugung wurde zunächst versuchsweise angeordnet. Ähnliches gilt von einem Emaillierwerk, in welchem in der Druckerei das Geschirr außen durch zahlreiche Bunsenflammen erhitzt werden soll.

Bei einem Grubenbrand waren drei Personen der Rettungsmannschaft zugrunde gegangen, darunter der Führer. Außerdem waren mehrere leichte Kohlenoxydvergiftungen vorgekommen, trotzdem alle mit Sauerstoffrettungsapparaten eingefahren waren, welche nachträglich als einwandfrei sich erzeigten. Es muß angenommen werden, daß die Leute neben der durch den Apparat zugeführten Luft Kohlenoxyd eingeatmet hatten. Zwei Leichtvergiftete gaben an, daß ihnen tatsächlich Rauch in den Helm gedrungen wäre. Es müßte geprüft werden, ob die Helme und die von anderen bevorzugten Mundstücke, die zwischen Zahnreihe einerseits und Lippen und Wangen andererseits getragen werden und die ein Teil der Verunglückten trug, wirklich dicht schließen und sich nicht allzu leicht verschieben. Dies könnte ohne Bedeutung sein bei geringerem Gehalt der Luft an Kohlenoxyd, aber bei sehr hohem Kohlenoxydgehalt der Luft verhängnisvoll werden.

Bei allen nicht gewerblichen Gasvergiftungen war der Pulmotor immer einwandfrei wirksam.

G. M. Dr. Beintker 1924. Bei Fällen von Kohlenoxydvergiftungen hat Lobelin in sehr vielen Fällen äußerst günstige Ergebnisse gehabt. Seine Anwendung wird in dem demnächst in zweiter Auflage erscheinenden Merkblatt über die Behandlung der Kohlenoxydvergiftungen vorbehaltlos empfohlen werden.

Das Lobelin ist ständig bereit zu halten in Rettungsstellen, in denen mit Behandlung von Kohlenoxydvergiftungen, insbesondere mit Massenvergiftungen regelmäßig und häufig zu rechnen ist. Es sind dies Grubenrettungsstellen in Hütten- und Walzwerken, in der Chemischen Industrie, ferner Rettungsstellen und Krankenhäuser, welche für die Behandlung der in genannten Betrieben Verunglückten in Anspruch genommen werden, außerdem noch die Rettungsstellen und Samariterstationen der größeren Städte im Hinblick auf die zu leistende erste Hilfe bei Leuchtgas- und anderen Vergiftungen sowie bei Erstickungen aus anderen Ursachen.

Da von der rechtzeitigen Anwendung des Lobelins unter Umständen die Rettung von Menschenleben abhängt, mit der Anwesenheit eines Arztes kurz nach der Bergung des Verunglückten aber nicht mit Sicherheit zu rechnen ist, so kann die Anwendung des Lobelins auch durch einen Laien erfolgen.

Dem Nichtarzt ist die Anwendung des Lobelins nur in der Form der Einspritzung unter die Haut (subkutane Injektion) gestattet. Er muß durch einen geeigneten Arzt eine zweckentsprechende Unterweisung in der Ausführung dieser Einspritzung erhalten haben.

Österreich.

In der Feinzieherei einer Wiener Glühlampenfabrik ereigneten sich im Jahre 1920 elf bis zur Bewußtlosigkeit führende Vergiftungen, da bei geschlossenem Fenster wegen des geringen Gasdruckes häufig die Hähne ohne Flamme offen blieben. Durch eine Kapselpumpe wurde Stabilisierung des Gasdruckes erreicht.

In Wien-Neustadt ereigneten sich einige Vergiftungen in einer Glockengießerei, indem Glockenformen auf offenem Holzkohlenfeuer getrocknet wurden. Die Gießerei hatte keine Ventilationsvorkehrungen.

Beim Reinigen eines Gärbottichs einer Spiritusfabrik ließ sich ein Mann an der Ventilverschlußstange in den 8 m tiefen, kaum entleerten Bottich hinab, verlor das Bewußtsein und erstickte; ein Retter wurde nur mit Mühe geborgen.

In einem Hochofenwerk im Bezirk Leoben stiegen zwei Arbeiter unangeseilt in einen abgesperrten und gelüfteten Hochofengaskanal. Beim Ausräumen der Flugasche drang plötzlich Gas aus der abgesperrten Leitung ein, nur ein Arbeiter konnte sich retten.

An einem Kupolofen fand durch Gasaustritt aus der Dichtöffnung eine Vergiftung statt, die Ursache war die konstant zu geringe Weite des Rauchfanges. Eine weitere Vergiftung ereignete sich durch einen Koksofen.

Günstige Erfahrungen liegen hinsichtlich der Einspritzung von Lobelin zur Anregung der Atmung von Kohlenoxydvergiftung vor.

England.

Erste Hilfe. Aus den Berichten der Certifying Surgeons vom Jahre 1921 über Vorhandensein, Gebrauch und Notwendigkeit der Sauerstoffapparate ergibt sich folgendes: In zusammen 107 Erhebungen wurde festgestellt, daß in 87 Fällen Vorkehrungen für erste Hilfe bei Gasunfällen vorgesehen war, daß 27mal Sauerstoff vorbereitet war und angewendet wurde, in sechs anderen Fällen hätten solche Apparate vorhanden sein sollen. In einem Hochofenunfall war nach Angabe der Ärzte der Sauerstoffapparat primitiv und ohne Maske. In einem anderen Falle lobte der Arzt die zweckmäßige Art und Weise, wie die erste Hilfe geleistet wurde.

Bei der Behandlung Kohlenoxydvergifteter ist es schwer, den Rettern die Notwendigkeit der Ruhe für den Verunfallten begreiflich zu machen. Die vermutliche Ursache für die Gewohnheit des Herumführens Vergifteter ist das Bestreben, irgendetwas zu machen. Dabei übersehen die Leute den Schock, den der Vergiftete erlitten hat. Zur Bekämpfung des Unfalles ist es sehr wichtig, den Patienten einerseits warm zu halten und ihn andererseits an die frische Luft zu bringen, aber mit Rücksicht auf die verminderte Vitalität, besonders die vermutliche Affektion des Herzmuskels muß der Vergiftete Ruhe haben. Es sind Fälle bekannt, wo Vergiftete wohl infolge der Affektion des Herzens auf dem Heimwege plötzlich kollabierten.

Die Zahl der Vergiftungen von Jahr zu Jahr zu vergleichen, ist nicht besonders instruktiv und schwer, weil die Zahl der bei einem Unfall Vergifteten mehr vom Zufall abhängt und so zu Täuschungen Anlaß geben kann. (Zahl der am Unfallsorte Anwesenden.)

Leitungen. Die meisten Fälle durch Hochofen- und Generatorgas ereigneten sich beim Chargieren, bei der Reparatur der Hoch- oder Kupolöfen bzw. der Leitungen durch unvorhergesehenes Entweichen von Gas. Ein Fall ereignete sich beim Durchbrechen eines Wasserverschlusses an einem Gasrechaud. Ein Mann wurde dadurch vergiftet, daß er auf, einem Wassergaserzeuger stehend, mit einem Brecheisen eine Verstopfung am Kokszufuhrzylinder lösen wollte. Er trug zwar einen erprobten Apparat, dieser war aber etwas undicht.

Auto. Beim Autoauspuff in Reparaturwerkstätten ereigneten sich fünf Vergiftungen, eine bei der Reinigung einer Rauchfangspitze, eine in einem Kalkofen, eine beim Emporziehen von Staubsäcken an einem Gerüst in einer Reinigungskammer für Hochofengas, einer durch Gasaustritt beim Formtrocknen.

Nieten. Zahlreiche Vergiftungen kamen vor beim Erhitzen von Nieten für den Schiffbau auf offenem Koksfeuer. Ein absolutes Präventivmittel ist nach Middleton in freier Luft zu erhitzen und die erhitzten Nieten in einem Rohr an den Arbeitsplatz zu bringen.

Vier Leute erkrankten bei einer Arbeit in kohlenoxydhaltiger Luft, obwohl sie ,gute Apparate angeschlossen an einem Schlauch mit Zufuhr von komprimierter Luft, trugen. Leider war der Gummischlauch verletzt, so daß sie Gas einatmeten. Auch der Vorarbeiter, der ohne Schutzapparat zu Hilfe kam, wurde bewußtlos. Glücklicherweise war in dem Werk alle Sorge für erste Hilfe getroffen, um den Verunfallten zu retten. Der Gummischlauch sollte zur Vermeidung ähnlicher Fälle eine Metalleinscheidung enthalten.

Zwei Ingenieure eines Zementwerkes wurden an einem schneereichen Morgen tot aufgefunden. Um den Raum warm zu halten, hatten sie alle Türen und Fenster geschlossen. Eine Untersuchung ergab einen leichten Defekt am Deckel eines Reinigers und Offenstehen eines Probehahns. Von den Leuchtgasfällen ereigneten sich vier (ein tödlicher) in Gaswerken beim Entleeren und Reinigen der Retorten und Reiniger, die übrigen 28 in Arbeitsräumen durch Leitungsdefekte und nicht mit

Abzügen versehene Gasöfen. Unter den Zuckerpfannen einer Kanditenfabrik austretendes Gas durchdrang die Decke und vergiftete 30 Personen.

Weiter haben sich fünf Vergiftungen mit Kohlendioxyd mit vier Todesfällen ereignet, davon zwei tödliche in Brauereien. In einer derselben wurde darauf die Vorschrift gegeben, daß kein Arbeiter ohne Erlaubnis des Vorarbeiters in ein Faß kriechen dürfe, und ohne daß durch Weiterbrennen eines auf den Boden gebrachten Lichtes bewiesen ist, daß sich keine Kohlensäure am Boden angesammelt hat.

Ein Todesfall betraf den Leiter eines Kohlensäurekältewerkes, dessen Kondensatoren 5 Fuß unter dem Boden lagen. Bei modernen Anlagen liegen sie zu ebener Erde.

Niederlande.

Ein Arbeiter, der mit dem Oberkörper in den engen Tank eines im Dock liegenden Unterseebootes eingedrungen war, um ihn zu reinigen, fühlte sich nach $1^1/_2$ Stunden nicht wohl, hatte Kopfschmerzen und Erbrechen; nach zwei Tagen ging ein anderer Arbeiter ganz in den Tank hinein, bekam, nachdem er eine Stunde gearbeitet hatte, auch Erbrechen, Kopfschmerzen und Schwindel. Der Tank war so eng, daß man liegend sich gerade um seine Längsachse drehen konnte. Die Ursache der Beschwerden war vermutlich Gestank und hoher Kohlendioxydgehalt der Luft.

Ferner erkrankte ein Heizer an einer Zentralheizung in einem Keller beschäftigt an Kohlenoxydvergiftung.

Ein 48jähriger Arbeiter, mit dem Abkratzen von Rost im Innern eines im Bau befindlichen Schiffes beschäftigt, verwendete zur Erwärmung einen offenen Kokskorb. Nach einigen Stunden mußte er hinausgehen, da er sich unwohl fühlte, und war leichenblaß. Ein 36jähriger Hausknecht wurde bewußtlos aufgefunden; er war beschäftigt gewesen, die gefrorene Wasserleitung aufzutauen, und hatte ebenfalls einen Feuertopf ohne Abzug zur Erwärmung mitgenommen. Er wurde hergestellt. Ein 29jähriger Elektriker arbeitete an der elektrischen Leitung oberhalb eines Dünnsaftbehälters einer Zuckerfabrik. Er wurde schwindlig, bekam Kopfschmerzen und Erbrechen, vermutlich infolge Einatmung von Kohlensäure aus dem Kalkofen, die wahrscheinlich mit Kohlenoxyd gemengt war, die Gase waren aus dem Dünnsaftbehälter entwichen. In einer Kalkbrennerei klagten die Arbeiter jedesmal nach der Arbeit im Kalkofen über Schwindel und Kopfschmerz. Vermutlich war das Stehen über dem Gemenge vom glimmenden Anthrazit mit Muschelkalk Ursache der Kohlenoxydvergiftung.

Gemeldet wurden: Erkrankungen je eines Schiffswerftarbeiters, Hausknechtes, Zuckerfabrikarbeiters, Talgbrenners, Heizers in einem Gaswerk und einer Arbeiterin in einer Kuchenfabrik.

Einige Unfälle ereigneten sich durch (zufälliges?) Anbohren von Hauptgasrohren. In einem Lokal, wo ein Sauggasmotor stand, hatte sich trotz vorhandenen Abzugrohres Gas angesammelt, das dem Sauger entgangen war; dadurch wurde der Maschinist bewußtlos.

Die Kohlenoxydfälle des Jahres 1922 betrafen: einen Gasinstallateur, einen Gaswerksarbeiter, einen Chauffeur einer Autogarage, einen Maschinisten (Heizer) in der Koje einer Baggermühle infolge Defektes am Sauggasmotor, ein Fall wird als Unfall gemeldet und betraf einen Gasinstallateur.

Untersuchungen wurden angestellt in der Zichorientrockenindustrie, wo Kohlenoxyd, schweflige Säure und hohe Temperatur als Schädigung in Betracht kommen, und zwar zu Beginn der Zehn-Wochen-Kampagne. Über der zweiten Trockendiele münden in einer der Fabriken die Schornsteine aus, so daß die heißen Rauchgase hier entweichen und durch perforierte eiserne Decken nach dem dritten Stockwerke gelangen, wo die Zichorie in 20 cm dicken Lagen ausgebreitet liegt, sie wird bei 45° vorgetrocknet, dann wird sie durch Öffnungen von den Arbeitern in das nächste Stockwerk geworfen, wo die Temperatur viel höher ist, von da nach dem 1. Stockwerk (60° C). Bevor Tore und Luken geöffnet und die Schornsteinöffnungen durch Klappen geschlossen werden, wird das Feuer mit Asche gelöscht. Darauf sieht man zahlreiche blaue Flammen von Kohlenoxyd; das Lüften des ersten Stockwerkes dauert ungefähr eine Viertelstunde. Dann gehen die Arbeiter zum zweiten und dritten Stockwerke. Auf letzteren enthält die Luft viel schweflige Säure, was zum Husten reizt. Die mittlere Menge beträgt 0,55 g pro Liter. Im dritten Stockwerk in der Mitte betrug der Kohlenoxydgehalt eine Stunde vor Beginn der Lüftung 25 mg pro Kubikmeter, über dem zweiten Stockwerk während des Wendens 37 mg. Die höchste gemessene Temperatur betrug 45°. Die Leute arbeiten bloß in Hosen und Holzschuhen und schwitzen sehr stark. Sie haben nach $^3/_4$ Stunden Arbeit eine Pause und arbeiten von 24 Stunden nur vier an der Darre. Von 47 Arbeitern waren vier blutarm, drei hatten Bronchitis, viele litten unter dem Staub und klagten über Husten.

Ein Arbeiter einer Ölgasfabrik bekam Kopfschmerz und einen Ohnmachtsanfall beim Füllen von Retorten mit Koks im schlecht ventilierten Oberstock des Betriebes, die Luftuntersuchung ergab 1% Kohlenoxyd auf 100 cm Luft, bessere Ventilation wurde vorgeschrieben.

Einige Fälle leichter Vergiftung ereigneten sich in einer Biskuitfabrik. Am 2. Januar saßen vier Mädchen an einem anderen Arbeitsplatz des Lokals als sonst, an einem Tisch dicht neben dem mit Generatorgas geheizten Ofen. Dieser befand sich neben der Außenmauer, war oben mit glasierten Ziegeln abgedeckt, dazwischen waren Fugen. Innerhalb des Ofens war das Hauptgasrohr, von dem verschiedene Nebenrohre mit Öffnungen abgingen. Die Regulierung befand sich außerhalb des Ofens. Der Ofen war erst vor einer Woche in Gebrauch genommen worden. Schon am Morgen klagten die Mädchen über Kopfschmerz, nachmittags noch mehr. Um 3 Uhr wollten sie hinaus, waren bleich und benommen. Eines von den Mädchen erbrach, eines hatte unsicheren Gang. Der Betriebsleiter, ein erwachsener Mann, hatte keine Klagen.

Der Saal war groß und gut beleuchtet, die Luft nicht feucht, Ventilation bestand nicht. Außer diesen Mädchen hielt sich noch ein anderes vorübergehend beim Ofen auf. Dieses litt an Blutarmut und hatte nur 60% Blutfarbstoff. Aus diesem Grunde erkrankte dieses Mädchen, obwohl es sich nicht dauernd im Raume aufgehalten hatte, schwerer als die anderen mit frequentem Puls und vorübergehender Bewußtlosigkeit.

Erst am 5. und 6. Januar konnten Luftproben entnommen werden. Der Kohlenoxydgehalt betrug beim Ofen 5 Teile, in zwei anderen Zimmern je ein Teil auf 100000 Teile Luft. In dieser Fabrik ereigneten sich noch einige andere ähnliche Fälle bei der Waffelerzeugung, wobei die Waffeln, wenn sie geformt sind, zum Ofen gebracht werden. Der große lichte Raum war elektrisch ventiliert, an den bezüglichen Tagen jedoch funktionierte die Ventilation wegen einer Reparatur nicht. Die Erkrankten erholten sich rasch in frischer Luft. In zwei Fällen trat Bewußtlosigkeit auf, die Verunfallten litten, nachdem sie durch künstliche Atmung zu sich gebracht worden waren, noch durch zwei Tage an Kopfschmerz und Schläfrigkeit.

Ein 15 jähriger Junge wurde bewußtlos, als er an einem Auto, dessen Motor lief, eine Nummerntafel anbringen wollte und zu diesem Zwecke sich horizontal $1/_2$ m vom Auspuffrohr unter das Auto legte. Als Brennstoff diente mittelschweres Benzin.

In zwei anderen Fällen wurde ein Maschinist eines Marktschiffes tief bewußtlos gefunden, jedoch wieder hergestellt. Es handelte sich um Rohölmotoren, vielleicht war Vorwärmung des Motors durch einen Spiritusbrenner die Ursache der Erkrankung. Es wurden zwei Probefahrten mit zwei Motorbooten verschiedener Typen unternommen und an allen Stellen des Bootes, die das Auftreten von Kohlenoxyd unter Umständen erwarten ließen, Luftproben entnommen. In keinem Falle konnte Kohlenoxyd nachgewiesen werden. Daraus ergibt sich, daß Unfälle nur bei Benutzung alter defekter Motoren möglich sind und überhaupt zu den Seltenheiten gehören.

Sechs Fälle von Vergiftung traten in der Plättereiabteilung einer Wäscherei durch neue Gasbügeleisen von derartiger Konstruktion auf, daß an verschiedenen Stellen unverbranntes Leuchtgas austreten konnte. Die vergifteten Frauen (18—43 Jahre) klagten über Kopfschmerzen und Schläfrigkeit. Eine hatte Schmerzen in den Interkostalräumen, drei wurden bewußtlos.

Allgemeines über Kohlenoxydvergiftung und deren Behandlung. Der ärztliche Chefgewerbeinspektor lenkte in der „Tijdschrift for Geneeskunde" die Aufmerksamkeit auf wichtige Untersuchungen von Henderson und Haggard über Behandlung der Kohlenoxydvergiftung durch Zufuhr von Sauerstoff mit 5% Kohlensäurezusatz zur raschen Entfernung des Giftes aus dem Blutfarbstoff. Die Kohlensäure wird verwendet, um durch Reizung des Atmungszentrums tiefe Atemzüge zu bewirken und so dem Blute möglichst viel Sauerstoff zuzuführen, da dieser im Übermaß angeboten werden muß, um das Kohlenoxyd zu verdrängen.

Von besonderer Bedeutung ist die Zufuhr dieses Gemenges in Fällen, wo wegen Scheintodes der Verunfallten Eile geboten ist. Die Menge des pro Minute zuzuführenden Gasgemisches beträgt 10 Liter in der ersten Minute, dann allmählich ansteigend bis 30 Liter in der vierten. Solche Rettungsapparate werden von der Gesellschaft „Oxygenium" in Schiedam nach Angaben von Kraanenburg hergestellt, ferner durch die Firma Polak in Rotterdam und I. Duiker in Gravenhagen.

Solche Apparate nebst einem mit ihrem Gebrauch vertrauten Personal sollten in Gaswerken, Steinkohlenminen usw. stets zur Verfügung stehen.

Für solche Apparate gibt es noch ein weites Feld der Verwendung, auch für Fälle von chronischer Kohlenoxydvergiftung (Gelbgießer usw.), da angenommen werden muß, daß bei fortdauernder Anwesenheit kleiner Kohlenoxydmengen das Gas wegen seiner großen Affinität zum Blutfarbstoff (über 150mal größer als Sauerstoff) vollständig aufgenommen werden kann und besonders die an Blutarmut Leidenden über chronische Vergiftung zu klagen haben.

Die Rettung von Verunfallten in New York durch das obige Verfahren läßt weiter Gutes von der Methode erwarten.

Die Tatsache, daß man nicht weiß, wann der Scheintod eingetreten ist, darf nicht ein Grund dafür sein, die Behandlung mit dem Gasgemenge nicht zu beginnen. Zusatz von Atropin bei länger dauernden Fällen ist nach Henderson nicht notwendig.

In geschlossenen Garagen zu New York, in denen eine große Zahl von Autos stehen, wurde an einer Anzahl von Arbeitern Blut entnommen und auch, wenn in der Luft der Garagen kein Kohlenoxyd nachweisbar war, wurde in einem Teil der Fälle solches im Blute nachgewiesen. (Gerbsäureverfahren nach Sayersen.) In fast allen Fällen klagten die Untersuchten über Kopfschmerzen, einige auch über Magenbeschwerden. Trotz normaler oder fast normaler Menge an Blutfarbstoff hatten sie ein mehr minder bleiches Aussehen.

In 77,5% der Garagen war auch Kohlenoxyd in der Luft nachweisbar, überall war die Ventilation ungenügend, in einigen Fällen nur genügend bei großer Windstärke.

Der Kohlenoxydgehalt der Luft in Garagen hängt auch von der Art des verwendeten Brennstoffes ab. In Reparaturgaragen ist die Luft meist schlecht, besonders in alten Garagen in alten Gebäuden. In einem Winkel einer solchen Garage, wo viele Lastwagen eingestellt waren, wurde 0,2% Kohlenoxyd in der Luft gefunden. Das Blut des Besitzers, der sich seit langem nicht wohl fühlte, enthielt 18%.

Da das Kohlenoxyd ungefähr von gleichem spezifischen Gewicht ist wie die Luft, bildet das Wohnen über solchen Garagen bei unvollkommener Abdichtung eine Gefahr. Eine Garage ist eine Werkstatt. Es wäre wünschenswert, Vorschriften über künstliche Ventilation der Reparaturgaragen zu erlassen, desgleichen über Entfernung der Auspuffgase. Garagenarbeiter sollen von den Gefahren, in denen sie sich befinden, unterrichtet und mit der Leistung der ersten Hilfe vertraut sein. Alte

Stallungen, über denen Menschen wohnen, dürfen nicht als Garagen Verwendung finden.

Die Menge des beim Auspuff auftretenden Rauches ist kein Maßstab für die Menge des austretenden Kohlenoxyds. Der Zusatz von Benzol und anderen Giftstoffen, der vom Standpunkt der Zweckmäßigkeit oft wünschenswert ist, macht die Auspuffgase noch giftiger. Die einzige Möglichkeit, eine Besserung der Zustände herbeizuführen, ist das Anbringen des Auspuffes vertikal nach oben, einige Zentimeter über dem höchsten Punkte des Wagendaches. Der Einwand, daß dadurch eine Verschlechterung der Luft in den Häusern stattfände, ist aus physikalischen Gründen haltlos.

In Garagen und Reparaturwerkstätten ist die Gefahr der Kohlenoxydvergiftung viel größer wie auf der Straße. In Amerika ereignen sich jeden Winter viele Todesfälle in Garagen. Ein kleines Auto liefert in der Minute etwa 0,1 cbm Kohlenoxyd, ein großes das Doppelte und mehr. An kalten Tagen bei geschlossenen Türen entwickelt ein laufender Motor in der Garage, die eben nur groß genug ist, ein Auto zu fassen, eine Menge von 25 cbm pro 10000 Luft. In einer solchen Garage befindliche Menschen bemerken zuerst, daß sie nicht mehr gehen können, dann fallen sie um, nach einigen Minuten tritt Bewußtlosigkeit ein, dann der Tod. In neuen Garagen sind die Zustände besser und nicht lebensgefährlich, aber immerhin gesundheitsgefährlich. Beim langsamen Ein- und Ausfahren eines Autos werden große Mengen Auspuffgase gebildet und mit Luft gemengt. Kopfschmerz und Übelkeiten sind gewöhnliche Vorkommnisse in Garagen. Kohlenoxyd verursacht auch größere Ermüdbarkeit, praktisch sind kleine Mengen Kohlenoxyds nach zwei- bis dreistündigem Aufenthalt in Frischluft aus dem Blute entfernt, Klagen über Unwohlsein und schlechte Stimmung können aber noch stundenlang andauern.

In einer kleinen Garage wurden Luftproben genommen, nachdem der Motor fünf Minuten gelaufen war, und zwar knapp oberhalb des Fußbodens und in der Mitte zwischen dem Dach des Wagens und dem der Garage. Ferner wurden Proben bei funktionierendem Ventilator der Garage dicht unter diesem und an anderen Stellen genommen. Die Probeentnahmen erfolgten einerseits bei vertikalem Auspuff über dem Wagendach, andererseits bei horizontalem. Die Proben ergaben, daß die Luft der Garage bei vertikalem Auspuff bedeutend weniger Kohlenoxyd enthielt und daß diese Art des Auspuffs bei Dachventilation diese unterstützt. Auch für die Luftbeschaffenheit auf der Straße ist der vertikale Auspuff besser, weil der Austritt der Gase sich über dem Niveau der Einatmungsluft der Fußgänger befindet.

Nicht zu unterschätzen ist die ermüdende Wirkung kleiner Kohlenoxydmengen, da es für den Lenker des Autos sehr wichtig ist, daß sein Urteilsvermögen und seine Koordinationsfähigkeit ungestört bleibt.

Lehrreiche Beispiele der Berufsgefahren der Kraftwagenlenker sind folgende:

Der Chauffeur eines Arztes begab sich gesund in die kleine dicht schließende Garage, die jedoch Ventilationsmöglichkeit hatte, um etwas nachzusehen. $^3/_4$ Stunden später wurde er am Steuersitze tot aufgefunden, die Luft in der Garage war schwül, der Motor noch warm. Vermutlich hatte der Mann den Motor laufen gelassen, sich infolge der austretenden Gase unwohl gefühlt und sich dann, um sich zu erholen, auf den Lenkersitz gesetzt. Dies ist ihm verhängnisvoll geworden. Der Arzt führte künstliche Atmung aus, konnte aber nur nach $1^1/_2$ Stunden den Tod feststellen. Sauerstoffkohlensäuremenge konnte, weil nicht zu erhalten, nicht angewendet werden. Die Obduktion ergab sichere Kohlenoxydvergiftung.

Ein 21jähriger Kraftwagenlenker ließ in der Garage, deren Türen und Fenster wegen Kälte geschlossen waren, den Motor laufen. Nach $^3/_4$ Stunden fühlte er sich schwach, konnte sich weder erheben noch um Hilfe rufen und wurde bewußtlos. Der Eigentümer der Garage, der in einem kleinen Raum nebenan rechnete, fühlte sich plötzlich unwohl und bemerkte, daß er einfache Aufgaben nicht mehr lösen konnte. Er öffnete das große Tor der Garage und fühlte sich hergestellt, dachte an den Chauffeur und fand ihn bewußtlos im Wagen liegen. Mit Hilfe einer zweiten Person wurde er hinausgebracht und erholte sich langsam. Aus diesen Fällen ergibt sich die Wichtigkeit der Ventilation im Winter.

Die Zufuhr des Sauerstoffkohlensäuregemenges muß sobald erfolgen, als es zur Verfügung steht, je eher es angewendet wird, um so eher stellt sich normale tiefe Atmung ein, wodurch die Bindung des Kohlenoxyds an den Blutfarbstoff aufgehoben und das Kohlenoxyd abgegeben wird.

Die Wirkung der künstlichen Atmung ist nach Silvester eine zweifache: Einbringen von Sauerstoff in die Lunge und nach Jellinek und Bruns Eintreten einer passiven Hyperämie, so daß Gehirn und Herz den notwendigen Sauerstoff erhalten und das Atmungszentrum durch die Kohlensäure gereizt wird.

Auch die Kohlensäure des Gemenges hat eine doppelte Wirkung: Nach Henderson und Haggard bringt sie die bei Scheintod durch Kohlenoxyd verminderte Alkalinität des Blutes auf die Norm, was wegen des normalen Blutdruckes von großer Wichtigkeit ist. Außerdem bewirkt die Kohlensäure eine starke Vermehrung des Atemvolumens, was die Ausscheidung des Kohlenoxyds beschleunigt. Im Anfang der Gemengebehandlung fürchtete man Überlastung des Herzens, die Erfahrung hat aber gelehrt, daß die Kohlensäure einen sehr milden Reiz darstellt.

Nach Bewußtlosigkeit durch Kohlenoxyd hat man früher oft nach einer Woche sekundäre Lungenerkrankungen und Herzbeschwerden beobachtet. Heute ist es möglich, durch Zufuhr des Gemenges dem Eintreten von Lungenentzündung, Kopfschmerz usw. zuvorzukommen, Erkrankungen, die infolge von Lungen- und Gehirnödem auftreten. Nachdem durch das Gemenge die spontane Atmung zurückgekehrt ist, muß es aus diesem Grunde noch durch einige Zeit weiter zugeführt werden, nach Henderson 15—30 Minuten.

Laut Obigem könnte es überflüssig erscheinen, das Gemenge anzuwenden, wenn der Patient schon längere Zeit bewußtlos ist. Das dies nicht zutrifft, lehrt folgender Fall:

Ein alter Mann wurde in einem kleinen Hause durch Ofenrauch vergiftet im Coma angetroffen. Das Blut enthielt 52% Kohlenoxyd, während des Transportes ins Krankenhaus wurde einige Male notdürftig künstliche Atmung ausgeführt, um den Eintritt des Todes zu verhindern. Im Krankenhause wurde das Gemenge gegeben, wonach normale Atmung zurückkehrte. In diesem Augenblick enthielt das Blut noch 10% Kohlenoxyd. Vier Stunden später kehrte das Bewußtsein zurück, doch war der Patient noch benommen. Am 9. Tage wurde er geheilt entlassen.

Bei Scheintoten ist nach Henderson, wenn kein Gemenge zur Verfügung steht, die künstliche Atmung bis zu drei Stunden fortzusetzen, er befindet sich hierbei in Übereinstimmung mit Jellinek.

Schwefelkohlenstoff.[1]

Deutsches Reich.

In einer Gummifabrik verdunstete einmal wegen ausnahmsweise ungenügender Trocknung in der Trockenkammer die Vulkanisierfüssigkeit auf der Stoffbahn im warmen Arbeitsraume und verursachte Vergiftung der Arbeiterinnen. Klagen über Schwefelkohlenstoffdämpfe wurden in einer Vulkanisieranstalt in Baden erhoben. Die Luftuntersuchung ergab 0,6—0,97 mg Schwefelkohlenstoff pro Liter.

Gummiarbeiter erkrankten in einigen Fällen mit Nervosität, Zittern der Hände, Arme und Beine, Lidzucken, Herzstörungen, Pulsbeschleunigung, Schwindel, Kopfschmerz, Ekel vor Speisen, Leibschmerzen, Durchfall, Reflexsteigerung und Ungleichheit der Pupillen.

In einer Schwefelkohlenstoffabrik ereigneten sich drei Todesfälle durch Einatmen von Schwefelwasserstoff und Schwefelkohlenstoff beim Austritt der Gase in den Arbeitsraum gelegentlich einer Reparatur.

In Kunstseidefabriken erkrankten Arbeiter mit Schwindel, Benommenheit, Kopfschmerz, Magenschmerzen. In einzelnen Fällen trat auch psychische Erkrankung, die mitunter zur Aufnahme in eine Nervenheilanstalt führte, auf. Die Genesung erfolgt meist rasch, nur ein Patient erschoß sich während der noch bestehenden Geistesstörung. Die Arbeiter waren mit dem Waschen schwefelkohlenstoffhaltiger Stränge in warmem Wasser beschäftigt.

In Brauhäusern erkrankten zwei Personen durch Schwefelkohlenstoff beim Betreten des Malzbodens nach Behandlung des Malzes mit diesem Stoffe zu Desinfektionszwecken.

England.

Inspektor für gefährliche Betriebe 1920. Die neuen Vorschriften für bestimmte gefährliche Prozesse (1920) in der Kautschukindustrie vereinigen in sich alle Maßregeln, die früher in den Spezialregeln enthalten

---

[1] S. a. Schwefelwasserstoff.

waren. Die Hauptsache betrifft im Gegensatz zum Kaltvulkanisieren, auf welche sich die Entwürfe allein beschränkt hatten, die Verwendung von Bleiverbindungen beim Mischen und von Benzol sowie andere Prozesse.

Die Unzweckmäßigkeit des Plenumsystems, d. i. direkte Luftzufuhr für Räume, wo gefährliche Dämpfe sich entwickeln, zeigte sich neuerlich aufs klarste in dem Bericht über einen Kautschukbetrieb. In diesem Betriebe wurde das Plenumsystem nebst zwei Abzügen in zwei Räumen eingerichtet, wo Schwefelkohlenstoff und Naphthadämpfe im Verlaufe des Arbeitsprozesses bei der Herstellung kleiner Gegenstände aus einer Kautschuklösung entwickelt wurden. Die mit großer Geschwindigkeit eintretenden Luftmengen bei dem Plenumsystem verursachten dichte Schwaden von Dampf, der ungeachtet der Tätigkeit der Ventilatoren an bestimmten Punkten sich hielt. Daß das Plenumsystem die Ursache dieser Störung war, konnte nachgewiesen werden; denn, nachdem es gedrosselt worden war, so daß die Luft nur allmählich eintreten konnte, wie bei natürlicher Ventilation, verschwanden die Rauchschwaden. Die neuen Vorschriften bestimmen eine Maximalgeschwindigkeit von 1,8 sek/m beim Plenumsystem für Räume, wo sich die Dämpfe entwickeln.

Dgl. 1922. Die neuen Verordnungen traten am 1. Mai in Kraft. Während die alten sich nur auf den Schwefelkohlenstoff in der Industrie erstreckten, bedenken die neuen auch die Einverleibung von Bleiverbindungen und behandeln demnach die Staubabsaugung, ebenso die Absaugung der Schwefelkohlenstoffdämpfe und anderer giftiger Gase. Die Vorschriften sehen periodische ärztliche Untersuchung der mit gefährlichen Arbeiten befaßten Arbeiter, dann Speiseräume und Wascheinrichtungen vor. Gute Fortschritte sind gemacht in der Errichtung von Ventilationsvorkehrungen, interessant ist es aber, daß nach Herausgabe der Vorschriften manche kleine Firmen die Bleizusätze so vermindert haben, daß sie nicht mehr unter die Vorschriften fielen oder sie in plastischer Form schon mit Kautschuk gemischt kauften, um die Staubentwicklung zu vermeiden, eine recht günstige Entwicklung, weil dadurch das Gefahrengebiet eingeengt und auf große Betriebe mit guten Bedingungen beschränkt wird.

Der Inspektor hat nach dem Gesetz das Recht, dort, wo zur Zufriedenheit des Chefinspektors bewiesen ist, daß infolge beschränkter Verwendung gefährlichen Materiales oder mit Rücksicht auf die Arbeitsmethode von der Befolgung der Sicherheitsvorschriften ganz oder zum Teile abgesehen werden kann, solche Ausnahmen zu gestatten. Von diesem Recht wurde sechsmal Gebrauch gemacht.

Kunstseideindustrie. In der Kunstseideindustrie, die quantitativ einen großen Aufschwung genommen hat, sind Vergiftungsfälle seltener aufgetreten als früher, da heute die Einwirkung des Schwefelkohlenstoffes auf die Zellulose nach dem Viskoseverfahren bei gut geschlossenen Apparaten vor sich geht und auch die Einleitung des Schwefelkohlenstoffes in diese ohne Austritt des Gases erfolgt. Nur beim Reinigen dieser Apparate können Vergiftungen vorkommen. Ununterbrochene

Überwachung der Betriebe ist notwendig. Im Jahre 1925 ist ein akuter schwerer Fall mit Kopfschmerz, Erbrechen, Delirien, Muskelschwäche und vollkommener Anästhesie aufgetreten, der bisher nur geringe Besserung zeigt. 12 Arbeiter einer Kunstseidefabrik hatten bei der Untersuchung durch den Gewerbearzt mehrere Symptome einer leichten Vergiftung (Kopfschmerz, Magenverstimmung, Appetitlosigkeit, Müdigkeit, Depression).

Kautschukindustrie. In der Kautschukindustrie haben einige Firmen in den letzten Jahren für die Kaltvulkanisiermaschinen bei der Erzeugung wasserdichter Stoffe mechanische Einrichtungen getroffen, derart, daß die Zufuhr- und Abflußwelle sich außerhalb der Ummantelung zur Verhütung des Austrittes von Schwefelkohlenstoff befinden. Die Arbeiter können außerhalb dieser Ummantelung alles Nötige machen und brauchen nur selten den Raum zu betreten. Die Wellen befinden sich meist an beiden Enden. In einem Fall, wo sie in der Mitte sind, wurde ein ähnlich günstiges Resultat dadurch erzielt, daß zwei Ummantelungen ausgeführt wurden, die nur durch einen engen Verbindungsweg getrennt sind, der den Zugang zu den Rohren ermöglicht. In diesem Fall allerdings passiert der Stoff eine kurze Strecke außerhalb der beiden Ummantelungen zwischen denselben, doch sind die Bedingungen günstig und die Absaugung entsprechend, da die Abzüge am Fußboden angebracht sind. Die neuen Regulative schreiben derartige Einrichtungen zwangsweise vor.

Niederlande.

Makupapulöses Ekzem am Unterarm kam unter Arsenalarbeitern vor, die mit schwarzem Firnis, Lithium und schwedischem Terpentin in Berührung kamen. Vermutlich war letzterer Stoff infolge seines Gehaltes an Schwefelkohlenstoff Ursache der Erkrankung.

Die Schwefelkohlenstoffvergiftung in der Kunstseideindustrie ist die Folge einer neuen Methode der Spulenwäscherei, wobei nicht unbeträchtliche Mengen von Schwefelkohlenstoff aus den Becken austreten. Auch nach dem Spulen ist in der Kunstseide Schwefelkohlenstoff vorhanden, der beim Fahren mit dem Spulenwagen frei wird. Wenn diese Arbeit im großen Abstand vom Becken verrichtet wird, so hört man nichts mehr von den bezüglichen Klagen.

Belästigung durch Schwefelkohlenstoff tritt auch beim Arbeiten in der Mengkammer auf. Luftproben daselbst und in der Spulenwäscherei entnommen, ergaben in ersterer 150 mg, in letzterer je nachdem, ob der Deckel über dem Becken abgenommen war oder nicht, 2600 mg, 1029 mg und 300 g Schwefelkohlenstoff pro Kubikmeter.

Schwefelkohlenstoffvergiftungen werden alle Jahre in der Kunstseideindustrie beobachtet. Genauer beschrieben wird ein Fall, der in einer Kunstseidefabrik beim Spülbecken auftrat, wo beim Herausholen der mit Kunstseide umwickelten Spulen Schwefelwasserstoff aufzutreten pflegt. In der Luft über dem Becken wurde 6—20 mg Schwefelkohlenstoff nachgewiesen, als der Patient die Arbeit einstellte. Er hatte dort nur 14 Tage unter zunehmenden Beschwerden gearbeitet und über Kopfschmerz, Schläfrigkeit geklagt, erklärbar durch die kumulative Wirkung des Giftes. Später traten Aufregungszustände, religiöser Wahn, Schlaflosigkeit auf, wodurch die Aufnahme in eine Nervenheilanstalt notwendig wurde. Dort verschlimmerte sich der Zustande und 10 Tage nach der Aufnahme starb der Patient mit Zyanose, 40—41º Fieber und Herzschwäche. Die Obduktion ergab einen Zustand des Herzens, wie er der Intoxikation entspricht, und nicht etwa einer Infektion, was mit den klinischen Erscheinungen einer Schwefelkohlenstoffvergiftung übereinstimmt. (Siehe die nicht ganz übereinstimmenden Ausführungen unter „Schwefelwasserstoff".)

Aliphatische Verbindungen.[1]

Deutsches Reich.

Trichloräthylen. Sehr zahlreiche Vergiftungen traten durch Trichloräthylen auf: Sechs Fälle beim Reinigen ungenügend belüfteter Behälter, sechs Fälle mit Bewußtlosigkeit und Herzaffektionen, später Schwindel und Appetitlosigkeit beim Entfetten von Metallteilen bzw. Glaslinsen an Stelle von Benzin. Mehrere Erkrankungen beim Streichen von eisernen Tanks in Brauereien mittels Bierlack, einer Lösung von Harz in Trichloräthylen, und zwar trotz Tragens von Gasmasken. Auch beim Fleckputzen in der Textilindustrie, beim Trockenschleifen der entfetteten Gegenstände mittels Sägespänen in einer Metallwarenfabrik, beim Anstreichen von Holzbottichen, in Entfettungsanlagen von Lederfabriken, wo mitunter Bewußtlosigkeit oder Schläfrigkeit vorkam, endlich in chemischen Wäschereien traten solche Vergiftungen auf.

In einer Hutfabrik wurde ein Arbeiter, der Wollfilze in einen offenen, mit einer Lanadin-Laplösung gefüllten Bottich einlegte, bewußtlos. Er wurde, die obere Kopfhälfte und die Unterarme in die Lösung getaucht, gefunden. Später litt er an Entzündung der betroffenen Hautpartien, hohem Fieber und Benommenheit. Das Lösungsmittel bestand hauptsächlich aus Trichloraethylen und Weingeist.

Phosgen. Zwei Fälle von Bewußtlosigkeit wurden in Galvanisieranstalten beobachtet. Der bayerische Landesgewerbearzt empfiehlt zur Verhinderung der Verdunstung des Mittels aus Gefäßen die Überdeckung mit einer dünnen Schicht Wasser. Tödliche Trichloräthylenfälle werden anscheinend durch Umwandlung in Phosgen hervorgerufen, so ein Fall bei Erwärmung des Trichloräthylens in einem undichten Behälter, aus dem der Stoff in die Flamme tropfte. Die Folgen waren Lungenentzündung und Herzmuskelentzündung. Zwei weitere Fälle traten in einer chemischen Fabrik auf, ferner eine Phosgenvergiftung beim Füllen von Kolben mit diesem Stoffe: Etwas davon verspritzte und traf den Arbeiter ins Gesicht, das Brennen veranlaßte ihn, das Atemgerät

---

[1] S. a. Hautkrankheiten, Benzol- und Benzolderivate.

zu entfernen, wodurch er seinen Tod herbeiführte. Aus Bayern werden weitere vier Phosgenvergiftungen gemeldet.

Dimethylsulfat. In einer chemischen Fabrik waren Kannen mit Dimethylsulfat aufgestellt, von denen einige leckten. Länger dauernde Katarrhe waren die Folge bei den Arbeitern, die in dem Raume beschäftigt waren.

Akrolein. Bei der Reinigung eines Tanks von den darin befindlichen Walfischtranresten traten Katarrhe der Bindehäute bei den Arbeitern auf, in einem Falle starke Schwellung der Lider. Die Tranreste waren durch Heizrohre erwärmt worden, um sie dünnflüssiger zu machen (offenbar liegt Akroleinwirkung vor, siehe Niederlande, S. 85 Ref.). Es wurde vorgeschrieben, die Tanks nicht über 25° zu erwärmen, die Arbeiten im Tankinnern unter sachkundiger Leitung und erst nach entsprechender Lüftung vornehmen zu lassen. Die Arbeiter müssen mit Atemschützer und Schutzbrille versehen sein, nach zwei Stunden ist eine halbstündige Pause einzulegen, die die Arbeiter in einem durchwärmten Raum verbringen können.

Tetrachlorkohlenstoff. Dieser Stoff führte zu Vergiftungen bei Verwendung als Fleckputzmittel, bei Lackierern als Terpentinersatz, als Sohlenklebemittel (ein Fall von Bewußtlosigkeit), beim Intätigkeitsetzen von Feuerlöschapparaten (Übelkeiten und Atemnot), beim Streichen von Eisenfässern mit einer Masse, die die Substanz als Lösungsmittel erhielt.

Formaldehyd. Eine Anzahl Hauterkrankungen ereigneten sich durch Eintauchen der Hände in wässerige Lösungen. Mehrere Fälle, einhergehend mit Husten, ereigneten sich beim Behandeln von Papier in Papierfabriken mit Formaldehyd. Zwei Hauterkrankungen traten auf bei Verarbeitung von Kleister, dem der Stoff zur Vermeidung von Zersetzungsvorgängen zugesetzt war.

Äther. Ätherdämpfe führten zu Gesundheitsschädigungen beim Einbringen von Puppengliedern in ätherische Lösungen.

Amylazetat. Der Stoff verursachte nervöse Zustände bei einer Reihe von Möbeltischlern, die ihn beim Mattieren von Möbeln verwendeten. Die Empfindlichkeit ist individuell verschieden.

Azeton. Beschwerden wurden verursacht in einer Fahrradfabrik.

Essigsäure. Essigsäure, mit Azeton denaturiert, in Zellulosefabriken zum Durchsichtigmachen der Gegenstände verwendet, verursachte Reizerscheinungen der Luftwege. In einem Essigsäureanhydridbetrieb kam eine tödliche Erkrankung vor, ferner ereigneten sich sechs Fälle durch Monochloressigsäure.

Alkohol. Herzbeschwerden wurden verursacht durch warme Alkoholdämpfe in einer Likörfabrik. Bei der Alkoholdenaturierung mittels Holzgeist und Pyridinbasen traten Ekzeme bei Polierern auf.

Äthylenchlorhydrin führte zu einer tödlichen Erkrankung bei einem herzkranken Arbeiter.

Jodoform usw. In einer Verbandstoffabrik traten Ekzeme durch Jodoform, Xeroform und Dermatol auf.

Kohlenwasserstoffe. Unter dem Namen Zegol führten schwere Kohlenwasserstoffe bei Filzhutarbeitern zu Erkrankungen. In einem Brunnenschacht verunfallten drei Arbeiter durch Sumpfgas.

Äthylnitrit. Tiefe Bewußtlosigkeit, Pulsbeschleunigung, nach dem Erwachen Erregungszustände, Krämpfe, dann Katarrh traten einmal beim Einatmen von Äthylnitrit auf.

G. M. R. Dr. Teleky. Die mit Dinitroglyzerinpaste beschäftigten Arbeiter einer chemischen Fabrik litten anfangs stark unter Kopfschmerzen, später trat Gewöhnung ein, die Kopfschmerzen treten nur nach Alkoholgenuß auf. Auch Stickstoffwasserstoffsäure macht gleich oder nach einigen Stunden Arbeit starke Kopfschmerzen, schon in kleinen Dosen, so daß die Entwicklung der Säure von dem Raum, wo sich die Arbeiter befinden und den Prozeß leiten, vollständig getrennt werden muß.

Trichloräthylen, statt Benzin in der chemischen Putzerei angewendet, bewirkt bei Alkoholgenuß stark gerötetes Gesicht, Dermographismus und stark beschleunigte Herztätigkeit, mitunter zunehmende Nervosität.

Österreich.

Chemische Putzerei mit Trichloräthylen mußte nach einer Beobachtung des G. I. in Salzburg wegen auftretender Übelkeit und Erbrechen nach spätestens vier Stunden aufgegeben werden. In einer Grazer Schuhfabrik veranlaßte ein Azeton- und Methylalkohol enthaltender Ersatzklebestoff Augenentzündungen, Kopf- und Nasenschmerzen, die Substanz wurde nicht weiter verwendet.

England.

Formalin. Durch Formalinlösung traten Hautentzündungen, charakterisiert durch Fissuren, auf bei der Herstellung von Papier für den Gebrauch in heißen Klimaten. Ähnliche Fälle bei Ansichtskartenmacherinnen.

Formaldehydhaltige Ersatzstoffe für Zelluloid wirkten reizend auf die Haut, einige Fälle ereigneten sich beim Polieren mit rotierenden Putzscheiben, wobei dem Poliermaterial Bimsstein zugesetzt war. Der Ausschlag ergriff die Unterarme und war bläschenförmig. Die chemische Untersuchung stellte fest, daß der Abfall der Poliermaschinen 0,015% Formalin enthielt. Einige Frauen wurden bei einer ähnlichen Arbeit von einem Ausschlag im Nacken und Gesicht befallen.

Trichloräthylen. Durch Trichloräthylen ereigneten sich elf Fälle mit zwei Todesfällen, die Mehrzahl, fünf mit einem Todesfall, beim Innenanstrich von Brauereifässern mit einer Glasur, deren Lösungsmittel Trichloräthylen war. Es hatte eine Instruktion darüber gemangelt, wie diese Arbeit durchzuführen sei. In einem anderen tödlichen Falle war der Verstorbene in ein Bleichfaß eingestiegen, nachdem obiger Stoff eingegossen worden war.

Das Ankleben von Kautschuksohlen an Schuhe mit einer Lösung von Trichloräthylen, Choroform, Benzol und Tetrachlorkohlenstoff hat zu vermehrtem Verbrauch dieser Lösung geführt. Die Krankheitserscheinungen sind im wesentlichen die durch Trichloräthylen (Schläfrigkeit, Appetitlosigkeit, kurzer Atem). Auch Tetrachlorkohlenstoff macht ähnliche Symptome nebst leichtem Tremor. Ein Arbeiter hatte erweiterte Pupillen. Absaugung der Dämpfe macht in den Betrieben die Arbeitsbedingungen zufriedenstellend.

Methylalkohol. Methylalkoholvergiftungen ereigneten sich beim Anstreichen von Radkränzen mit einer Lösung von Schellack in Methylalkohol. Die Fälle waren als Schwefelkohlenstoffvergiftung gemeldet worden. Die Symptome sprachen aber für Methylalkohol (Einengung des Gesichtsfeldes, unsicherer Gang, Aufregungszustände, Steigerung der Kniesehnenreflexe).

Dimethylsulfat. Zwei Fälle von Bindehautentzündung durch Dimethylsulfat ereigneten sich durch Entleeren dieses Stoffes in einen leckenden Eimer.

Amylazetat. Beim Bronzieren von Bilderrahmen hat die Verwendung von Amylazetat zugenommen. Auch trotz Verwendung lokaler Absaugung oder allgemeiner Ventilation, wenn jene nicht durchführbar ist, leiden die Arbeiter an Kopfschmerz, Schläfrigkeit, Reizung der Schleimhäute, besonders bei Beginn der Arbeit. Dauernde Gesundheitsschädigungen kommen nicht vor.

Niederlande.

Akrolein. Der nach dem Leerpumpen von Walfischtranschiffen zurückbleibende ziemlich erhebliche Rest von Tran wird von Arbeitern mit Eimern ausgeschöpft. Bei kaltem Wetter wird der Tran, der dann dickflüssige Beschaffenheit annimmt, durch spiralige Dampfrohre unter dem Tank auf 30—35° C erwärmt, dabei tritt dort, wo der Tran mit Luft in Berührung kommt, Akroleindampf auf. Ein Viertel der untersuchten Arbeiter klagten über Halskratzen, Lichtscheu und Übelkeit. In den Tranproben wurde Akrolein in Spuren nachgewiesen. Es wurde angeordnet, den Tran mit Druckluft durchzublasen.

Chlormethyl. Bei der Luftkühlung von Unterseebooten bedeutet das zu diesem Zweck verwendete Chlormethyl als Giftstoff eine Gefahr, wenn der Apparat undicht wird (Zangger in Zürich hat solche Fälle gesehen, die Symptome bestanden in Appetitlosigkeit, Schläfrigkeit, übergehend in Narkose, eine Person starb, nachdem sie dreimal die Vergiftung durchgemacht hatte). Durch Entweichen des Gases beim Auseinandernehmen der Vorrichtung wegen Verstopfung eines Rohres wurden einige Personen bewußtlos.

Formalin. Labkasein, in wässeriger Lösung erhitzt, gepreßt, getrocknet und dann in 10%iger Formalinlösung gehärtet, kommt in Platten und Zylindern in den Handel. Das Härten geschieht zwischen Metall- oder Zementbacken. Bei unvollkommenem Abschluß entweicht Formalindampf, so daß bei den Arbeitern Tränenfluß, Niesen, Husten und Halsschmerzen auftreten. In einer Trocknerei muß der Arbeiter eine Gesichtsmaske tragen. Zweckmäßig erwies sich eine Maske, mit einer großen Büchse als Vorlage, die ein Kohlenfilter enthielt.

Zyanverbindungen.

Deutsches Reich.

Eingehendere Unersuchungen stellte der L.G.A. Prof. Koelsch neuerdings wieder über Blausäurewirkungen in Betrieben mit galvanischen Bädern an. Von den Methoden des Blausäurenachweises wurden die von Guinjard (Bildung von Isopurpursäure aus Pikrinsäure) sowie die von Petrusi-Gastaldi (Benzidin-Kupfersulfat) auf ihre praktische Verwendbarkeit näher untersucht. Dabei erwies sich besonders die letztere als einfach und exakt; die Reaktion erfolgte bei einem Gehalt von etwa 0,1 mg Blausäure in 1 l Luft sehr schnell; bei etwa 0,05 mg in längstens 1 Minute. Tierversuche haben ergeben, daß der Aufenthalt in Räumen, deren blausäurehaltige Luft gerade noch eine positive Reaktion aufweist, ohne Schaden stundenlang möglich ist; diese Norm erwies sich auch für gewerbliche Betriebe als brauchbar. Über kleineren galvanischen Gold- und Silberbädern ist die Reaktion an der Oberfläche der Bäder regelmäßig leicht positiv, wird aber schon in Gesichtshöhe stets negativ. Bei größeren Bädern spielen physikalisch-chemische Einwirkungen mit, wie Stärke der Lösung, Temperatur des Bades, Größe der verdunsteten Oberfläche, Größe der Stromspannung. Aber auch hier war nur unter besonderen Bedingungen eine stark positive Reaktion in den Arbeitsräumen etwa in Kopfhöhe festzustellen. Bemerkenswerterweise traten in diesen positiven Fällen auch Klagen der Arbeiter auf, bestehend in Kopfschmerz, Schwindel, Hitze im Kopf, Brechneigung und Übelkeit, Kratzen im Hals, Druckgefühl in der Magengegend usw. Das Gesicht war in diesen Fällen öfters gerötet, Bindehaut und Rachen wiesen stärkere Durchblutung auf. Der L.G.A. empfiehlt auf Grund dieser Resultate die genannte Reaktion für die gewerbehygienische Überwachung; ist sie nicht oder nur schwach (erst innerhalb 1 Minute) zu erhalten, so kann der Raum als gesundheitlich einwandfrei angesprochen werden; tritt jedoch sogleich eine deutliche Reaktion im Arbeitsraum auf, so sind hygienisch-technische Verbesserungen unbedingt notwendig, entweder in Richtung besserer Ventilation oder einer Änderung der Stromspannung u. dgl.

Der ungeheure Verbrauch von Zyankalium in der Bijouterieindustrie zur Prüfung von Flecken, zum Verquicken und zur Elektrolyse bildet in Baden eine ständige Vergiftungsgefahr. Das Vergolden und Elektroplattieren in heißen Bädern ist wegen des Auftretens kleinster Blausäuremengen gefährlicher als in kalten. Die Gefahr steigt mit der Stromdichte und Spannung. Die früher gleichfalls bestehende Gefahr des Auftretens nitroser Gase durch Auflösen von Silber in Salpetersäure und Gold in Königswasser wird durch die neu eingeführte galvanische Goldauflösung beseitigt, bei der als Anode das zur Auflösung bestimmte Gold dient. Hier entsteht aber mehr Blausäure. Die Methode ist gefahrlos in einem Kasten unter Abzug durchzuführen.

Bei zwei Desinfektoren, die eine Wohnung am Tage nach der Entwesung betraten, um sie zu durchlüften, ohne Masken anzulegen, trat der Tod durch Blausäurevergiftung ein, ein Todesfall bei der Reinigung eines Apparates in einer Konzentrationsanlage, ein dritter in einer Knochenpräparatefabrik beim Versuch, den Entwässerungshahn des Dämpfers für Hufe, Hörner usw. zu dichten. Vier Arbeiter einer Teerproduktenfabrik stürzten beim Öffnen des Probierhahnes bewußtlos zusammen, erholten sich aber wieder. Am Hahn bemerkte man starken Blausäuregeruch.

Bei der Herstellung von Milchsäure, wobei zur Ausscheidung Ferrozyannatrium verwendet wurde, traten anscheinend Blausäuredämpfe auf. Vier Arbeiter stürzten, bevor sie den Ausgang des Arbeitsraumes erreichen konnten, bewußtlos nieder und wurden erst gerettet, nachdem die Gasentwicklung abgestellt war. Sie waren nach wenigen Tagen wieder arbeitsfähig. In einer Zuckerfabrik erkrankten zwei Arbeiter mit Bewußtlosigkeit, später Erbrechen und Magenschmerzen beim Innenanstrich eines Dampfkessels mit Kesselsteinpyxol, das unter anderen Zyanverbindungen enthielt.

Mehrere Vergiftungen traten bei Verwendung von Kalkstickstoff und gleichzeitigem Alkoholgenuß in Lagerhäusern und bei Landwirten auf, besonders durch Reißen der Papiersäcke, die an Stelle der früheren Metallverpackungen verwendet werden, und Ausstreuen des Pulvers auf die Felder.

Beim Feilenhärten traten zwei leichte Blausäurevergiftungen ein, eine Zyankaliumvergiftung in einer Versilberungsanstalt, ferner bei einem Chemiker.

England.

Ein rasch tödlicher Fall durch Zyankalium ereignete sich unter 7 Männern, die damit beschäftigt waren, Blechtrommeln mit Zyankalium, von denen manche leck waren, auszuladen und unter ein Dach zu rollen. Die Symptome bestanden im Zusammenbrechen, Kurzatmigkeit und dann bald einsetzender Puls- und Bewußtlosigkeit. Die Haut des rechten Armes löste sich in Lappen los, wie bei Verbrennungen. Sauerstoff wurde in Anwendung gebracht, doch der Verunfallte starb innerhalb weniger Stunden. Die 6 anderen Leute wurden nur leicht krank. Es war anzunehmen, daß durch die Haut der Stoff in Lösung aufgenommen worden war. Eine andere Möglichkeit wäre, daß das Zyankalium durch das Kohlendioxyd der Luft zersetzt und Zyanwasserstoffsäure frei geworden ist, die nunmehr eingeatmet wurde, und zwar durch längere Zeit, da der Stoff in der nassen Kleidung nachweisbar war.

Benzin, Petroleum.

Deutsches Reich.

Im Benzinkeller einer chemischen Reinigungsanstalt war Benzin vermutlich ausgeflossen, so daß über der Kellersohle Benzindämpfe lagerten. Zwei Arbeiter, die angesammeltes Grundwasser ausschöpfen sollten, wurden, als sie sich bei der Arbeit bückten, bewußtlos und dann durch Anseilen, Sauerstoffeinatmung, Behandlung im Krankenhause gerettet.

Ein ähnlicher Fall ereignete sich im R.B. Frankfurt a. M. und betraf zwei Benzinabfüller.

Ein Schlosser, der in einer chemischen Fabrik eine Nacht und einen halben Tag mit der Abdichtung eines Petroleumtanks beschäftigt gewesen war, erkrankte an einer ausgedehnten Hautentzündung mit Blasenbildung am rechten Oberarm und Unterschenkel, die vom Arzte auf Einwirkung von Petroleum und Frost zurückgeführt wurde.

Aus Thüringen werden Hautausschläge durch Petroleum gemeldet. Beim Schneiden von optischem Glas unter Verwendung von Petroleum waren Ausschläge an Händen und Armen festzustellen, denen Hautabschälungen und bisweilen schmerzhafte Rißbildung folgte, so daß die Arbeit vorübergehend eingestellt werden mußte. Die Ursachen waren: mangelhafte Beschaffenheit und daher stärkere Verwendung des Petroleums, Erhöhung der Umdrehungszahl der Schneidscheiben.

England.

Vier Fälle, darunter 1 tödlicher, ereigneten sich beim Reinigen von Tanks, 2 beim Austreten von Dämpfen, 1 davon betraf einen Mann, der oberhalb eines Naphthatanks eines Maschine montierte, während der Abzug nicht funktionierte, der andere Fall ereignete sich beim Aushöhlen eines großen Petroleumfasses, durch Austritt von Dämpfen von dessen Boden, einer beim Anstreichen mit petroleumhaltiger Farbe in einem engen Raum, 3 weitere, darunter 1 tödlicher, in Petroleumtanks.

Niederlande.

Auf einer Schiffswerft reinigten zwei neu aufgenommene Arbeiter mit Sägemehl einen Tank eines Ölschiffes. An der Unterseite waren Löcher gebohrt, durch die unter 4 Atmosphären Druck Luft eingepreßt wurde. Die zwei Mannlöcher waren offen. Am Tage der Vergiftung hatten sie 4 Stunden im Tank gearbeitet; man hörte sie schreien und schelten, dann verloren sie das Bewußtsein. Beide erholten sich nach dem Herausholen. Andere Arbeiter klagten über Benommenheit. Das Petroleum in dem Tank war anscheinend ein Destillationsprodukt von schwerem Mexikanischen Petroleum.

Außerdem ereigneten sich noch einige Vergiftungsfälle bei Motorschiffern, dann beim Reinigen von Benzintanks, darunter einer, bei dem der Befallene bewußtlos wurde und beim Fallen auf den Boden des Tanks in das dort befindliche Benzin sich an verschiedenen Stellen des Körpers Hautaffektionen (Blasen, Ekzem) zuzog. Ferner trat eine Benzinvergiftung in einer Malerwerkstatt auf, endlich beim Wärter des Motors einer Schleuse.

Benzol und Benzolderivate.

Deutsches Reich.

Akute und subakute Benzolfälle. Eine Reihe akuter, zum Teil tödlicher, zum Teil spontan oder durch Zufuhr von Sauerstoff in Genesung ausgehender Benzolvergiftungen ereigneten sich beim Einsteigen in Tanks zum Zwecke der Reparatur oder der Reinigung von Schlamm und Krusten. In den meisten Fällen ist angegeben, daß der Tank ausgedämpft und gelüftet, in anderen nur gelüftet war. In einem nicht tödlichen Falle wird als wichtigstes Krankheitssymptom Bronchitis angegeben. Einmal trat Bewußtlosigkeit nach kurzem vorübergehenden Aufenthalt in dem Tank ein, obwohl der Verunfallte während dieser Zeit den Atem angehalten hatte.

Zwei Fälle ereigneten sich beim Aufwischen verschütteten Benzols mit einem Tuche und Ausringen desselben. Eine Anzahl Fälle war zurückzuführen auf Benzol als Lösungsmittel von Anstrichfarben im Innern des Tanks oder in einem engen Schiffsraume. Durch das benzolhaltige Schuhputzmittel „Ago" ereignete sich eine schwere Vergiftung, ferner ein schwerer und ein tödlicher Fall bei einer Dachreparatur in der Nähe des Auslasses eines Benzolabzuges.

Nicht selten ereigneten sich Erkrankungen beim Reinigen von Kraftwagen mit dem mehr oder weniger Benzol enthaltenden Betriebsstoff. Ein Autobesitzer wurde nach 8 tägiger Beschäftigung dieser Art plötzlich unwohl, bekam Atembeschwerden und Blutungen un dwar nach acht Tagen tot. In einem der Kraftwagenfälle soll angeblich Lobelin von lebensrettender Wirkung gewesen sein.

„Ein Arbeiter strich einen Waasserreiniger an einem heißen Sommertage 1924 im beheizten Kesselhause von innen mit einer Auflösung von Teer in Benzol; das Präparat wurde in der chemisch-technischen Versuchsanstalt in Karlsruhe untersucht. Durch die starken Ausdünstungen des Anstrichmittels wurde der Arbeiter betäubt. Ins Freie gebracht, kam er bald wieder zu Bewußtsein, lag aber zu Hause noch $3^1/_2$ Wochen an Kopfweh und Übelsein krank. Eine starke Augenreizung führte ihn nach 14 Tagen zum Augenarzt, woselbst ein Hornhautgeschwür ohne inneren Augenbefund festgestellt wurde. Dieser Fall machte es wahrscheinlich, daß auch ein anderer nicht voll aufgeklärter Todesfall im Jahre 1923 als durch Vergiftung verursacht anzusprechen war. Ein Arbeiter hatte an mehreren Tagen hintereinander Wasserreiniger mit einer Teerlösung angestrichen. Er erkrankte und starb nach Aussage des Arztes an den Erscheinungen der akuten gelben Leberatrophie.

Der Fall kam zu spät zur Kenntnis, das Anstrichmittel konnte nicht mehr untersucht werden. Es ist aber sehr wahrscheinlich, daß der Tod mit der Einatmung von Gasen aus dem Lösungsmittel im Zusammenhang stand."

„Von einem Amtsarzt in Bayern wurde über zwei zwar keineswegs seltene, aber doch bemerkenswerte schwere Vergiftungen bei Verwendung einer teerhaltigen Rostschutzfarbe (Benzol!) berichtet. An einem heißen Tag wurde ein 4 m tiefes Wasserreservoir gestrichen, das nur durch einige Mannlöcher entlüftet war. Der eine Arbeiter wurde unwohl, verspürte Kopfweh und stieg heraus, kehrte aber nach kurzer Zeit wieder in das Reservoir zurück, wo er bewußtlos gefunden wurde. Auch der andere Arbeiter brach plötzlich bewußtlos zusammen. Beide wurden gerade noch rechtzeitig herausgebracht, mit blaurot verfärbtem Gesicht und kaum vernehmbarer Atem- und Herztätigkeit; Rückkehr des Bewußtseins nach etwa 1 Stunde; völlige Amnesie über das Vorgefallene, auch über das Heraus- und nochmalige Hineinsteigen. Die Nachwirkungen dauerten noch 2—3 Tage an (Geruch der Atmungsluft nach Teer, Erbrechen, Kopfschmerzen, Ohnmachtsanfall). Ein dritter Arbeiter, der nicht direkt mit Anstreichen beschäftigt war, war längere Zeit benommen. Zwei Fälle von Toluolvergiftungen wurden aus einem chemischen Großbetrieb mitgeteilt."

Ein Arbeiter stürzte kurz, nachdem er einen leeren Benzolwäscher betreten hatte, um feste Rückstände herauszuholen, unter Zuckungen bewußtlos zusammen, obwohl sofort ins Freie gebracht, konnte er auch mit Sauerstoff nicht wieder belebt werden. Da der Benzolwäscher nach der Entleerung 6mal mit Wasser gefüllt worden war und einige Schlosser mehrere Tage darin gearbeitet hatten, nimmt der Berichterstatter an, daß unmöglich Benzol in den Kessel sein konnte und erklärt den bei der Obduktion erhobenen Befund größerer Mengen von Benzol in den Leichenteilen, namentlich im Gehirn, als selbstverständlich bei einem Benzolarbeiter (! Ref.); der Berichterstatter nimmt vielmehr an, daß in dem Kesselrückstande, der zur Zeit des Unfalles einen üblen Geruch hatte, freie Pyridinbasen und sonstige schädliche Substanzen vorhanden waren, die den Arbeiter getötet haben, oder daß bei der Hilfeleistung etwas versäumt worden ist. (Bekanntlich hindert Füllen mit Wasser bei Benzoltanks nicht nachfolgende Benzolvergiftung. Der Einwand ist ebenso wie die übrigen unhaltbar (Ref.).

Chronische Benzolvergiftung. Chronische Benzolvergiftungen kamen hauptsächlich in der Gummiindustrie, besonders bei Gummikleberinnen vor, so 50 Erkrankungen auf einmal, als wegen der Winterkälte die Lüftung abgestellt wurde, ferner oft bei Streicherinnen. Manche dieser Fälle traten kurze Zeit nach dem Eintritt der Arbeiterin in den Betrieb auf, blutarme Arbeiterinnen wurden oft ausgeschlossen, männliche Arbeiter blieben verschont. Ein alter Mann zeigte nach 4monatiger Benzolarbeit in einem chemischen Betriebe zahlreiche Hautblutungen. Erkrankungen erfolgten ferner durch benzolhaltiges Putzöl für Maschinen und durch Anwendung eines Fleckputzmittels, das neben

Azeton und Schwefelkohlenstoff Benzol enthielt. Nach den Krankheitserscheinungen (Blutarmut und schwere Leukopenie) zu schließen dürfte Benzol die Krankheitsursache sein. Eine Erkrankung trat auf in einer Knochenleimfabrik beim Extrahieren der Knochen mit Benzol.

Nitroverbindungen. Amidoverbindungen. Bei Sprengstoffarbeiten mit Dinitrobenzol an einem heißen Tage erkrankten zwei Arbeiter vermutlich durch Verdunsten von Sprengmittel. Umgekehrt kamen an einem kalten Tage bei Arbeiten mit Nitrokörpern vermutlich durch intensive Berührung und Lösung durch die trotz der Kälte schwitzenden Hände Vergiftungen vor. Die Erscheinungen bestanden in akuten Herzbeschwerden, Bronchitis, Gelbsucht und gingen rasch vorüber. Einige Fälle traten bei Erzeugung von Dinitrobenzol während des Nitrierungsvorganges mit einem Salpeterschwefelsäuregemisch im Rührwerk auf, einige Fälle beim Zerkleinern von Sprengstoffen, die Symptome waren hier Kopfschmerz und blasse Gesichtsfarbe, die Behandlung bestand in Einspritzungen von Thiosulfat.

In einer chemischen Fabrik in Hessen wurde ein Arbeiter von überkochender Sulfanilsäure am Unterschenkel verbrannt, die Geschwüre heilten erst nach mehr als einem Jahr. In Hamburg ereigneten sich leichte Nitrobenzol- und Vanilinvergiftungen und ein pockenartiger Hautausschlag, angeblich durch Sulfonaphtensäure.

Zwei Fälle von schwerer Vergiftung ereigneten sich durch Nitrochlorbenzol, in einem Falle wurden in dem bezüglichen Betriebe präparierte Kohlenfilter als Atmungsschutz verwendet.

L. G. A. Dr. F. Koelsch 1923/24. Von Schädigungen durch die sog. aromatischen Nitro- und Amidoverbindungen wurden insgesamt 33, alle aus der chemischen Großindustrie, gemeldet; sie betrafen in 3 Fällen Nitrobenzol, in 30 Fällen Anilin und verwandte Körper. Allerdings handelt es sich hier in der Hauptsache um leichte, rasch vorübergehende Vergiftungen ohne Dauerschädigungen.

18 Vergiftungen des Jahres 1926 im Bezirk Pfalz-Nord in Bayern ereigneten sich durch Anilin, Nitrobenzol, Parachloranilin, Paratoluidin, Dinitrobenzol und Chlormethyl.

Hauterkrankungen kamen ferner in Bayern vor durch Anilinfarben, Dinitrochlorbenzol, Amidosäuren, Alizarin (10 Fälle im Jahre 1920), ferner durch Saffranin, Violanthren, Chlorbenzanthren u. dgl. Letztere Verbindung hat lichtsensibilisierende Wirkung (1922). Weiter werden 16 schwere und leichtere Anilismusfälle durch Einatmung von Dämpfen, Beschmutzung der Kleider und der Haut gemeldet.

Mehrere Arbeiter zogen sich schwere Vergiftungen beim Bespritzen von Kornböden zum Schutze gegen das Auftreten des Kornkäfers (des Reis- oder La Plata-Maiskäfers) mit einer Mischung von 10 l Wasser, 1 kg Anilinöl, 1 kg Schmierseife zu. Sie hatten zwar Gasmasken getragen, sollen diese aber bei der Arbeit gelüftet haben.

Es wurde daher folgende Vorschrift für diese Arbeit erlassen:

1. Die Arbeit ist nur sachgemäß vorgebildeten Leuten (Desinfektoren) zu übertragen.

2. Zur Herstellung des Gemisches muß zuerst die Seife im Wasser gelöst werden. Der lauwarmen, nicht (heißen) Lösung ist dann das Anilinöl zuzugeben, das ganze ist mit einem Holzstab zu verrühren. Zum Anstreichen der Michung sind langgestielte Besen oder Bürsten zu verwenden, wobei zweckmäßig Gummihandschuhe mit Stulpen getragen werden.

3. Der zu desinfizierende Raum (Kornboden) muß während der Arbeit gut gelüftet werden.

4. Jede unmittelbare Berührung mit dem Gemisch ist zu unterlassen.

5. Während der Arbeit sind besondere dichtschließende, waschbare Arbeitskleider (einschließlich Leibwäsche) zu tragen, die sofort nach der Arbeit abzulegen sind; als Fußbekleidung sind Holzpantoffeln zu verwenden.

6. Zum Schutze gegen Einatmen der Dämpfe muß eine Industrie-Gasmaske oder ein Lix-Atemschützer mit entsprechendem Einsatz getragen werden.

7. Nach je einer Stunde ist die Arbeit auf mindestens $^1/_2$ Stunde zu unterbrechen, die nicht in dem Arbeitsraum, am besten im Freien zu verbringen ist.

Ein in der Druckerei einer größeren Textilfirma beschäftigter Arbeiter sprang, um schneller an seine Arbeitsstelle zu gelangen, über eine 1 m hohe Mauer. Dabei stützte er sich auf ein mit einem Deckel verschlossenes Faß mit Anilin. Der Deckel kippte um, so daß der Aebeiter etwa bis zur Mitte der Wade in die Flüssigkeit eintauchte. Nach Umwechseln seiner Kleidung gegen einen Arbeitsanzug hing er die durchnäßte Hose nach oberflächlicher Waschung in eine Trochenstube. 11 Stunden später verstarb er. Nach dem Gutachten des zuständigen Kreisarztes ist der Tod auf die Einatmung des flüchtigen Anilins, die wohl hauptsächlich in der Trockenstube erfolgte, zurückzuführen. Durch die unvollkommene Waschung ohne Seife hatte der Arbeiter offenbar auch größere Mengen Anilin an den Händen und am Fuß zurückbehalten und so während der Arbeit dauernd kleine Mengen Anilin eingeatmet.

Beim Nachsehen einer verstopften Leitung wurde ein Arbeiter an Gesicht und Kleidung mit heißem Parachloranilin bespritzt. Er war als Potator bekannt. Die Giftaufnahme fand durch Atmung, Haut und vielleicht Verdauung statt. Ins Krankenhaus gebracht, war der Mann tief bewußtlos, Atmung tief schnaufend, Gesichtsfarbe graublau, im Gesicht Anzeichen von stattgehabten Erbrechen. Venenblut schokoladebraun, dickflüssig, spektroskopisch Methämoglobinstreifen sichtbar. Nach einem Aderlaß von 250 ccm vorübergehend Rückkehr des Bewußtseins, später trotz Kampfer und Sauerstoff Kollaps, bläulichgelbliche Verfärbung der Schleimhäute, Puls flatternd klein weich, dann Atemlähmung, große Atmung, am nächsten Morgen tiefstes Coma, Erloschensein sämtlicher Reflexe, 32 Stunden nach der Vergiftung Eintritt des Todes. Leichenöffnung leider erst am 5. Tage, daher wertlos.

Blasenerkrankungen. Aus dem R.B. Wiesbaden werden 1921 7 Blasentumoren, davon 2 tödliche beilange mit Amidokörpern beschäftigten Arbeitern, aus dem R.B. Düsseldorf 4 Fälle von Blasenpapillom gemeldet, ein Arbeiter, der jahrelang im Naphthalin-, dann im Triphenylmethanbetrieb beschäftigt gewesen war, starb an Blasentumor, im Anschluß an eine Blasenblutung. Ein weiterer Anilinarbeiter starb an Blasenkrebs, ein anderer unter Erscheinungen von Blutharnen.

Bei der Fuchsinherstellung wurden in einem Betrieb 3 Blasentumoren in einem anderen ein Blasen- und ein tödlich verlaufender Hodentumor festgestellt.

In einem Hessischen Betriebe starb ein 59jähriger seit 30 Jahren berufstätiger Werkmeister in einer Sprengstoffabrik, die angeblich immer nur anorganische Sprengstoffe hergestellt hat.

In Bayern wurden 1922 bei einem Anilinarbeiter Blasenpapillom, bei 3 anderen Blasenkrebs festgestellt und zwar in der Basenfabrik, dem Naphthyl- und dem Auraminbetriebe, der in letzterem Beschäftigte starb. In den Jahren 1823/24 ereignete sich bei einem 56jährigen Arbeiter ein Fall von Blasenkrebs, ferner 3 Fälle von Blasenblutung, 1925 ist ein Arbeiter, nachdem er 12 Jahre von der Anilinarbeit fern gewesen war, an Blasenkrebs gestorben.

L.G.A. Dr. F. Koelsch, 1923/24. Neue Fälle von Blasenkrebs bei Anilin- bzw. Naphthylamin-Arbeitern wurden 9 festgestellt, von denen 3 mit Tod abgingen. Die Entstehung dieses eigenartigen Leidens geht bekanntlich auf eine schon ein Jahrzehnt und länger zurückliegende Beschäftigung mit gewissen chemischen Substanzen zurück und steht mit der Jetztzeit ursächlich nicht im Zusammenhange. — Aus der Pelzindustrie wurden mäßige Reizwirkungen (Asthma, Bronchitis) durch Ursole und verwandte Farbstoffe mitgeteilt.

Im Jahre 1926 erkrankten in Bayern 4 Anilinarbeiter an Blasenkrebs, die beim β-naphthol- und Anilindestillieren in der Basenfabrik und bei der Naphthylamindarstellung beschäftigt waren. In einem Falle ergab die Obduktion ausgedehnte Metastasen in Lungen, Herz und Wirbelsäule.

Eine Blasenreizung ereignete sich 1926 in Thüringen durch Chlororthotoluidin.

Spritzverfahren. Das immer mehr sich verbreitende Spritzverfahren auch in der Möbelbearbeitung rief infolge der feinen Verstäubung des Arbeitsgutes (Amylazetat, Azeton sowie andere Derivate des Benzols) neben Hautschädigungen auch allgemeine Beschwerden, wie Übelkeit, Kopfschmerzen, Appetitlosigkeit und Erbrechen hervor. Die besondere Neigung der genannten Stoffe zur Schädigung gerade des Zentralnervensystems erforderte eine erhöhte Beachtung dieses Verfahrens durch die Gewerbeaufsicht.

Hauterkrankungen durch Benzolderivate. In einer Färberei traten beim Rotfärben von Baumwolle Ekzeme der Unterarme und Unterschenkel auf, die früher dort nicht beobachtet worden waren, vermutlich durch Naphtholgehalt der Beize.

Silesiaöl, durch Destillieren hochsiedender Benzole in einer Kumaron-harzfabrik als Nebenprodukt gewonnen, führte bei der Verwendung als Tauchöl in einer Schraubenfabrik zur Erkrankung von 11 Arbeitern unter 40 an Ekzem. Die Verwendung mußte aufgegeben werden. Haut-ausschläge bei der Verwendung verschiedener Terpentin- und Benzol-ersatzstoffe, wie Intralin, wurden beobachtet. Mehrere Arbeiter er-krankten bei der Herstellung von Oxythionaphthen an Ausschlag. Die Empfindlichkeit ist individuell verschieden.

Ursol. 35 Fälle von leichter Erkrankung durch Ursol und verwandte Stoffe ereigneten sich in Sachsen, zum Teil handelte es sich um Haut-erkrankungen, zum Teil durch asthmaartige Gesundheitsstörungen. Stoffhandschuhe sollen hier wegen der geringeren Schweißbildung zweckmäßiger sein als Gummihandschuhe. Zur Händereinigung wurde eine Mischung von Essigsäure und Sägespänen empfohlen.

Phenylhydrazin. Ein Laborant erkrankte bei Bereitung des Skatols (Ausgangspunkt für Parfümerienherstellung) durch Öffnen eines kleinen eisernen Rührkessels mit einem Zwischenprodukt, Phenylhydrazin, trotz Luftabzug. Nach 2 Stunden heftige Kopfschmerzen, Mattigkeit und Schlingbeschwerden, vorübergehende heftige Unterleibsschmerzen, nach 8 Tagen Genesung, kurz vorher hatte der Betriebschemiker eine ähnliche Erkrankung durchgemacht, ohne sie damals richtig zu deuten. Zur Vermeidung der Vergiftung erfolgt das Öffnen des Rührkessels meist im Freien.

Perpentol. In den Gubener Wollhutfabriken waren seit Februar 1926 Beschwerden laut geworden über Gesundheitsstörungen bei der Reini-gung von Halbfabrikaten mittels Perpentol S., dem Vernehmen nach eines Gemisches von Tetralin (hydriertem Naphthalin) und Methyl-hexalin (hydriertem Kresol). Neben einer grünlich bis schwärzlichen Urinfärbung klagten die Arbeiterinnen über Schmerzen in der Nieren-gegend, Benommenheit des Kopfes, Müdigkeit, Nachlassen des Ge-dächtnisses und Hautreizungen. Nachdem sämtliche in Frage kommen-den Betriebe gemeinsam mit dem Gewerbemedizinalrat besichtigt waren, fand unter Vorsitz des Berichterstatters eine eingehende Erörte-rung der ermittelten Tatbestände und der Abhilfsmöglichkeiten statt unter Zuziehung der beteiligten Arbeitgeber, der Betriebsräte, des Hut-arbeiterverbandes, des Versicherungsamtes und der das Perpentol herstellenden Firma (Chemische Fabrik Milch A.-G., Oranienburg), bei welcher der Gewerbemedizinalrat eingehend die in Frage kommenden Krankheitserscheinungen und die Ergebnisse von Tierversuchen dar-legte. Die innere Einwirkung des Perpentols führte er darauf zurück, daß sein Hauptbestandteil, das Tetralin, trotz eines Siedepunktes von 205° C mit Wasserdämpfen sehr flüchtig sei und somit leicht in die Atmungsorgane eindringe. Soweit also das Perpentol in konzentrierter oder verdünnter Flotte verwendet wird — die Technik ist eine durchaus verschiedene —, ergab sich der Rückschluß, daß für schnellste Be-freiung der Atemluft von beigemengten Tetralindämpfen zu sorgen sei, wozu, abgesehen von weitgehender Entlüftung des Arbeitsraumes, am sichersten die Einschaltung eines Trockenprozesses mit guter Ofenentlüftung Gelegenheit bieten würde. Soweit das Perpentol aus Spritzkannen zum unmittelbaren Betropfen der aufzulösenden Pechflecke angewendet wird, wobei abgespritzte Tropfen angesichts der fettlösenden Eigenschaft des Perpentols zu Hautreizungen Anlaß bieten, wurde angeordnet, daß die Spritzkännchen mit Tropfenfängern aus Filz versehen werden, die rechtzeitig zu erneuern seien. Bei Arbeitsschluß seien die Hände außer dem Ärmel aus Stoff vorzuhalten, ähnlich den Bureauärmeln, um die Berührung der bloßen Haut mit den durchtränkten Stoffen beim „Ecken" zu vermeiden. Nachdem angesichts der Tatsache, daß die Bestandteile des Perpentols von anderer Seite (Pohl, Zentralblatt für Gewerbehygiene 1925, S. 91, 92) für harmlos erklärt worden sind, der Wunsch ausgesprochen war, diese Frage noch einer weiteren Klärung zuzuführen und von dem Gewerbemedizinalrat für diesen Zweck das Pharmakologische Universitäts-Institut in Halle (Professor Kochmann) empfohlen war, erklärte sich der Hutarbeiterverband bereit, die entstehenden Unkosten zu tragen, ebenso wie er mit den Gubener Ärzten wegen einer planmäßigen Durchführung regelmäßiger Harnkontrollen in Verbindung getreten ist. Eine nach Schluß des Berichtsjahres sowohl bei den beteiligten Betriebskrankenkassen wie bei der Ortskrankenkasse erfolgte Anfrage nach der Zahl der Perpentolerkrankungen hatte das Ergebnis, daß es an jedem statistischen Nachweis solcher Erkrankungen fehlte. Es ergibt sich hieraus der Rückschluß, daß die infolge der ersten Beschwerden ergriffenen vorbeugenden Maßnahmen nicht ohne Erfolg geblieben sind.

Hauterkrankungen durch Phenol. In einem Betriebe, in dem Schalltrichter für Telephon und Skalenscheiben, Handgriffe usw. für Rundfunkgeräte hergestellt werden, erkrankten Arbeiter und Arbeiterinnen an einem Ekzem. Verarbeitet wird eine Masse aus Holzmehl und einem Kondensationsprodukt aus Kresol und Formaldehyd. Die getrocknete gepulverte Masse wird unter hohem Druck in Formen gepreßt. Das Ekzem tritt hauptsächlich an den Körperstellen auf, an denen vornehmlich Schweißabsonderungen stattfinden. Da die Erkrankungen in sämtlichen Abteilungen auftraten, selbst beim Verpacken der fertigen Ware, war die eigentliche Ursache nicht zu ermitteln. Es fanden verschiedene Besichtigungen mit dem Gewerbemedizinalrat, dem Stadtmedizinalrat, einem Hautfacharzt und dem Fabriksarzt statt. Angeordnet wurde, daß jedem Arbeiter wöchentlich 2 reine Handtücher und Seife zur Verfügung gestellt werden, und daß streng darauf geachtet wird, daß sich die Arbeiter nach der Arbeit sorgfältig waschen. Als Vorbeugungsmittel ist eine Einreibung der Hände, des Gesichtes und des Nackens mit Hirschtalg, Zinkpasta oder Talkpulver empfohlen. Die Erkrankungen treten besonders bei Neueingestellten auf, während nach einer gewissen Zeit eine Art Gewöhnung eintritt. Scheinbar neigen Blonde mehr zur Erkrankung als Brünette. Besonders empfindlichen Personen wird empfohlen, sich andere Arbeit zu suchen.

In einer neu eingerichteten Kunstharzfabrik, in der nach einem patentierten Verfahren unter Verwendung von Phenol und Formaldehyd eine bernsteinartige Masse hergestellt wird, erkrankte eine Anzahl von Arbeitern an einem krätzeartigen Hautausschlag, der sich an den Händen und Unterarmen, vereinzelt auch im Gesicht und am Halse zeigte. Nacheinander wurden hiervon 14 Arbeiter bei einer Gesamtbelegschaft von etwa 50 Arbeitern betroffen. Die Erkrankungen zeigten sich nur bei solchen Arbeitern, die in der Wäscherei beschäftigt waren, wo die Kochgefäße und die Gußformen nach dem Kochen und Gießen mit heißer konzentrierter Natronlauge gereinigt wurden. Die Erkrankungen sind nach dem Gutachten des zugezogenen Gewerbemedizinalrates auf die Einwirkung der in den Formen und Kochgefäßen befindlichen Reste des Kunstharzes sowie der Natronlauge, wahrscheinlich auf ein Zusammenwirken dieser beiden Substanzen, zurückzuführen. Es ist die Verwendung langer, bis über die Ellenbogen reichender Gummihandschuhe sowie die sorgfältige Reinigung von Gesicht und Händen nach der Arbeit mit einer milden, überfetteten Seife sowie die nachherige Einfettung mit einer Lanolin-Wachspaste angeordnet.

Erkrankungen bei Geschoßentladung. In den Jahren 1920/22 spielte die Geschoßentladung eine große Rolle in der Industrie und führte zu zahlreichen, auch schweren Vergiftungen durch Benzolderivate. Speziell seien folgende Berichte wiedergegeben:

L.G.A. Dr. F. Koelsch, 1921. Die Mehrzahl der Vergiftungen bei Geschoßentladung erfolgte meist durch Dinitrobenzol mit einer dünnen Oberschicht von Trinitrotoluol oder Trinitronaphthalin. In die schief mit dem Munstück nach unten aufgelegten Geschosse wurde Dampf eingeblasen, der geschmolzene Sprengstoff lief in die Sammelgruben ab. Da die Nitrokörper durch Wasserdampf flüchtig sind, Hände- und Kleiderverschmutzung unvermeidlich ist, waren, begünstigt durch heiße Witterung und Alkoholismus der Arbeiter, die Vergiftungen häufig: 60 ohne die zahlreichen nicht gemeldeten Fälle. Klinisch wurden Herzerweiterung, Herzgeräusche, unregelmäßige Herztätigkeit mit relativ rascher Rückbildung der schweren Anfangserscheinungen (schwerste Cyanose, Gelbsucht usw.) beobachtet, während die Herzstörungen sich nur langsam besserten. Wiederholte Erkrankungen und Rückfälle waren nicht selten. Keine Todesfälle. Bei Pikrinsäurevergiftungen neben der charakteristischen gelbgrünen Hautverfärbung Magendarmstörungen mit Leibschmerzen, Erbrechen und Durchfall, leichte Gelbfärbung der Augenbindehaut, Genesung in 2—4 Wochen.

In einer Munitionszerlegung des R.B. Magdeburg traten im Jahre 1920 gehäufte Erkrankungen auf. Der Originalbericht zeigt auf einer Tabelle die Krankheitsstatistik für die in einer Maschinenfabrik mit etwa 700 Arbeitern angegliederte Entleerungsanlage, von der Betriebskrankenkasse aufgestellt. Die Durchschnittszahlen betragen für den ganzen Betrieb 5,3% Krankheitsfälle und 3 Krankheitstage pro 100 Arbeiter, für die Entleerungsanlage 16 Fälle, 9 Tage bei den Arbeitern, 28 und 18 bei den Arbeiterinnen. Die Beschäftigung der letzteren bei der Granatenentleerung wurde daher verboten. Charakteristisch ist die Zunahme der Krankheitsanfälligkeit in den heißen Monaten, die eine Einstellung der begonnenen Entleerungsarbeit und Umbau des Betriebes erforderlich machte. Nachdem entsprechende Absaugung der beim Ausdüsen austretenden Gase und Verminderung der körperlichen Anstrengung bei der Arbeit eingeführt, endlich mechanische Entleerung der Sprengstoffsammelpumpen eingerichtet worden war, nahm die Morbidität sehr stark ab. Der abfließende Sprengstoffschlamm gelangt jetzt bis in die wasserdichte Sammelgrube, ohne daß Gase in den Arbeitsraum austreten können. Die Arbeiter selbst stehen unter einem leichten Regendach im Freien, werden 14 tägig vom Arzte untersucht und erhalten Arbeitskleider, Handschuhe und Kopfbedeckung, die wöchentlich gereinigt werden; sie haben Wasch- und Badegelegenheit.

1921. Dinitrobenzol. Die im Laufe des Monats Mai einsetzende starke Hitze hatte eine erhebliche Anzahl von Krankheitsfällen in einer Munitionszerlegeanstalt des R.B. Frankfurt a. O. zur Folge, in der dinitrobenzolhaltige Geschosse durch Dampf ausgelaugt wurden. Unter den hierbei Tätigen wurden 94 Erkrankungsfälle im Laufe des Sommers gezählt. Die Krankheitsdauer betrug in etwa einem Viertel der Fälle weniger als 10, in etwa der Hälfte der Fälle zwischen 10 und 20 Tagen, in Einzelfällen erhob sie sich über 30 Tage. Eine systematische Erfassung sämtlicher Fälle wurde sehr erschwert dadurch, daß die Erkrankten sich in die Behandlung der verschiedensten Ärzte begaben. Dieser Verzettelung des Befundmaterials gegenüber sind die bei der Genehmigung der Anlage vorgeschriebenen methodischen Untersuchungen durch einen Kontrollarzt nur von geringem Wert. Denn gerade die Erkrankten fehlen in der Regel bei diesen Untersuchungen, weil sie sich in Behandlung begeben hatten, so daß die bei den Fabrikuntersuchungen geführten Befundlisten kaum irgendwelche Krankheitsfälle aufweisen. Die Erkrankungen ereigneten sich, obwohl die Arbeiten in einem an drei Seiten offenen Schuppen vorgenommen wurden und die Arbeiter immer nach achttägiger Beschäftigung in der Benzolanlage 8 Tage beim Transport tätig waren, obgleich auch durch tägliches Baden, reichhaltig gelieferte Arbeitshandschuhe und sonstige Arbeitskleidung, Einstellung nur solcher Personen, die vom Arzt als gesund und tauglich befunden waren, möglichste Gewähr für hygienische Vorsorge und zweckmäßige Auslese geschaffen war. Lediglich die hohen Temperaturen, die eine starke Aufnahmefähigkeit des Körpers für das Eindringen des Giftes bewirkten, verursachten die Häufung der Erkrankungen. Ein Fallenlassen der Tagesschicht hatte zwar einen gewissen, aber doch nicht durchschlagenden Erfolg.

In einem Betriebe des R.B. Köslin ereigneten sich in einer Nacht 4 Vergiftungen, davon 3 tödliche. Alle Vorsichtsmaßregeln waren getroffen, und die Arbeit selbst war monatelang in derselben Weise ausgeführt worden, ohne daß sich irgend etwas ereignet hatte. Da es tagsüber sehr heiß war, und die Hitze die Gefahr vermehrt, wurde der gefährlichste Teil der Arbeit, das Ausschöpfen und Entfernen der Rückstände, in die Nacht verlegt. Gerade diese Vorsicht erwies sich nachher als nachteilig, weil nach dem Auftreten der Vergiftungserscheinungen die Verunglückten zunächst stundenlang auf die Behandlung durch einen allerdings als Samariter ausgebildeten Vorarbeiter angewiesen waren, während man bei Tage schneller einen Arzt aus der etwa 9 km entfernten Stadt hätte herbeischaffen können.

In einem Zerlegebetriebe, wo mit Kaliumperchlorat und Dinitrobenzol gefüllte Granaten umgearbeitet wurden, wurde nach dem Auftreten einiger Vergiftungen die Arbeitszeit auf 4—10 Uhr morgens verlegt. In der heißen Jahreszeit wurde für jeden Tag in der Woche eine besondere Benzolschicht eingelegt, so daß jeder Arbeiter nur einmal wöchentlich in diesem Betriebe beschäftigt wurde. Der Arbeitsplatz selbst war in Form einer allseitig offenen, überdachten, in etwa 1 m über dem Fußboden liegenden Bühne so luftig wie möglich hergerichtet worden. Sobald als erstes Anzeichen der Erkrankung Zyanose, Übelsein mit Kopfschmerzen auftrat, wurde die Einatmung von Sauerstoff, das Anbringen kalter Umschläge auf den Kopf und das Einnehmen von Pyramidon angeordnet. In der sauberen Krankenstube mit mehreren Atemapparaten und unter der Pflege einer Krankenschwester erholten sich die meisten Leute bald. Als Gegengift gegen das Dinitrobenzol kommt Milch in Frage, auch wirkten Abführmittel günstig. Die Wirkung des Dinitrobenzols auf die einzelnen Menschen ist naturgemä ßverschieden. Die Betriebsleitung hielt die Arbeiter ständig unter Beobachtung und tauschte diejenigen, welche durch blaue Lippen und blasses Aussehen auffielen, rechtzeitig aus. Erfahrungsgemäß eignen sich junge und alte Arbeiter am wenigsten für den Benzolbetrieb; minder empfindlich sind in der Regel Arbeiter zwischen 25 und 45 Jahren, d. h. in der Zeit ihrer kräftigsten Entwicklung und größten Widerstandsfähigkeit. Einer völligen Einstellung des ganzen Betriebes während der heißen Sommermonate stand der Druck der Ententekommission entgegen, die auf eine rasche Beendigung der Arbeiten drängte.

Auch in einer anderen Geschoßzerlegeanstalt erkrankte beim Ausdüsen dinitrobenzolhaltiger Geschosse eine Anzahl Arbeiter. In diesem Betriebe sollten überhaupt keine Di-Geschosse zur Entladung kommen. Die Firma hatte dementsprechend auch keine Genehmigung dazu erhalten und keine geeigneten Einrichtungen getroffen. Unter den schon monatelang zur Entleerung kommenden Geschossen befand sich aber ein Posten dinitrobenzolhaltiger Granaten, die als solche nicht erkannt worden waren. Bei ihrem Ausdüsen und der späteren Reinigung der Ausdüseanlage zogen sich etwa 15 Arbeiter Vergiftungen zu. Die Erkrankungsfälle waren durchweg leichter Natur und äußerten sich in den bekannten Symptomen (Kopfschmerz, Schwindel, Brechreiz, beschleunigte Herztätigkeit, Magenbeschwerden). Die Fabrik stellte aus eigenem Antriebe die weitere Zerlegung derartiger Geschosse einstweilen ein. Sie wurde ihr auch bis zur Einholung und Erteilung der Genehmigung und dem Ausbau der Anlage untersagt und ihr gleichzeitig die ärztliche Untersuchung und stetige ärztliche Kontrolle ihrer Arbeiter aufgegeben. Bei der ersten Untersuchung auf die Eignung für diese Arbeit mußte ein erheblicher Teil der Arbeiter wegen Erkrankungen des Herzens, der Atmungsorgane, allgemeinerkörperlicher Ungeeignetheit, Kriegsdienstbeschädigungen an inneren Organen ausgeschieden werden. Der Gesundheitszustand der für die Arbeit bei Di-Geschossen geeignet befundenen Leute wurde dann regelmäßig alle 14 Tage untersucht.

Ähnlich lautet der Bericht des Gewerberates von Breslau, woselbst in einem Munitionszerlegebetriebe 31 Erkrankungen auftraten, davon 29 bei der eigentlichen Zerlegearbeit, 2 beim Transport der Abfälle. Nur 13 Erkrankte mußten, da die Mehrzahl der Fälle leicht war, in Spitalsbehandlung kommen (längste Dauer 11 Tage). Auch in diesem Betriebe wurde ärztliche Untersuchung der Neueingestellten eingeführt. Die Arbeitskleider usw. wurden in einer eigenen Wäscherei täglich gereinigt, die Belegschaft ständig gewechselt, so daß in der nächsten Zeit auf jeden Arbeiter nur eine Benzolschicht fiel.

Zwei tödliche Erkrankungen durch Diphenylamin und Betanaphtylamin ereigneten sich in ehemaligen Kriegsbetrieben bei früheren Granatfüllern. Der Tod erfolgte durch Blasen- bzw. Prostatakrebs. Ein nicht tödlicher Fall ereignete sich durch Einatmen von Anilin aus einem Meßgefäß.

In Thüringen wurden aus einer Zünderzerlegestelle 33 Pikrinsäurevergiftungen mit Reizung der Schleimhäute, der Atmungs- und Verdauungsorgane sowie Ekzem gemeldet.

In Mecklenburg-Schwerin traten beim Zerlegen von Perchloratminen Vergiftungserscheinungen wie bei leichter Dinitrobenzolvergiftung auf (Zyanose, Mattigkeit, Kopfschmerz, selten Trübung des Bewußtseins, nur kurz dauernde Arbeitsunfähigkeit), Behandlung mit Sauerstoffinhalation. Die Erkrankungen kamen an der Ausdüsenanlage durch gifthaltige Wasserdämpfe und Sublimierung auf der Haut, beim Abschrauben der Minenköpfe, durch Überlaufen geschmolzenen Inhalts und direkte Hautverunreinigung vor. Eine Sprengstoffvergiftung durch ein Gemisch von 60% Dinitrobenzol und 40% Trinitrotoluol mit Atemnot, Herzbeschwerden, Braunfärbung der Haut, Kopfschmerz trat beim Zerkleinern der Substanz von Hand unter Staubbildung ein. Das Mittel ist daher in Papierhülsen zu beziehen.

Pernakrankheit. Gewerbemedizinalrat Dr. Teleky erhielt durch eine Ortskrankenkasse Nachrichten über Hauterkrankungen in einer Zünderfabrik. Erhebungen in dem bezeichneten Betriebe ergaben bei einer großen Zahl der dort beschäftigten Mädchen schwere Erscheinungen der Chlorakne, der sogenannten Pernakrankheit. Bei den schweren Fällen war das Gesicht vorzugsweise befallen, mit kleinen gelben Geschwülstchen bedeckt und mit Komedonen, die zum Teil vereitert waren. Auch Hals und Nackenhaut waren befallen, soweit sie der Kleiderausschnitt freiließ, bei einzelnen in gleicher Weise die Arme. Bei einer Arbeiterin erstreckte sich die Krankheit auf den ganzen Rücken bis zur Taille. Die Betriebsinhaber selbst waren auch erkrankt, der eine stärker, der

andere schwächer, und auch deren Jagdhund, der sich viel im Fabriks-
raume aufhielt, zeigte an Lefzen, Augenlidern und Ohren ähnliche
Krankheitserscheinungen. Die Erkrankung, die völlig dem Bilde der
Chlorakne entsprach, trat auf, seitdem man auf Veranlassung der Berg-
behörden seit dem Sommer 1925 nahezu ausschließlich unentflammbare
Zünder erzeugte, bei denen Perchlornaphthalin als Vergußmasse für
die Zünder und als Imprägniermasse für die Drahtumhüllungen zur
Verwendung gelangte.

Dem Betriebsunternehmer war die Gesundheitsschädlichkeit des
Perchlornaphthalins unbekannt, auch hatten die chemischen Fabriken,
die das Material geliefert hatten, in keiner Weise auf dessen Gesundheitsschädlichkeit aufmerksam gemacht. Erst nach dem Auftreten gehäufter
Erkrankungen antwortete die Lieferfirma auf Befragen, daß „bei
Empfindlichen Hautkrankheiten entstehen". So waren begreiflicher-
weise von dieser und von den anderen Betrieben, die das Perchlornaphthalin in Verwendung genommen hatten, alle Vorsichtsmaßnahmen
unterlassen worden. Hierauf ist wohl die große Zahl und die Schwere
der Erkrankungen zurückzuführen.

1925. Insgesamt wurden 33 schwere Erkrankungen, 37 mittlere,
38 geringeren Grades festgestellt, während 62 Arbeiterinnen nur leichte
Spuren von Einwirkung aufwiesen. Die Zahl der gefährdeten Arbeiter
schwankte in den Betrieben zwischen 150—280.

Relativ die meisten Erkrankungen wiesen die Vergießerinnen auf,
dann die Hasplerinnen, die die imprägnierten und getrockneten Drähte
aufzurollen haben, dann die Falterinnen, die diese Drähte zusammen-
legen, schließlich auch jene, die sonstige Verrichtungen mit den fertigen
Zündern vorzunehmen haben, aber auch, wenn auch in geringem Grade,
Leute, die nur im gleichen Arbeitsraume beschäftigt waren, ohne mit
den Drähten in Berührung zu kommen. Man muß daraus schließen,
daß einerseits die Dämpfe, andererseits ein von den Drähten sich
lösender feiner Staub die Ursache der Entstehung des Leidens bilden.

Bei Erkrankten besserte sich trotz fortdauernder Arbeit der Zustand wesentlich, bei zweien heilte das Gesicht nahezu ganz ab, während
nur wenige Verschlimmerungen bei anderen zu beobachten waren.
Diese Besserung ist wohl darauf zurückzuführen, daß der Chlorgehalt
der verwandten Masse, der anfangs meist 35—45% betrug, in den letzten
Monaten nur 7—8% betrug.

Erwähnt sei noch, daß die ersten Erscheinungen der Krankheit anfangs bei manchen schon nach vierwöchiger Arbeit festzustellen waren.
Nach den durchgeführten Verbesserungen des Betriebes traten Erkrankungen meist erst nach 3—4monatiger Arbeit auf, doch auch dann kam
noch einmal eine schwere Erkrankung bereits nach zweimonatiger
Arbeit vor. Jüngere Personen und solche mit fetter Haut scheinen etwas
empfänglicher zu sein; ein Unterschied der Geschlechter konnte in
bezug auf die Empfänglichkeit nicht festgestellt werden. Nur ganz
vereinzelte Personen erwiesen sich auch bei starker Gefährdung resistent
gegen die Einwirkung.

Österreich.

Arbeiten mit Paraphenylendiaminfarben führen durch Bildung von Chinondiamin als Zwischenprodukt zu Katarrhen der Luftwege und Hauterkrankungen sowie zur Gelbfärbung der Haut. Durch Ursol D kam es in Rauchwarenfärbereien sowohl zu asthmatischen Erscheinungen und Katarrhen als zu Hautausschlägen. Letztere werden durch Einfetten der Haut mit Vaselin bekämpft. Gleichzeitig auftretende geschwürige Erkrankungen der Haut sind durch Vorbehandlung der Fälle mit Chromsalzen zu erklären. Leichte und schwere Ekzemfälle ereignen sich häufig durch Verarbeiten von Phenol bei der Kunstharzerzeugung. Vorgebeugt wird diesen durch Waschen mit warmem Wasser, durch Abdecken der Phenolgefäße, durch Trennung der Kondensräume von den Destillierräumen und durch Anwendung eines Überschusses von Formalin.

Hauterkrankungen kamen bei empfindlichen Personen vor durch Asphaltlack und durch Indanthren.

In einer niederösterreichischen Anilinfabrik traten durch Undichtigkeit der Apparate mangelhafte Gasabfuhr und mangelhafte persönliche Reinlichkeit der Arbeiter öfters Anilinvergiftungen auf.

Eine leichte Anilinvergiftung erlitt ein Holländermüller einer Papierfabrik durch Anrühren heißen Wassers mit Methylenblaupulver und Einatmen des aufgewirbelten Farbstaubes.

In einem Wiener Betriebe zur Erzeugung von Transportmitteln erkrankten die Anstreicher durch stärkeren Gehalt des Lackes an Phenolen mit Verätzungen des Gesichtes und Reizungen der Augenschleimhaut.

Durch verschiedene Substanzen, vielleicht Benzolderivate, sonstige Teerdestillationsprodukte oder Kohlenoxyd, die sich beim Erhitzen von Asphalt über Koksfeuer entwickelt haben, scheint ein in einer Wiener Elektromaschinenfabrik beoachteter Fall von Massenpsychose mit Krampfzuständen ausgelöst worden zu sein. (? Ref.)

England.

Benzol (akute Vergiftung). Durch Einsteigen in leere Tanks ereigneten sich im Jahre 1923 2 Gruppenunfälle mit 5 (3) Erkrankungen und 3 (1) Todesfällen. Bei dem ersten Unfall war der Tank durch Jahre leergestanden und nur als Schlammreservoir verwendet worden. Es wurde angenommen, daß er keine Spur Benzol mehr enthalte, und er wurde daher weder mit Wasser gefüllt, noch ausgedämpft, noch auch nahmen die Arbeiter Atemapparate mit oder bestellten einen Wächter. Im zweiten Falle hatten Arbeiter einen Lagertank zu reinigen, der eine Mischung von Benzol und Petroleum enthielt. Der Tank war ausgedämpft und mit Luft durchgeblasen worden. Eines Tages beim Aufwühlen des Inhaltes wurden Benzoldämpfe bemerkt, und die Leute blieben daher nur immer wenige Mintuen im Tank. An einem anderen Tage, nachdem

neu ausgedämpft, aber nicht durchgeblasen worden war und wegen
Sonnenscheins im Tank große Hitze herrschte, wurden 2 von den Leuten
bewußtlos, nur der dritte, der am nächsten dem Mannloch arbeitete,
konnte sich mit Hilfe eines Burschen retten. Durch heroische Anstren-
gungen von 3 anderen Arbeitern gelang es, die beiden Vergifteten zu
bergen; künstliche Atmung und Sauerstoffzufuhr hatten nur bei einem
Erfolg. In einem dritten Falle enthielt der Tank Petroleum mit 25%
Benzol.

3 Vergiftungen mit 1 Todesfall ereigneten sich durch Austritt von
Benzol aus Destillierblasen. In dem tödlichen Falle war irrtümlich die
Wasserkühlung nicht in Gang gebracht worden, so daß der ganze Raum
mit hochkonzentriertem Benzoldampf gefüllt wurde.

Chronische Benzolvergiftung. Die Untersuchung von 10 beim Mischen und Strecken von Kautschuk in Kautschukwerken beschäftigten
Arbeitern, die dem Benzoldampf ausgesetzt waren, ergab: leichte
Magenverstimmung mit Appetitlosigkeit, öfters Bindehautentzündung,
ferner bei allen Arbeitern, die schon längere Zeit im Betriebe tätig waren,
Änderungen des Blutbildes im Sinne einer aplastischen Anämie. Daraufhin wurde das benzolhaltige Lösungsmittel durch ein alkoholisches
ersetzt, eine neuerliche Untersuchung nach 11 Monaten ergab keine
Krankheitszeichen mehr.

In einer Manufaktur von Tennisbällen aus Kautschuk fand Dr.
Henry bei 21 Mädchen, abgesehen von Blässe aus anderen Gründen,
Nervosität mit Zittern der Hände, Kopfschmerzen in 7, Müdigkeit,
Gefühl von Kranksein in 3 Fällen, Schwindel in 6 Fällen, nur 7 hatten
keine Klagen. Kopfschmerz, Schwindel, Schwäche zeigten sich bei
Neueingetretenen und gingen in einigen Tagen vorüber. In 5 Fällen
erfolgte Blutuntersuchung, und diese ergab zweimal leichte Abnahme
der roten Blutkörperchen und Änderung ihrer Form sowie Änderung
der Leukozytenformen.

Toxische Gelbsucht. Unter toxischer Gelbsucht wurden im Jahre
1922 2 Fälle von Trinitrotoluolvergiftung gemeldet, 1 leichter beim
Schmelzen und Einfüllen in die Granaten und 1 schwerer beim Entleeren
der Granaten, wobei zufällig das Material beim Auskochen der Hülsen
in die Eimer überspritzte.

Seit dem Jahre 1924 haben sich Fälle von T.N.T.-Vergiftung nur
wenig mehr ereignet, sie gingen kaum mit toxischer Gelbsucht einher,
wodurch die Ansicht eine Stütze findet, daß mit dem Aufhören des
ungewöhnlichen Verbrauches dieses Stoffes während des Krieges auch
die schweren Fälle aufhören werden. 1 leichter Fall mit leichter toxischer
Gelbsucht ereignete sich noch 1926.

Nitroderivate. 4 Fälle von Vergiftung verursachte Mono- und Dinitrochlorbenzol. Während dieses Gift in der Regel heftige Hautentzündung ohne Anilismus macht, waren hier Schmerzen und Pochen
im Kopf, Schwäche in den Beinen, Kurzatmigkeit, kleiner Puls, Zyanose,
Kollaps und in 1 Falle ein komaartiger Zustand die Folge. Die roten
Blutkörperchen waren auf 3 630 000 herabgegangen und es kamen solche

mit basophilen Körnchen vor. Es muß eine Sättigung der Kleider mit dem Gifte stattgefunden haben, die Leute waren in den Arbeitskleidern nach Hause gegangen. 2 ähnliche Fälle kamen bei einem Hydroextraktor vor.

Anilin. Von den 26 Anilinfällen des Jahres 1923 ereignete sich einer durch Austritt von Dampf in einem Kattundruckbetriebe. 6 Leute waren damit beschäftigt, mit Spitzhaue und Schaufel Eisenoxyd gemischt mit Anilin vom Boden eines Anilinapparates zu entfernen, der vorher ausgedämpft worden war. Sie hatten Arbeitskleider und Handschuhe. Um 4 Uhr 30 begann die Arbeit, um 9 Uhr fühlten sie sich krank. Es wurde angeordnet, daß sie die Kleider wechseln und sich waschen. Dies hat ihnen vermutlich das Leben gerettet.

Dr. Henry beschreibt im Jahre 1921 Vergiftungen beim Sieben von Paranitranilin, 3 Arbeiter und 1 Chemiker betreffend. Einer litt an Kopfschmerz, Schwächegefühl, Erbrechen, Schwindel, später Bewußtseinsstörungen, grauer Verfärbung von Gesicht und Lippen, Blaufärbung der Ohren, langsamer oberflächlicher Atmung, Krampf der Waden und Oberarmmuskeln, Brustbeklemmung, Schläfrigkeit ohne Schlaf, Kältegefühl der Extremitäten, Gelbfärbung der Arme und Hände und des Gesichtes durch Staub. Der Chemiker war beim Sieben dabei gewesen und nur leicht mit Kopfschmerz erkrankt. Ein Mann hatte blaue Lippen, Gefühl von Krankheit, Erbrechen. Schwer waren die Symptome bei jenem, bei dem sich Nitraanilinstaub auf der Haut fand.

Außerdem wurde eine größere Zahl von Erkrankungen bei Arbeitern beobachtet, die Apparate zur Erzeugung von Nitro- und Amidoderivaten des Benzols zu bedienen oder zu reinigen hatten oder beim Verpacken solcher Substanzen. Einmal war Tragen defekter Handschuhe die Ursache der Erkrankung, zweimal Überschäumen der Flüssigkeit eines Kochers. 2 Mädchen erkrankten, die mit anilinhaltiger Tinte Flecken aus Tischtüchern zu entfernen hatten.

Dr. Henry besichtigte im Jahre 1923 23 Anilinschwarzfärbereien mit Rücksicht auf die Doppelgefahr der Anilinvergiftung und der Chromgeschwüre. Das Anilinschwarz wird durch Oxydation eines Anilinsalzes mit Natriumchlorat oder -bichromat in Anwesenheit einer Metallverbindung, wie Kupfersulfat oder Ferrisalz als Überträger dargestellt. Die chemische Reaktion ist kompliziert, verschiedene Oxydationsmittel werden verwendet und in verschiedener Weise gebracht. Bekannt sind: 1. Oxydationsverfahren, 2. Dampf-, 3. Einbad-, 4. Zweibadverfahren. Die ersten beiden sind hauptsächlich im Gebrauch, und zwar folgen hintereiannder das Mischen, Präparieren, „Altern", Chromieren, Waschen, Trocknen. Der Prozeß des „Alterns" ist der wichtigste vom Standpunkte der Gesundheit. Dr. Henry beschreibt ihn für das Oxydations- und Dampfverfahren. Bei ersterem passiert das vorbehandelte Material auf Rollen einen auf 43—50° C oder höher erhitzten Raum, der geschlossen, aber mit Türen und Fenstern versehen ist, so daß der Vorgang beobachtet werden kann. Die Oxydation beginnt bei trockenem Stoff, doch hat die Erfahrung gelehrt, daß die Bildung der schwarzen Farbe am besten in feuchter Luft erfolgt, und so wird deshalb etwas Dampf zugelassen. Die chemischen Reaktionen sind unklar, doch tritt sicherlich Anilindampf auf, und auch Chlor dürfte zur Entwicklung kommen, das geeignet ist, bei längerer Einwirkung den Stoff weich zu machen. Daher ist gewöhnlich örtliche Absaugung vorhanden.

Bei dem Dampfprozeß ist der Raum solid konstruiert und enthält Rollen. Die Eintrittsstelle der Stoffe kann gut geschlossen werden, es wird Dampf eingelassen, und außerdem wird der Raum, um Kondensation zu vermeiden, geheizt. Der Raum muß periodisch gereinigt und zu diesem Zwecke nach Abstellen des Dampfes betreten werden. Auch hier sind die chemischen Vorgänge unklar. Dampf und giftige Gase können an der Ein- und Austrittsstelle des Stoffes, an schadhaften Stellen und am Ende der Rollen auftreten, was schwer zu vermeiden ist.

Die Arbeiter wurden klinisch, außerdem von Dr. Williamson bei 39 von ihnen auch das Blut untersucht, ebenso auch bei 3 bei der Anilinerzeugung beschäftigten Arbeitern. Die bekannten Veränderungen des Blutes, Zerstörung der roten Blutkörperchen, Umwandlung des Hämoglobins in Methämoglobin oder einen ähnlichen Farbstoff wurde bei einigen gefunden, doch waren die Veränderungen nicht schwer. Nach Williamson findet zuerst Abnahme des Hämoglobins, das in seiner chemischen Konstitution verändert wird, dann Abnahme der Zahl der Erythrozyten zwar deutlich, doch nicht in hohem Ausmaße, aber definitiv, statt. Endlich nehmen die weißen Blutkörperchen unter relativer Zunahme der Lymphoztyenzahl ab.

Die Beschreibung der Symptome kann folgendermaßen gruppiert werden: a) Blutarmut und Blässe: Blässe des Gesichtes bestand 31 mal und wurde bezeichnet als „Anämie" in 14, als „leichte Anämie" in 8 Fällen, wo die Diagnose durch die Blutuntersuchung gestützt war, als „leichte Blässe" in 9 Fällen, wo keine Blutuntersuchung erfolgt war. In 1 Falle entsprach die Blässe nicht ganz dem Ergebnis der Blutuntersuchung; der Fall betraf einen Imprägnator und Färber von 61 Jahren, dessen Gesicht von grauer Farbe war und der sonst keine Symptome hatte, doch ergab die Krankengeschichte Kopfschmerz, Schwindel, Krankheitsgefühl bei heißer Witterung. Der Blutdruck betrug 150 mm, der Mann hatte 16 Stunden die Woche vorwiegend als Imprägnator gearbeitet. Gefunden wurde eine leichte Änderung der Form der Erythrozyten. b) Zyanose: Blaue Verfärbung der Lippen, Ohren oder der Finger, doch nicht hochgradig, bestand in 12 Fällen. c) Müdigkeit wurde in 2 Fällen beobachtet, wo 48 bzw. 53 Stunden wöchentlich gearbeitet worden war, war aber nicht sehr ausgesprochen. d) Tremor fand sich in 6 Fällen, wovon 3 ausgesprochen waren. Hier konnte viermal Tabakmißbrauch nicht ausgeschlossen werden.

Anamnestische Angaben waren: Kopfschmerz, Schwindel, Schläfrigkeit, Appetitverlust. Die Arbeiter wußten, daß diese Erscheinungen in der Regel beim warmen Wetter auftreten, nicht nur im Sommer, sondern auch an nebligen Wintertagen. Ein Mischer, welcher Überziehhosen trug und die Aufgabe hatte, aufzupassen, während das Anilinöl aus einem Zapfen in einen Behälter lief, erzählte, daß er vor einigen Wochen an Erbrechen, Kurzatmigkeit und Appetitlosigkeit gelitten habe. Er arbeitete 50—53 Stunden, hatte aber gute Farbe.

Ein Mann öffnete das Spundloch einer Trommel am 4. Oktober mittags. Das Anilin rann ihm über den Kopf. Er zeigte 4 Uhr nachmittags Vergiftungserscheinungen und wurde ins Krankenhaus gebracht, wo er 4 Tage bleiben mußte.

Die Häufigkeit der Symptome überhaupt und die der schweren im besonderen nimmt mit der Länge der wöchentlichen Arbeitszeit zu.

Zusammenfassung der Blutbefunde Dr. Williamsons: Die Zählung der Blutkörperchen bei 10 Anilinschwarzfärbereien ergab, daß letztere in 2 Gruppen zerfallen. In 5 Betrieben betrug die Zahl immer über 5 Millionen, in den anderen 5 ergab die Mehrzahl der Zahlen unter 5 Millionen. Die beiden Gruppen wurden mit I und II bezeichnet. Dieser Gruppierung entsprach auch eine verschiedene Arbeitszeit, die bei Gruppe II länger war. Die Resultate der Zählungen in der Anilinerzeugung wurden in Gruppe III zusammengefaßt.

Die Zahl der Erythrozyten beträgt in der Regel 5 Millionen, nach den vorliegenden Untersuchungen aber ist sie höher, bei einem gesunden erwachsenen Mann 5,5 bis 6 Millionen. Sie betrug bei Gruppe I stets über 5 Millionen, die Arbeitszeit war kurz, die Leute vollkommen gesund. Der Färbeindex dieser Gruppe kann als normal gelten, mit ihm können die einzelnen Indizes der beiden anderen Gruppen verglichen werden. In Gruppe II zeigten einige Fälle Polychromasie und basophile Granulationen. Eine gewisse Ungleichmäßigkeit der Größe, aber keine wesentliche in der Form. In 6 Fällen der Gruppe konnte wegen Vorhandenseins von braunem Pigment die Hämoglobinmenge nicht abgeschätzt werden. Die unten angegebene durchschnittliche Erythrozytenzahl und Hämoglobinmenge ist sicherlich zu hoch, da am Tage vor der Untersuchung eine Umgruppierung der Arbeiter in einem der Betriebe stattgefunden hatte, so daß nicht alle Leute die gleiche Zeit hindurch den Anilindämpfen ausgesetzt gewesen waren. In Gruppe III zeigten die Erythrozyten Polychromasie und Größenunterschiede. Ein Vergleich der Färbeindizes der Gruppe I und II zeigt, daß bei der Blutarmut der Anilinschwarzfärber folgende Tatsachen festzustellen sind: Abnahme

   1. der Zahl der Erythrozyten,
   2. des Färbeindex,
   3. des Hämoglobins,
   4. in machen Fällen Änderung des Blutpigments,
   5. manchmal Änderungen der färberischen Eigenschaften und der Größe der roten Blutkörperchen. Wenn jeder Anilinprozeß in einem eigenen Raum vor sich ging, traten Krankheitserscheinungen seltener auf, als wenn mehrere Arbeitsvorgänge in einem Raum erfolgten, besonders dann, wenn die Arbeitszeit mehr als 35 Stunden wöchentlich betrug. Wenn an den Maschinen lokale Absaugevorrichtungen angebracht waren, waren bei unter 35 stündiger Arbeitszeit weniger häufig Krankheitserscheinungen vorhanden. Dieser Unterschied fehlt bei über 35 stündiger. Die Reihenfolge des Zumischens von Anilinöl und Salzsäure schien nur bei über 35 stündiger Arbeitszeit von Einfluß auf das Auftreten von Krankheitssymptomen, indem solche seltener waren, wenn das Anilinöl nach der Salzsäure zugesetzt wurden. (Chromgeschwüre s. o.) Der Zustand der Arbeitsräume war in den neueren Betrieben meist entsprechend, bezüglich Größe und Ventilation in kleinen Betrieben mitunter ungünstig (zum Teil unterirdische dunkle Räume, Anilin auf dem Boden ausgeschüttet, Zeichen von Anilinabsorption auf den Holzteilen und Papier usw.) In der Mehrzahl der Betriebe waren Kisten für erste Hilfe in brauchbarem Zustand, Gummifingerlinge wurden getragen, die Hände der Chromarbeiter nur in 6 Fällen visitiert. Waschgelegenheiten bestanden in verschiedener Vollkommenheit, bald große Eimer, bald Kalt- und Warmwasser, dazu mitunter chemische Waschmittel, wie Soda. Speiseräume gab es in der Mehrzahl der Be-

triebe, doch wurden nicht alle benutzt. Ein Arbeiter speiste im Mischraum oben
auf dem Anilinbehälter. Arbeitskleider wurden in einem Drittel der Fälle getragen, mitunter Beinkleider und Lederschürzen von Mischern, Gummihandschuhe standen meist zur Verfügung. Die Zahl der Untersuchten genügte nicht
für definitive Schlußfolgerungen, die Erhebungen können nur als vorläufig angesehen werden.

6. Eine geringe Änderung der Leukozytenzahl.

7. Geringe Änderung der Differentialzählung.

In Gruppe III waren die Veränderungen ähnlich, doch etwas größer, die
Leukozyten zeigten Abnahme bei relativer Lymphozytose.

Spektroskopisch zeigte sich der Oxyhämoglobinstreifen und kein Methämo-
globin. Durschchnittlich betrug bei Gruppe I (bzw. II—III) die Erythrozytenzahl
5 526 250 (5 039 304—4 730 666), die der weißen Blutkörperchen 6620 (6834—4750).
Das Hämoglobin 94,2 (84 — unbestimmbar wegen braunen Pigments) Prozent.
Färbeindex 0,85 (0,8 bis unbestimmbar), polymorphkörnige 63,2 (61—57,2) Prozent,
Polymorphe, Neutrophile, Polymorphe-Eosinophile 1,9 (1,5—3,5), polymorphe-
basophile 0,3 (0,5—0,2) Prozent, Lymphozyten 30,8 (33,5—38,0) Prozent, große
Hyaline 3,8 (3,5—1,6) Prozent.

Fälle mit Einführung der Anzeigepflicht. Die gewerblichen Vergiftungen mit Anilin und Anilinderivaten sind seit 1925 anzeigepflichtig,
in diesen 2 Jahren sind zusammen 64 Erkrankungen, darunter 3 tödliche, vorgekommen, davon 4 Fälle mit Blasentumor, von denen 2 tödlich waren. Von den übrigen 60 Fällen fallen 17 auf die Herstellung
von Zwischenprodukten (Dinitrobenzol, Dinitrotoluol, Trinitrotoluol),
14 auf die von Anilin, 13 auf Paranitranilinstaub, 3 auf Paratoluidin,
6 auf Färben mit Anilinschwarz, 3 auf Abkratzen von Farben, 4 auf
andere Operationen.

Die Hälfte der Fälle ereignete sich von Mai bis August, so daß warmes
Wetter eine gewisse Bedeutung für das Entstehen der Vergiftung
haben dürfte. Eine Firma hat daher diese Arbeiten in der warmen
Jahreszeit aufgegeben, in einem anderen Betriebe wurde aus demselben
Grunde solche Arbeit frühmorgens oder spät abends ausgeführt. Die
Dauer der Beschäftigung in diesen Industrien scheint viel kürzer als
meist in anderen, so daß die Gefahr eines starken Arbeiterwechsels zu
bestehen scheint. In den 3 größten Betrieben dieser Art sind ausgezeich-
nete Einrichtungen bezüglich Eß- und Badeeinrichtungen und Abort-
anlagen getroffen. In einem der Betriebe steht ein Arzt immerfort
zur Verfügung. In den beiden anderen besteht auch eine ärztliche
Aufsicht, wenn auch im minderen Ausmaße. Manche von den Vergiftungen zeigen, wie rasch Anilin als Flüssigkeit (Anilinöl) auf Kleider
verschüttet oder als Staub (Paranitranilinverpackung) im Wege der
Haut vom Blut aufgenommen wird, wo es Veränderungen setzt, die
die Sauerstoffversorgung der Gewebe verhindern. Nach Henry trat
bei 2 Arbeitern, die in Druckereien mit dem Diazotieren beschäftigt
waren, Kurzatmigkeit, Erbrechen und halbstündige Bewußtlosigkeit
auf, ein dritter litt in gleicher Weise durch Paranitranilin.

Blasenkrebs. 2 Fälle von Blasenkrebs ereigneten sich in chemischen
Betrieben. Der eine Mann, 56 Jahre alt, war 33 Jahre berufstätig,
davon 16 mit β-Naphthol, Naphthylamin und Reinigung von Roh-
naphthalin, 17 Jahre beim Nitrieren von Naphthalin, Toluol und

Xylol beschäftigt, der andere 68 Jahre alt, hatte 6 Jahre bei der Reinigung von Anthrazen und 30 Jahre bei der Nitrierung von Alizarin gearbeitet, wobei er mit Anthrachinon B, Anthrachinonsulfosäure, Alizarin und Benzol in Berührung kam.

Ursol. Dr. Bridge hat genaue Erhebungen über die Dermatitis der Ursolfärber (Parametaphenylendiamin) angestellt. Die reizende Wirkung auf die Haut ist bekannt, die Zahl der Befallenen infolgedessen gering. Die Waschgelegenheiten in den Betrieben waren nicht immer günstig. Es werden verschiedene Verfahren zur Entfernung der Farbe von der Haut angewendet, so z. B. eine Mischung von Wasserstoffsuperoxyd und Ammoniak oder Kaliumpermanganatlösung und hierauf schwache Säure. Alle oder manche von diesen Waschmitteln können bei empfindlicher Haut Dermatitis verursachen. Gewöhnlich tragen diese Arbeiter Handschuhe.

Niederlande.

Ein 24jähriger Neger, Laboratoriumsdiener eines Petroleumbetriebes, stürzte beim Tragen einer 20-Liter-Anilinflasche über einen Müllkasten, die Flasche brach und der Inhalt ergoß sich zum Teil über seine Kleider. Es dauerte über eine halbe Stunde, bis er gereinigt wurde, trotz Warnung und trotz Schwindelgefühl wechselte er nicht die Kleider und ging später heim in sein Zimmer. In der Nacht hörte man ihn lärmen. Er wurde erbrechend angetroffen, am nächsten Tage Spitalsbehandlung, Gefühl von Spannung im Bauche und zeitweiliges Erbrechen. Harn dunkel. Hämoglobingehalt 45, Puls frequent, nach 6 Tagen Heilung.

In einer Linoleumfabrik mit 75 kg Paraffinverbrauch und Lösung desselben in 250 Liter Terpentin innerhalb zweier Tage zum Glätten des Linoleums, welches zwischen Rollen durchgeschoben wird, die mit dieser Lösung getränkt sind, klagten die Arbeiter über nervöse Zustände. Das angebliche Terpentin erwies sich als Xylol.

Ein 40jähriger Mann mengte in einem chemischen Betriebe verschiedene Stoffe, wobei täglich 30—40 Liter Benzol verbraucht wurden. Er klagte über Kopfschmerz und Schwindel, eine Änderung des Arbeitsverfahrens wurde vorgeschrieben.

3 Fälle von Benzolvergiftungen ereigneten sich in einer Asphaltfabrik, eine Trinitroluolvergiftung bei einem Färber.

Ein Fall von Ekzem ereignete sich beim Färben mit Eisenrot, einer Anilinfarbe, nach vorheriger Anwendung einer Beize.

Ein Arbeiter, der sich bei der Vanilinerzeugung über ein offenes Faß mit warmem Benzol beugen mußte und die Dämpfe einatmete, erkrankte mit Kopfschmerzen und Schläfrigkeit. Ein weiterer Fall betraf eine Arbeiterin, die in einer Druckerei als Farbenspritzerin beschäftigt war.

Die Untersuchung der mit dem Anstrich von Flugzeugen beschäftigten Arbeiter in 3 Flugzeugfabriken ergab nur wenig Klagen über Schläfrigkeit, als Anstrich werden Titanin und Kaki verwendet. Ersteres enthält Azetylzellulose, gelöst in 80% Benzol, dann Methylalkohol,

Amylazetat und Spuren von Azeton. Letzteres Anstrichmittel enthält gleichfalls Azetylzellulose, gelöst in 40% Amylazetat und Benzol, ferner Äthylazetat und Methylalkohol. Ein Muster Blaulack aus einer der Fabriken enthielt 60% Äthylazetat, 35% Amylazetat und 5% Methylalkohol. In einigen Fällen wurde Herabsetzung des Blutfarbstoffgehaltes auf 75—80% und mäßige Leukopenie beobachtet.

Belgien.

H. Craen (Antwerpen) macht einige Bemerkungen über den Anstrich von Schiffsrümpfen, Oberbau und Kabinen der Schiffe, deren Reinigung und Instandhaltung.

Aus äußeren Gründen kommen nach dem Kriege wieder Holzschiffe in Verwendung. Zum Schutze des Rumpfes dienen verschiedene Stoffe, so pflanzlicher Teer, dieser hat keine nennenswerten Reizwirkungen auf den Arbeiter, offensiver ist Pech, besonders weil dieses mittels Koksbecken erhitzt werden muß.

Bei größeren Schiffen verwendet man Bleianstriche (Minium, Bleiweiß) in mehreren Lagen übereinander, wodurch die Gefahr der Bleivergiftung gegeben ist.

Gegen die Entwicklung einer reichlichen Flora und Fauna auf dem Schiffsrumpfe dienen verschiedene Anstriche, die unter diversen Namen in den Handel kommen und fast alle reichlich Arsensalze enthalten. Das Lösungsmittel ist Benzol, Benzin u. a.

Diese Stoffe schädigen den Arbeiter beim Entweichen und bewirken die bekannten Symptome der Benzol- bzw. Benzinvergiftung. Ausgesprochene Arsenvergiftungen konnten festgestellt werden.

Die feinen Firnisse, mit denen einzelne Schiffe wie Privatyachten gestrichen werden, verursachen leichte Bindehautentzündungen usw.

Beim Streichen der Kabinen wird ebenfalls Bleiweiß verwendet, die hohe Temperatur, die bei der Arbeit im Schiffsinneren oft herrscht (40—45° C), macht die Arbeit gefährlicher. Noch mehr gilt dies für den Anstrich im Doppelboden der Schiffe, wo die Luft in den ganz besonders engen Räumen durch den Rauch der mitgebrachten Lampen bald fast irrespirabel wird. Hier werden in den Holzschiffen Pech und bitumenartige Substanzen verwendet. Letztere bilden gasförmige Produkte, die nach Kreosot riechen und zum Husten reizen.

Bei dem Anstrich der großen Stahlschiffe führt die gebotene Geschwindigkeit bei der Herstellung des Mennige- und Bleiweißanstriches auf den enorm großen Flächen zu ungünstigeren Gesundheitsverhältnissen als sonst bei ähnlichen Arbeiten. Die neuerdings verwendete Reinigung der anzustreichenden Flächen mittels Sandstrahlgebläse führt zur Bildung großer Mengen feinen Silikatstaubes, der bis in die Lungen des Arbeiters eintritt. Bei den späteren Operationen wird ähnlich wie bei den Holzschiffen Bleiweiß verwendet. Zum Anstrich der Kabinen dient auch wieder Mennige, die gebotene Raschheit der Trocknung führt zur Verwendung von Körben mit glühendem Koks, wodurch die Möglichkeit von Kohlenoxydvergiftungen gegeben ist.

Bei der Reinigung des Schiffsrumpfes sind Gesundheitsgefahren durch das Abbürsten und die Verwendung der verschiedenen Reinigungsmittel von geheimnisvoller Zusammensetzung, die entweder ätzende, die Haut stark angreifende Substanzen enthalten oder aber auch Benzol, Xylol usw., neuerdings gegeben. Verfasser kommt zu folgenden Schlüssen: 1. Beim Anstrich von Schiffskielen müssen alle gesetzlichen Bestimmungen über Anstrich von Gebäuden und Verwendung von Bleiweiß aufs strengste angewendet werden; 2. die Überwachung dieser Arbeiten muß eingerichtet und erleichtert werden; 3. es müssen alle Ursachen von Gesundheitsschädigungen an Bord von Seeschiffen erhoben und die Maßnahmen und Vorschriften zu ihrer Hintanhaltung angeordnet werden.

Teer, Öl usw.[1].

Deutsches Reich.

Ekzeme traten bei hierfür empfindlichen Personen auf durch Kreosot enthaltende Stoffe, die als Rübölersatz verwendet wurden, dann sehr zahlreiche Fälle durch Schmieröl, in Ziegeleien und Schamottefabriken, an den Handpressen wurden durch Formöl aus Braunkohlenteer Hautentzündungnen hervorgerufen, die sich zuweilen auf die Unterarme und sogar auf den ganzen Körper verbreiteten.

Fälle von Akne beobachtete man an Arbeitern in Isolatorenfabriken.

Sangajol (aus Erdöl gewonnen) und Tetralin als Terpentinersatz führten in einer Reihe von Fällen zu Ekzemen. Die Erkrankung konnte durch Waschen mit warmem Wasser und Einreiben mit Glyzerin meist verhütet werden.

Häufig waren Hauterkrankungen in Kunstharzfabriken. Durch Beistellung eigener Arbeitskleider, tägliches Ausdämpfen und häufiges Waschen derselben wurde die Erkrankung bekämpft. Nicht alle Arbeiter waren empfänglich, ein Teil erlangte Immunität durch einmaliges Überstehen.

In manchen Teerbetrieben ist die Einrichtung getroffen, daß gefährliche Teerarbeit nur abwechselnd mit Freiluftarbeit ausgeführt wird. Die größere Empfindlichkeit blonder Personen spricht für das Bestehen einer photodynamischen Wirkung von Teerbestandteilen.

Paraffin. In einer Fabrik galvanischer Elemente und unter den Raffinierarbeitern einer Teerdestillation bei den Pressen kamen Paraffinerkrankungen vor. In einem Falle ein angeblich über den ganzen Körper verbreiteter Paraffinkrebs.

Individuell sehr verschieden ist die Empfindlichkeit gegen Terpentin, der bei einem Teil der Arbeiter schwere Hauterkrankungen hervorrief.

Pech. Ekzeme der Haut und Augenbindehautkatarrhe waren häufig in Pechmühlen und sonst auch durch Pechstaub, nicht aber durch flüssiges Pech. In einer oberschlesischen Steinkohlenbrikettfabrik

---

[1] Siehe auch Hautkrankheiten.

waren deshalb allmonatliche Augenuntersuchungen nötig. Zum Schutze der Haut gegen Pechstaub und Pechdunst erfolgt dortselbst Einreiben mit einer Masse aus Schlämmkreide, Wasser und Glyzerin. Bei einem Pecharbeiter wurde ein Hautkrebs, ferner vom Gewerbemedizinalrat bei einem 39jährigen Arbeiter nach 4jähriger Pecharbeit ein kleines Epitheliom am Augenlid beobachtet.

In zwei chemischen Fabriken erkrankten in der Salzsäuregewinnungsanlage mit dem Reinigen der Kondensationstürme beschäftigte Arbeiter trotz säurefester Anzüge an langwierigen Hautausschlägen verschiedener Körperteile, wiewohl sie nach jeder Schicht badeten. Die Betriebsleitung führt die Erkrankungen auf Teerbestandteile zurück, die von dem Teeranstrich des Salzkuchentransportbandes herrühren, der das Anbacken der Kuchen verhüten soll. Der haften bleibende Teer gelangt mit in die Hargreaves-Apparate, wo er unter Bildung gechlorter Kohlenwasserstoffe verdampft. Um die durch die Teergase mit der Zeit eintretende Verstopfung der Türme, die ihre Reinigung erforderlich macht, möglichst lange hinauszuschieben, werden sie nunmehr statt mit tellerförmigen Platten mit Tonringen ausgesetzt, die den Gasen größere Durchgangsöffnungen bieten (s. a. Chlor S. 57).

Österreich.

Ölekzeme wurden in einer Klagenfurter Zementziegelfabrik durch den Anstrich von Ziegelformen mit Karbolineum beobachtet. In einer chemischen Fabrik waren die im Vorjahre häufigen Schmierölekzeme durch verbesserte Wascheinrichtungen usw. an Zahl bedeutend reduziert worden.

Ein Eisenwarenfabrikarbeiter litt durch Teeren von Schaufeln an Gesichtsfurunkulose.

Ein Arbeiter eines Eisenwerkes des Leobner Bezirkes litt durch Tragen mineralölbestrichener Bleche an Paraffinkrätze, da das Öl beim Transport Kleider und Hosen durchtränkte. Die meisten Arbeiter einer Innsbrucker Zementfabrik erkrankten an Ekzemen durch das Einölen eiserner Formen und deren nachträglichen Transport, das Öl bestand lediglich aus Leuchtpetroleum. Körperreinigung wurde vorgeschrieben.

Durch die Arbeit des Tauchens in eine Teerlösung traten Fälle von Furunkulose und chronischem Ekzem, durch Eintauchen von Papier in ein heißes Paraffinbad, Akne und Ekzem auf. Desgleichen bei Naphthalinarbeitern, deren Schuhe mit öligen Rückständen der Naphthalinbereitung durchtränkt waren. Hier kam es besonders im Sommer zu akuten Hautentzüdungen.

England.

Erhebungen im Jahre 1920. Dr. Bridge hat im Jahre 1920 die Fälle von Hautentzündung durch Paraffin und Mineralöl (heute viel seltener als während des Krieges) untersucht und in zwei großen chemischen Betrieben Hautentzündung durch Dinitrochlorbenzol festgestellt. In dem einen der letzteren wurden innerhalb 10 Monaten 66 Mann befallen. Die große Ähnlichkeit der Öldermatitis, welche hauptsächlich die Follikel über der ulnaren Oberfläche der Unterarme befällt, mit dem Frühstadium der Hauterkrankung bei den Teer-, Pech- usw -arbeiten ist wichtig. Wenn auch von schwererem Typus, sind die Hauterkrankungen bei den Teerarbeitern ziemlich identisch mit denen bei Mineralöl.

Teeröl in Ziegelwerken, verwendet zur Verhinderung des Anklebens frischer Ziegel aneinander und an der Ziegelpreßmaschine, wurde auch als Ursache einer ähnlichen Hauterkrankung gefunden. In einem Werk dieser Art mit 3 Personen, einem Mann und 2 Frauen, hatte der Mann, seit 18 Jahren beschäftigt, eine chronische Entzündung der Follikel mit etwas Verhornung. Das Leiden hatte 1 Jahr nach Arbeitsbeginn angefangen, eine von den Frauen, seit 1 Jahre beschäftigt, litt an einem leichten Erythem und Rauhigkeit der Haut.

Erhebungen an Teerarbeitern in Wales 1920—1922. Bemerkenswert war die Schwierigkeit, bei den Patentfeuerarbeitern in Südwales eine ärztliche Untersuchung durchzusetzen, um das Fortschreiten von Erkrankungen, bis sie inoperabel werden, zu verhindern. Die Leute hatten zuerst selbst darum gebeten, ihr Interesse schwand aber, als sie sahen, wie lange es dauert, bis Arbeitsunfähigkeit eintritt. Der Versuch, durch Flugblätter, in denen die Aufmerksamkeit auf die Untersuchung gelenkt wird, die Leute zu beeinflussen und sie auf diese Weise aufzufordern, sich in einer Liste einzutragen, erregte ihren Verdacht. Endlich gelang es mit Hilfe der Werksbesitzer wenigstens vollständige Listen aller Beschäftigten mit Alter und Berufsalter und genaue Angabe eines jeden einzelnen zu erhalten. Mit Rücksicht auf den langsamen Verlauf der Krankheit entschloß man sich, die Bemerkung: „Untersuchung ist von nun an erforderlich" nur bei über 30jährigen, seit mehr als 10 Jahren Berufstätigen, die bei ausgesprochen gefährlicher Arbeit beschäftigt waren, anzufügen. Ungefähr 20% der etwa 1900 Mann starken Belegschaft in Swanseea und Port Talbot (die entsprechenden Zahlen für Cardiff und Newport betrugen 767 und 28%) fielen unter obige Anmerkung. Die Untersuchung wurde nunmehr von den Gewerkschaften organisiert, die Kosten übernehmen die Werksbesitzer, diese erhalten auch Berichte über den allgemeinen Gesundheitszustand der Leute, aber ohne Nennung der einzelnen Namen. Die Untersuchung erfolgt nicht bei allen Arbeitern, bei denen sie wünschenswert wäre. Zur Untersuchung stehen in den beiden Distrikten Ärzte (Dr. Scholberg in Cardiff, Dr. Sladden in Swansea) zur Verfügung. Ersterer zieht für die Pechwarzenbehandlung Wegätzen mit Kohlensäurebehandlung vor.

Aus dem Berichte des Dr. Sladden wäre folgendes zu bemerken: Die gegenwärtige Arbeitsstockung hat die Untersuchung verhindert, wenn aber regelmäßige Beschäftigung in den Patentfeuerungsbetrieben eingetreten sein wird, werden die Untersuchungen, die der Mehrzahl der Arbeiterschaft willkommen sind, ohne Schwierigkeit durchführbar sein. Nur einzelne, besondere ältere Leute sind mißtrauisch, doch haben die Bemühungen der Gewerkschaften ihren Widerstand zum Teil beseitigt.

Die Untersuchung wurde in der Dockarbeiterhalle durchgeführt, die die gesamte Gewerkschaft zur Verfügung stellte, als sie die Organisation der wöchentlichen Untersuchungen unternommen hatte. Nur gelegentlich kommen Einzelfälle ins Krankenhaus. Manche nur kurz Berufstätigen (nach obigem nicht untersuchungspflichtig) stellen sich selbst zur Untersuchung. Diese größere Bereitwilligkeit dürfte durch vorangegangenen Militärdienst mit seiner ärztlichen Untersuchung, durch größeres Interesse für die Pechschäden bei jüngeren Arbeitern und deren relativ große Zahl infolge der Zunahme dieser Berufsgruppe hervorgerufen sein. Die Leute werden in der Regel einzeln ausgezogen, bis zu den Knien besichtigt, alles pathologische wird auf Karten verzeichnet. Dort gelangen auch die Personalien (Dauer und Art der Beschäftigung, Alter, Wohnort, Nationalität) zur Aufzeichnung. In 1 Stunde werden 8—10 Personen untersucht.

Groß ist die Zahl der Hausmittel, die Beifall bei den Leuten finden, darunter sind die merkwürdigsten Mittel. Wenn die Warzen ein ganz gewöhnliches Aussehen haben, wird die Behandlung nur auf Wunsch eingeleitet. Bei solchen von ungewöhnlichem Aussehen oder größerer Ausdehnung (mehr als 0,6 cm Durchmesser) und Entzündungserscheinungen erfolgt neuerliche Untersuchung nach kurzer Zeit, eventuell chirgurische Entfernung im Krankenhause, mitunter histologische Untersuchung. Dr. Sladden klassifiziert die Untersuchten folgendermaßen: 1. keine Hauterkrankung, 2. Berufserythem, 3. Pechwarzen, 4. Epitheliom. Das flache Papillom ist weit häufiger bei den Pechwarzen, das hängende weiche fehlt.

Dr. Sladden untersuchte Arbeiter in 5 jährigen Altersklassen von 15 bis über 50 Jahren in folgender Anzahl: 2—7—16—17—25—19—21—51 zusammen also 158. Von den Untersuchten litten an Erythem 0—0—2—3—3—4—3—4—3—2 zusammen 17. An Pechwarzen 0—0—3—3—7—8—7—29 zusammen 57. An Epitheloim 9, alle im Alter von mehr als 50 Jahren.

Bei der Gruppierung nach dem Berufsalter: 1—5—10—15—20 über 20 Jahre litten an Erythem 4—7—2—2, an Pechwarzen 7—6—8—5—31, an Epitheliom 0—2—0—1—6 Arbeiter.

Bösartige Geschwülste treten nicht vor dem 50. Lebensjahre auf, nach diesem Alter zeigen etwa $^4/_5$ der Leute einen gewissen Grad von Hauterkrankungen, meist gewöhnliche Warzen.

Hauterytheme können nach dem 30. Lebensjahre unabhängig von der Länge der Berufstätigkeit auftreten. Pechwarzen werden gewöhnlich vom 35. Jahre an bemerkt. Trotzdem zeigen auch unter den lange mit Pecharbeit Beschäftigten etwa ein Fünftel derer mit einem Berufsalter von 20—40 Jahren keinerlei Hautaffektion. Derzeit ist noch nicht zu entscheiden, ob bei solchen Leuten das Freisein von jeder Hauterkrankung ihrer persönlichen Reinlichkeit oder günstigeren Verhältnissen im Betrieb oder einer gewissen natürlichen Immunität zuzu-

schreiben ist, die wieder auf die Beschaffenheit der Haut und Schweiß-
drüsen oder auf tiefer liegende individualphysiologische Beschaffenheit zurückgeführt werden muß.

Demnach sind die Bedingungen, die zur Bildung von Pechwarzen
führen, derzeit noch nicht sichergestellt. Ihre Entwicklung zum Epitheliom läßt sich praktisch leicht kontrollieren, wenn alle Pecharbeiter
über 30 Lebens- und 10 Berufsjahren einer entsprechenden ärztlichen
Untersuchung unterworfen werden, vorausgesetzt, daß einzelne Arbeiter
im Anschluß an diese periodischen Untersuchungen Entfernung der
Warzen zulassen. Mit anderen Worten unter bestimmten Bedingungen
ist der Pechkrebs eine vermeidbare Krankheit.

Dr. Scholberg gibt eine tabellarische Zusammenstellung seiner
Untersuchungen von November 1919 bis November 1920, dann eine
weitere über die Zahl der positiven Befunde und der Karzinomfälle
(vgl. Originalbericht pro 1920, S. 129).

In Prozenten auf die Gesamtzahl der gleichen 5jährigen Berufs-
altersgruppe berechnet, ergaben sich die folgenden Zahlen von Personen mit Hautaffektion nach einer Beschäftigungszeit von weniger
als 5 bis zu mehr als 30 Jahren in den einzelnen Jahrfünften: 3,33 —
29,72 — 32,43 — 26,31 — 53,12 — 44,44 — 46,66. Die Gesamtheiten sind
jedoch zu klein, um allgemeine Schlüsse zu erlauben.

Die ärztliche Untersuchung hat trotz der relativ kleinen Zahl der
Untersuchten gewisse, recht interessante Aufschlüsse gegeben. Die
Leute waren aus Gründen, die zur Zeit der Untersuchung nicht zu-
trafen, mißtrauisch wegen des Zweckes derselben und fürchteten für
ihre Weiterbeschäftigung.

Daß ein derartiger Verdacht nicht auf diese Arbeitergruppen beschränkt ist, ergibt sich aus Vorkommnissen unter den Walliser Berg-
leuten, als nämlich hier die Bergwerksbesitzer mit Rücksicht auf Ent-
schädigungsansprüche, die ihnen ungerechtfertigt erschienen, ärztliche
Untersuchung einführen wollten, drohten die Arbeiter mit Streik.

Die ärztliche Untersuchung stellte im vorliegenden Falle fest: 1. allgemeine Körperbeschaffenheit (meist gut, ebenso wie der Reinlich-
keitszustand mit Rücksicht auf die Art der Arbeit, die Leute hielten sehr
viel auf Waschungen, und es spricht für ihre Energie, daß sie am Ende
einer langen Arbeitsschicht sich noch reinigten). 2. Klinische Beobachtungen über Pechwarzen. Diese zerfallen in zwei Arten a) das hängende Papillom mit dünnem Stiel, Bruchteile eines Zentimeters lang.
Solche Warzen pflegen lange zu bestehen und keine Beschwerden zu
machen. Nur am oberen Augenlid, wo sie oft auftreten, werden sie unangenehm, sie werden dann meist ausgekratzt. b) Das flache Papillom,
nur wenig sich über die Hautoberfläche erhebend, mit breiter Basis
und flacher Spitze. Es kommt einzeln oder in Gruppen vor, gerne
rückwärts am Nacken oder entlang dem Musculus sternocleido-
mastoideus. Die Leute wissen oft nichts von der Existenz ihrer
Warzen, da sie klein sind, meist kleiner als stecknadelkopfgroß.
Dieser Typus von Warzen kann jedoch sehr rasch an Größe zu-

nehmen, rezidiviert nach Kauterisation und degeneriert mitunter karzinomatös, wenn er nicht operativ behandelt wird. Immerhin ist nach neuen Beobachtungen die Zahl der Warzen, die groß wurden und Behandlung erforderten, relativ gering.

Die Warzen, gleichgültig ob hängend oder flach, werden bei geringer Größe am besten mit Kohlensäureschnee entfernt, da chemische Ätzmittel, wie Chromsäure oder Salpetersäure, die Gewebe zu schnell zerstören, Eiterungen verursachen und so indirekt das Rezidiv befördern. Größere Warzen werden am besten chirurgisch entfernt. Vor der Operation muß die Warze durch Erwärmen gereinigt werden. Trotzdem sieht man mitunter Vereiterungen. Nur die Erfahrung kann lehren, ob die gegenwärtigen Anschauungen richtig sind.

Erhebungen ab 1923. Beim Besuche einer Reihe von Gaswerken schien das Interesse vieler Unternehmer und Betriebsleiter für die Beistellung von Wascheinrichtungen usw. für die Beschäftigten überraschend groß. Nicht selten ist das Auftreten von Karzinom lange Zeit nach dem Aufgeben des Berufes. Ein 78- und ein 75jähriger Mann, beide seit 28, bzw. 17 Jahren nicht mehr Gasarbeiter und im Ruhestand lebend, wurden von der Krankheit befallen.

Die Untersuchung von 28 Arbeitern eines Betriebes, die durch pechhaltigen Staub Hautaffektionen bekommen hatten, im Jahre 1923 ergab die charakteristische kupfrige Pigmentation, Follikulitis, verhornte Gebiete der Haut, aber nur in einem Fall Zellwucherung. Die meisten Leute waren unter 40 Jahre alt, und mit Rücksicht auf die relativ kurze Berufszeit durfte keine Prognose gestellt werden. Die Firma entschloß sich dennoch, unschädliches Material zu verwenden.

Im Anschluß an einen Todesfall an Epitheliom in einer Teerdestillation wurde auf Wunsch des Richters Nachdruck gelegt auf die Frage der periodischen ärztlichen Untersuchung, damit die Diagnose vor der Inoperabilität gestellt werde. Die Unternehmer waren einverstanden, und gleich bei der ersten Untersuchung wurden 3 Fälle von Scrotumepitheliom gefunden. In einem anderen Werk war unter 72 Arbeitern ein Fall mit dringlicher Operation. Dr. Henry untersuchte 24 14—42-jährige Teerarbeiter. Er fand Follikulitis 7mal, Warzen 6mal, Epitheliom 4mal, Balgdrüsenzysten 4mal, ulzerierte Hornhaut 2mal, Keratose 1mal, trockene Dermatitis 1mal. In einem Holzkreosotwerk mit 66 jüngeren Arbeitern (13—30 Jahre alt) zeigten 2 Hautnarben nach Operationen, zahlreiche hatten Warzen an verschiedenen Körperstellen.

Die im Jahre 1920 für Epitheliom eingeführte Anzeigepflicht scheint, wenigstens was Epitheliom durch Schmieröl betrifft, in den ersten Jahren nicht genau befolgt worden zu sein. Dies geht aus den Zahlen für die Skrotumepitheliome der Spinner hervor, die 1902—1922 im königlichen Spital zu Manchester behandelt worden sind (69). Dr. Henry hat für die Zeit 1907—1923 145 Fälle von Spinnerepitheliom festgestellt, von welchen 135 das Skrotum, die übrigen Arme, Handgelenke, Schenkel oder Fuß affiziert hatten. Der jüngste, bei dem die Diagnose gestellt wurde, war 32 Jahre alt, über 90% waren über 40 Jahre,

die meisten hatten ihre gesamten Arbeitsjahre bei der Baumwollspinnerei zugebracht, 47 waren an dem Leiden gestorben, 83 waren
noch am Leben, aber bei 5 davon das Leiden bereits inoperabel. Bei
13 war das Operationsergebnis unbekannt. Ursache der Erkrankung
ist das Anlehnen an den Winder, wo immmer etwas Öl daran ist. Dies
ist aber nicht die einzige Ursache der Erkrankung, da das Öl an den
Kleidern der Spinner zu finden ist.

Seitdem nach 1850 das tierische Öl durch Mineralöl ersetzt wurde,
sind die verschiedensten Arten von Erdöl zum Schmieren in Verwendung. Es scheint, daß jeder Erkrankte mit Teeröl oder mit amerika-
nischem Öl in Berührung gekommen ist.

Die Zunahme der Fälle im Jahre 1924 beruht auf der häufigeren
Diagnose von Skrotumkarzinom durch Schmieröl bei Baumwoll-
spinnern. Das Gericht hat entschieden, daß das Skrotumepitheliom
der Entschädigung unterliegt, daher wird jetzt der Sache größere Aufmerksamkeit zugewendet.

Von den im Jahre 1904 gemeldeten Fällen hatte die Mehrzahl in der
Baumwollspinnerei gearbeitet, und zwar 20—63 Jahre. 4 hatten sich
zeitweilig ($1^1/_2$—$1^1/_4$ Jahre) von dieser Arbeit zurückgezogen, 33 waren
auch anderweitig, aber immer hauptsächlich in der Baumwollspinnerei
beschäftigt gewesen. 44 von den 107 Fällen waren tödlich, von den
ganzen festgestellten 252 Fällen sind bisher 106 (42%) an der Krankheit gestorben.

27 Fälle von Hautkrebs durch Öl von 1905—1924 haben sich in anderen Industrien ereignet: 1 Zwirner, 2 Baumwollweber, 1 Kamm-
garnspinner, 8 Maschinisten, 2 Monteure.

Tabelle 3.
Erkrankungen (und Todesfälle) im gewerbl. Epitheliom.

Industrie	1920	1921	1922	1923	1924	1925	1926	Summe
Patentfeuerungserzeugung (Pech)	38	17	19(1)	14(1)	11	25(2)	27	143(5)
Teerdestillation (Pech und Teer)	4	9(2)	6	14(1)	15(2)	23(4)	18(2)	89(12)
Gaswerke (Pech und Teer)	4(1)	4	2(1)	6(1)	1(2)	9(2)	15(9)	41(16)
Erdölraffinerien (Parafifn)	3	—	5(1)	6	2(1)	4	2	22(2)
Spinnerei (Mineralöl) . . .	—	—	—	15(1)	79(17)	78(35)	88(20)	260(73)
Andere Betriebe (Mineralöl)	—	—	—	1	11(1)	15(11)	21(15)	48(27)
Sonstiges (Pech, Teer, Kreosot, Anthrazen)	4	2	—	2	4(1)	6	16(2)	43(3)
Zusammen	45(1)	32(2)	32(3)	58(4)	123(24)	160(55)	187(49)	637(136)

Bei den tödlichen Fällen vergehen mehrere Jahre zwischen Erkennung und Tod, um so leichter ist die rechtzeitige Behandlung möglich. Daher ist die periodische ärztliche Untersuchung von großer Wichtigkeit. Dr. Body hat unter 230 Untersuchungen von Pecharbeitern
11 Fälle von Skrotumepitheliom gefunden. Die durchschnittliche Zeit

der Arbeitsunfähigkeit bei erkrankten Spinnern im Jahre 1926 betrug
17,8 Wochen.

Im Jahre 1925 wurde ein Merkblatt für Spinner betreffend die Notwendigkeit rascher Behandlung der Hautkrankheit herausgegeben.

In diesem Jahre wurden die seit 1876 bekannt gewordenen Fälle
von Spinnerkrebs zusammengefaßt, es waren 539. Befallen war das
Skrotum in 83,5%, andere Körperteile in 16,5% der Fälle. Bei 2,6% hatte
die Arbeitszeit weniger als 20 Jahre, durchschnittlich 40 Jahre betragen, die kürzeste Arbeitszeit 10, die längste 63 Jahre. In 13 Fällen
hatte die Krankheit 1—14 Jahre nach dem Abgang von der Arbeit begonnen. Bei Vernachlässigung tritt der Tod in der Regel 3 Jahre nach
dem Beginn der Krankheit auf. 37,7% der Erkrankten war 21 Jahre
nach der Operation noch am Leben. Von 6,5% war nichts bekannt,
55,8% waren tot. Da im Jahre 1924 27 Spinner an Skrotalepitheliom
starben, betrug mit Rücksicht auf die Gesamtzahl von 49 bis 50000
Spinnern in England die Mortalität an dieser Krankheit 0,5%.

Untersuchungen von Middleton in Spinnereien ergaben das Vorhandensein von kleinsten Öltröpfchen in der Luft. Ihr Durchmesser
betrug auf ihrem Objektträger 2—10μ, beim Schweben in der Luft
also bedeutend weniger. Die Tröpfchen müssen sich demnach in der
Atmosphäre halten. Mit Owens Staubzähler bestimmt betrug die Zahl
gleich nach dem Ölen an der Spindel 38 pro Kubikzentimeter, 2 Stunden später 4. Der Nachweis von Öltröpfchen in der Luft legt den Gedanken nahe, daß auch eine Wirkung dieser suspendierten Ölteilchen
auf die menschliche Haut möglich ist. Wenn auch die Menge sehr klein
ist, ist doch eine kummulative Wirkung denkbar.

Die obige Tabelle gibt eine Übersicht über alle Epitheliomfälle,
die sich seit Einführung der Meldepflicht in den verschiedenen Industrien
ereignet haben.

17 Brikettarbeiter erkrankten an Bindehautentzündung durch Hacken,
Auf- und Abladen von Pech.

Niederlande.

In 6 Brikettfabriken wurden im Jahre 1922 zusammen 384 Arbeiter
untersucht; von diesen litten 146 an Injektion der Bindehaut, 162 an
Augenbindehautentzündung, 4 an chronischen Hautleiden, je 14 an Pechwarzen und Pechpocken. 224 an Talgdrüsenerkrankungen, 5 an Pa-
pillomen.

Verschiedene Gifte.

Deutsches Reich.

Alkaloide. In den Behringwerken in Marburg ereigneten sich durch
Atropin und Veratrin Vergiftungen. Bei 2 Verpackern von pharma-
zeutischem Strychnin kamen einige leichte Fälle von Strychninver-
giftung mit Steifigkeit der Beine und der Kaumuskeln vor. 3 Arbeiter,
die mit Opiumalkaloiden beschäftigt waren, erkrankten, vermutlich

durch Morphiumpulver, mit pockenartigen, nässenden Ausschlägen an den Händen, Armen und Gesicht. Sie waren 2 Tage arbeitsunfähig.

In einer Konservenfabrik erkrankten 25 Arbeiterinnen bei der Verarbeitung von Morcheln mit Augen-, Kehlkopf- und Bronchialkatarrh. Sie waren mit dem Waschen der Morcheln beschäftigt gewesen, das durch kurzes Aufkochen in Bottichen geschieht. Wahrscheinlich gelangt die Helvellasäure der Morchel hierbei in die Luft und ruft die Erkrankungen hervor.

Zucker. Eine Erhebung des Zustandes der Gebisse in den Badischen Zucker- und Schokoladenfabriken ergab folgendes: Durch die aus dem Zuckerstaub durch Gärung sich entwickelnden Säuren wird der Schmelz am Zahnhals zerstört, dieser bekommt eine braungelbe Farbe und bricht namentlich bei den vorderen unteren Schneidezähnen oft ab. Bei den meisten älteren Arbeitern waren solche Zuckerschäden eingetreten. Die Zeit, innerhalb der die Zerstörung vor sich geht, schwankt je nach der Pflege der Zähne zwischen einem halben und mehreren Jahren. Empfehlenswert ist Abreiben der Zähne mit einer Muschelschale oder Reinigen mit doppeltkohlensaurem Natron. Bei alten Arbeitern einer Fabrik war die Schädigung nach mehr als 10 Jahren Berufsarbeit trotz mangelhafter Zahnpflege nicht· aufgetreten. Diese waren sämtlich Tabakkauer und hatten daher nicht die Gewohnheit stärkeren Zuckergenusses.

Im Hochspannungsprüfraum einer Isolatorenfabrik traten anscheinend durch Einatmung von Ozon häufig Anfälle von Schwindel und Erbrechen auf, die nach Einrichtung einer entsprechenden Ventilation verschwanden.

Die in einer Waggon- und Maschinenfabrik beschäftigten Maler und Lackierer klagten sämtlich über Gesundheitsschädigungen bei der Verarbeitung von Durolitfarben: über Kopfschmerz, Unwohlsein, Schwindel, die Farben enthielten außer Lack und Sikkativ Eisen-Zinkoxyd oder Kienruß, vermutlich ist das Lösungsmittel, ein Terpentinöl oder Teerdestillationsprodukt, Ursache des Unwohlseins.

In Thüringen erkrankte 1 Arbeiter, der früher in einer Farbenfabrik tätig gewesen war, an einer chronischen Vergiftung, über deren Ursache und Symptome nichts gesagt wird.

In Hamburg erkrankte 1 Chemiker durch Undichtwerden eines mit Sulfurylchlorid gefüllten Eisenfasses vorübergehend.

In Thüringen erkrankte 1 Maurer beim Verarbeiten des Anstrichmittels Inertol (Symptome nicht angeführt, Ref.).

In Berlin entwickelten sich in einem Betriebe beim Ablassen einer Blase mit Kampher wegen ungenügender Abkühlung Dämpfe, die einen Arbeiter betäubten. Er wurde mit Sauerstoffzufuhr behandelt.

Als „Ferrovanadinsäurevergiftung" wurde die Erkrankung eines Arbeiters einer Zerkleinerungsanlage für Ferrovanadin gemeldet. Die Erkrankung äußerte sich in Schwindelgefühl, Erbrechen, saurem Aufstoßen, Bewußtseinsstörungen nicht näher bezeichneter Art und in Hautausschlag. Die anderen Arbeiter hatten durch Einatmung des

Ferrovanadinstaubes nur Reizerscheinungen seitens der Haut und der Schleimhäute davongetragen.

Eine Fabrik sollte Maschinen zur Verarbeitung von Acajounüssen erproben. Der Arbeiter, der mit diesen Nüssen in Berührung gekommen war, bekam einen juckenden Hautausschlag. Die Untersuchung der Nüsse ergab: Identität der Nuß mit der früher arzneilich verwendeten Anacadia. Das entzündungserweckende Sekret sitzt in den Doppelwänden der Nußschale, und ist sehr schwer zu entfernen. Gefährlich ist die Berührung der äußeren Fruchtschale, da diese durch Sekrete zerbrochener Nüsse verunreinigt ist.

England.

Eine Frau war 25 Jahre der Einatmung von reinem Tabakstaub ausgesetzt, der sich bei dem mit Unterbrechungen ausgeführten Vorgang des Siebens entwickelte. Sie verlor das Sehvermögen. Die Diagnose des Falles wurde vom Augenarzte gestellt und jede andere Ursache ausgeschlossen.

6 Fälle von Vergiftung mit Nickelcarbonyl mit 1 Todesfall wurden berichtet, die Symptome waren Brustbeklemmung und Bronchitis infolge von Niederschlagung feinstverteilten Nickels auf der großen Oberfläche des Respirationstraktes. Ursache der Vergiftung war Entweichen des Nickelcarbonyls durch eine Undichtigkeit in einem Verflüchtiger. Die Leute waren 2 Stunden bei der Reparatur des Filters beschäftigt, wenige Fuß vom Verflüchtiger. Alle Vorsichtmaßregeln gegen Entweichen waren getroffen worden, seit 19 Jahren hatte sich kein solcher Unglücksfall ereignet.

Milzbrand.

Deutsches Reich.

Kasuistik. Milzbrandfälle ereigneten sich am häufigsten bei der Arbeit mit tierischen Fellen und Häuten, dann mit Roßhaar, seltener mit Wolle und Borsten. Die häufigste Ursache der Infektion war Transport und Sortieren der Waren, seltener wenigstens bei den Häuten und Fellen die eigentliche Verarbeitung, in der Gerberei kamen nach dem Äschern selten Erkrankungen vor, 2 Fälle ereigneten sich bei der Arbeit mit farbigem Leder.

Einzelne bemerkenswerte Fälle waren: Ein Fall nach dem Walken der aus dem Wasserkasten entnommenen Häute, eine Erkrankung eines Mechanikers beim Reparieren von Gerbereimaschinen, an denen noch Tierhaare hingen, die tödliche Erkrankung einer Frau, die einen Hafenarbeiter als Untermieter hatte, eine Infektion durch gebleichte Roßhaare beim Verarbeiten zu Uhrmacherbürsten seitens einer Heimarbeiterin, Erkrankung eines Kindes eines Pinselfabrikanten, tötliche Erkrankung eines Kräuterschneiders einer Drogerie durch infizierte ungarische Stechapfelblätter.

Ein Schuhmacher, der hin und wieder als Hafenarbeiter tätig war, hatte beim Aufstapeln trockener Rindshäute aus Brasilien geholfen und sich dabei an der Nase verletzt, diese war durch 3 Wochen stark geschwollen und gerötet, dann war die Entzündung zurückgegangen, nur über der Nasenwurzel ein blauer Fleck bestehen geblieben. Nach 4 Monaten hatte der Mann wieder brasilianische Trockenhäute gestapelt und war dann wiederum zu seiner Tätigkeit als Schuhmacher zurückgekehrt. 3 Wochen darauf erkrankte er an tödlichem Gehirnmilzbrand.

Infektionsmodus. Dem persönlichen Verhalten der Infizierten wird seitens der Inspektoren anscheinend mitunter etwas zu große Bedeutung beigelegt, so heißt es bezüglich Borsten einmal: „Die Infektionsstelle befand sich im Genick als pfenniggroßes Geschwür, Übertragung war augenscheinlich durch Kratzen mit dem Finger erfolgt. indessen ist nicht zu erkennen, daß das nicht vermeidbare Bündeln des undesinfizierten Materiales vor der Desinfektion nach wie vor eine Gefahrenquelle birgt, die nur durch sorgfältigste persönliche Prophylaxe ausgeglichen werden kann.“ In zwei anderen Fällen soll ein bereits bestehender Comedo durch Kratzen mit dem infizierten Finger infiziert worden sein.

„In einer Ziegenlederfabrik erkrankten im Sommer 1925 2 Arbeiter an Blutvergiftung, der eine bekam als Rohfellsortierer eine Milzbrandentzündung an der linken Halsseite, der andere zog sich in der Äscherei durch einen Mückenstich eine Blutvergiftung zu, an welcher er nach einer Woche im Krankenhause starb.“

Von 15 Milzbrandfällen, die im Jahre 1925 in Hamburg vorgekommen sind, verliefen 6 tödlich, 3 davon waren Erkrankungen an Lungenmilzbrand. (Die Häufigkeit und Gefährlichkeit der Fälle in der Hafenstadt Hamburg beweist die Gefährdung gerade der Transportarbeiter bei Milzbrand, Ref.).

„In einer Häute- und Fellgroßhandlung starb ein Lagerarbeiter an Milzbrand. Er wurde in seinem häuslichen Garten von einem Insekt gestochen, war dann mit dem Sortieren und Packen der Felle beschäftigt und hat sich vermutlich mit infizierten Händen an der Stichstelle gekratzt.“

Desinfektion. „Die mit Verordnung Nr. 276B/1923 vom 21. April 1923 auf Veranlassung des Reichsgesundheitsamtes vorgeschlagenen Desinfektionsverfahren haben sich nicht einführen lassen, zum Teil weil ähnliche Verfahren bereits geübt werden, zum Teil wegen Geldknappheit.“

„Die Inhaber der Fabrikations- und Handelsbetriebe für Borsten geben an, daß alle Borsten, um überhaupt zugerichtet werden zu können, schon aus technischen Gründen einem Kochprozeß, also einem Desinfektionsverfahren unterworfen werden müßten. Zugerichtete Ware sei also schon desinfiziert. Außerdem gingen die Borsten im Handel oft durch viele Hände bis zum Unternehmer, daher sei es unmöglich, für die nach Form, Art und Herkunft sehr verschiedenen Sorten Originaldesinfektionsnachweise zu erhalten.“

Der Versuch der Einführung des Pickelungs- oder Laugenverfahrens in der Gerberei verlief ergebnislos, nachdem die deutsche Versuchsanstalt für Lederindustrie in Freiberg der Firma auf Anfrage mitgeteilt hatte, daß das Laugenverfahren bei beträchtlichen Kosten das Leder nachteilig verändere.

Hamburg 1926. „Um eine wirksame Durchführung der Bekanntmachung betreffend die Einrichtung und den Betrieb der Roßhaarspinnerei usw. vom 22. Oktober 1902, R.G.Bl. Nr. 269, zu erreichen, erscheint es erforderlich, den Geltungsbereich der Bekanntmachung auch auf Handelsbetriebe auszudehnen. Insbesondere müßte bei der Ausdehnung des Geltungsbereiches zum Ausdruck gebracht werden, daß desinfizierte Tierhaare nicht mit undesinfizierten Tierhaaren zusammen gelagert und verwandt werden dürfen. Als desinfiziert können nur gebleichte Borsten und solche Tierhaare angesehen werden, welche durch einen besonderen Desinfektionsvermerk gekennzeichnet sind. Alle zugerichteten Tierhaare als desinfiziert zu betrachten, ist nach Ansicht der Hamburger Importeure nicht angängig. Die Importeure glauben, die Verantwortung für die Kennzeichnung desinfizierter und undesinfizierter Ware nicht tragen zu können und schlagen daher vor, eine solche Kennzeichnung durch Zollvorschriften herbeizuführen und die Importeure zu ermächtigen, die bei ihnen eingehenden Tierhaare, die nach den Zollpapieren als desinfiziert gelten, bei der Unterteilung dann ihrerseits mit einem Desinfektionsvermerk versehen zu dürfen."

„Die im letzten Bericht erwähnten Untersuchungen über die Verwendbarkeit von Chloramin für die Desinfektion milzbrandverdächtigen Materiales wurden von Herrn Tierarzt L. Hieber zu Ende geführt. Die Ergebnisse lassen sich kurz zusammenfassen wie folgt: Bei gut aufgelockertem Rohmaterial genügt eine 1proz. Lösung von Rohchloramin bei einer Temperatur der Lösung von 60^0 C und 4stündiger Einwirkungsdauer, um Milzbrandsporen abzutöten. Wenn für die Praxis noch weitere Sicherheitsfaktoren erwünscht sind, so könnte eine 1,5proz. Lösung von 65^0 Temperatur für eine 6stündige Wirkungsdauer wohl alle Garantie für sichere Abtötung der Sporen geben. Die Versuche in zwei gewerblichen Betrieben der Roßhaar- und Bürstenindustrie ergaben, daß irgendwelche Schädigung des Materiales nicht eingetreten war, daß im Gegenteil eine erhebliche Reinigung und Bleichung erzielt wurde, wodurch spätere Waschungen erspart bzw. abgekürzt wurden. Durch das Einlegen des Rohmateriales in die warmen Lösungen werden die anhaftenden Verunreinigungen durch Kot, Urin, Blut usw. gelöst und die darin enthaltenen Sporen der Desinfektionswirkung zugängig gemacht; das Chloramin hat in hohem Grade schmutzlösende Eigenschaften. Dies erscheint ein besonderer Vorzug gegenüber der Dampfdesinfektion, welche die eiweißhaltigen Verunreinigungen zum Gerinnen bringt und dadurch die Sporen gewissermaßen schützt. Voraussetzung ist allerdings eine vorherige gründliche Auflockerung der Rohmaterialballen. Eine vollwirksame Desinfektion, gleichgültig durch welche Mittel, ist nur bei aufgelockertem Rohmaterial möglich. Die Preßballen sollen lediglich von den Eisenbändern und von dem umschließenden Rupfen usw. befreit werden; darauf sollten sie in der Desinfektionsflüssigkeit durch besondere maschinelle Vorrichtungen aufgelockert und dann dem Desinfektionsverfahren ausgesetzt werden. Was die Wirtschaftlichkeit der neuen Methode betrifft, so ist sie vom Preis des Rohchloramins abhängig, welches allerdings in letzter Zeit erheblich gestiegen ist. Eine mehrfache Verwendung der gleichen Desinfektionsflüssigkeit nacheinander ist nicht zulässig, da einerseits die Desinfektionskraft erheblich nachläßt, andererseits die starke Beschmutzung der Lösung ihre wiederholte Verwendung unzweckmäßig erscheinen läßt. Jedenfalls haben die Versuche gezeigt, daß das Chloramin bezüglich der Desinfektionswirkung mit den anderen zugelassenen Verfahren wohl in Wettkampf treten kann; weitere Nachprüfungen sind erwünscht."

Österreich.

G. A. Dr. J. Adler. Von den während der Berichtsjahre aufgetretenen gewerblichen Milzbrandfällen sind die zwei folgenden bemerkenswert, bei denen vielleicht verzögerte Behandlung bzw. verspätete Diagnose den Tod verursacht haben. Eine Roßhaarspinnereiarbeiterin erkrankte am 20. Januar mit Fieber und einem „Wimmerl" an der rechten Wange. Am 21. wurde sie mit der Diagnose „Milzbrand" ins Krankenhaus geschickt, wo sie erst am 22. eintrat und am 23. gelegentlich des operativen Eingriffes Milzbrandbazillen gefunden wurden. Trotz Seruminjektion starb die Patientin in der folgenden Nacht an Darmmilzbrand mit eitrigem Exsudat der Bauchhöhle. Der Desinfektionsapparat im Roßhaarbetriebe hatte am kritischen Tage nicht funktioniert. Ein Bürstenbinder, der mit angeblich desinfiziertem Roßhaar gearbeitet hatte, suchte den Arzt wegen Schmerzen im Munde auf, dieser schickte den Patienten wegen Milzbrandverdacht ins Spital, wo anscheinend die Diagnose nicht gestellt wurde. Es wurde Beinhautentzündung festgestellt, ein kariöser Zahn gezogen, der Patient nach Hause entlassen. In der folgenden Nacht wurde er sterbend in ein anderes Spital gebracht, wo bei der Sektion schwerster Milzbrand des Darmes und am Kinn ein kleines bläuliches Fleckchen, vielleicht die primäre Hautinfektionsstelle, gefunden wurde.

England.

Allgemeines. Die Frage der Desinfektion gegen Milzbrand wurde in Form einer vom internationalen Arbeitsamte vorbereiteten Besprechung bei der internationalen Arbeitskonferenz in Genf behandelt, und am 14. November 1921 folgende Resolution angenommen:

1. Trotz der Erkenntnis der wichtigen Fortschritte, die die britische Regierung in der Lösung der Frage der Desinfektion von Wolle und Haaren gegen Milzbrand erzielt hat, wird die Frage der zwangsweisen Desinfektion, weil in ihrer ökonomischen und humanitären Aus-

wirkung noch nicht genügend studiert, als noch nicht reif für ein internationales Übereinkommen betrachtet.

2. Die Konferenz empfiehlt Vertreter aus der Industrie der wichtigsten in Betracht kommenden Länder für ein beratendes Komitee heranzuziehen, welche die Frage in jeder Richtung behandeln und der Konferenz vom Jahre 1923 einen Bericht erstatten soll, während die Frage eines internationalen Übereinkommens zu vertagen wäre.

3. Obwohl derzeit die Desinfektion bei gewissen Materialsorten das einzige wirksame Mittel zum Schutze der Arbeiter gegen Milzbrand ist, erachtet die Konferenz die Ausrottung dieser Krankheit unter den Tierbeständen für die endgültige Lösung des Problemes und ist der Ansicht, daß das Komitee auch gründliche Untersuchungen über die zweckmäßigste Methode der Infektionsverhütung anstellen soll und daß hierüber ein eigener Bericht der Konferenz vom Jahre 1923 zu erstatten sei.

4. Die Konferenz betont, daß die Gefährdung der Arbeiter, durch tierische Rohprodukte an Milzbrand zu erkranken, sehr ernst und daher wert ist studiert zu werden.

Das beratende Komitee der Internationalen Milzbrandkonferenz faßte im Dezember 1921 folgende Beschlüsse:

Infizierte Haare und Wolle. 1. Material für Bürsten und Tapeziererei muß vor der industriellen Verarbeitung desinfiziert werden.

2. Für die Verarbeitung in der Textilindustrie sind Wolle und Haare zu desinfizieren, außer wenn a) das Material aus einem Lande kommt, das im Verzeichnis der Gebiete steht, wo die Milzbrandgefahr sehr gering ist, b) das importierte Material schon vorher nach einem als wirksam anerkannten Verfahren desinfiziert ist, c) Wolle und langes Haar vor dem Waschen sortiert worden sind, auch dann, wenn diese Materialien nicht in die Liste der ungefährlichen aufgenommen sind, d) in weiteren vom Komitee zu bestimmenden Fällen.

Milzbrand in Tierherden soll anzeigepflichtig sein. Erkrankte, bzw. verdächtige Tiere sind zu isolieren und die gesamten Kadaver solcher Tiere sind zu vertilgen. Der Aufenthaltsort solcher Tiere sowie der, wo die Tiere gefallen sind, ist zu desinfizieren. Die Tiere sind präventiv zu impfen.

Aus dem Berichte des Inspektors für gefährliche Betriebe. Neue Vorschriften traten im Jahre 1923 mit der Geltung ab 1. Februar statt der alten in Geltung. Diese hatten sich nur auf Fabriken und Werkstätten bezogen, jene erstrecken sich auch auf Docks, Handelsbetriebe usw. und auf trockene Felle und Häute aus Afrika und Asien einschließlich der zugehörigen Inselgruppen, während die aufgehobenen Bestimmungen nur solche von China und der Westküste von Indien betrafen. Die wichtigsten Häfen, in welche registrierte Häute und Felle importiert werden, sind London, Liverpool und Southampton. Die Beobachtung der Vorschriften auf den Docks scheint zufriedenstellend und noch besser in den Handelsbetrieben.

Zu Beginn des Jahres äußerte die Häutesektion der Liverpooler Handelskammer gewisse Bedenken hinsichtlich der Schwierigkeiten in Handlungen, wo Häute und Felle lagern, die Vorschriften zu befolgen. In einer daraufhin einberufenen Konferenz, an der die führenden Händler und Mitglieder des Gewerbeamtes teilnahmen, wurde große Bereitwilligkeit zur Durchführung der Verordnung erreicht.

Mr. May (Nordwestdivision) sagt, daß die Handelshäuser die Größe der Gefahr, gegen die die Vorschriften sich richten, voll würdigen und sie möglichst zu vermeiden suchen, doch ist zu vermuten, daß die Bestimmungen 3—6 für Handelslager, die ganz oder hauptsächlich der Lagerung von Häuten und Fellen dienen, dazu führen würden, den Lagereibetrieb zu zerstreuen, damit er nicht unter die Vorschriften falle, während derzeit im Gegenteil die Tendenz besteht, ihn entsprechend den Absichten der großen Importeure zu konzentrieren.

Im übrigen sollen die Zustände in den Handlungen an der Themse bezüglich der Befolgung der Vorschriften gut sein, weniger in den Betrieben, wo unter die Vorschriften fallende Häute und Felle gegerbt und bearbeitet werden. Die Einrichtungen für erste Hilfe sind dort schlecht. Hüllen und Stricke der Ballen werden nicht desinfiziert, sondern meist verbrannt, mitunter auch ohne Desinfektion wieder verwendet. Manchmal kommen anstatt Stricken die festeren Metallbänder in Verwendung, wenn diese dann als Brucheisen in den Handel kommen, so können sie Anlaß zu Infektionen geben.

Internationales Arbeitsamt (Komiteebeschlüsse). Im beratenden Komitee des Internationalen Arbeitsamtes wurden im Jahre 1923 folgende Vorschläge erstattet:

1. Das Gesundheitskomitee des Völkerbundes möge Versuche veranlassen hinsichtlich der Brauchbarkeit folgender Desinfektionsprozesse für Häute und Felle: a) das Pickelverfahren (sog. Verfahren von Schattenfroh, Ref.), b) das Laugeverfahren. Es wären auch Versuche anzustellen über den Wert der Sublimatdesinfektion.

2. Das beratende Komitee für Gewerbehygiene ist der Anschauung, daß die wirksamste Methode zur Sicherung und erfolgreicher Untersuchungen die Bildung von nationalen Komitees unter der Oberleitung des Gesundheitskomitees des Völkerbundes sei. Die Mitglieder sollen zweckmäßig ernannt werden, auch Beratungen zwischen den bezüglichen Komitees des Völkerbundes und der Ämter der einzelnen Regierungen, die für die Gewerbesetzgebung verantwortlich sind, sind am Platze.

Hinsichtlich der Bereithaltung von Milzbrandserum hat das Komitee folgenden Beschluß beantragt: Es ist nicht wünschenswert, daß abgesehen von besonderen Umständen das Serum an der Arbeitsstätte vorrätig gehalten wird, sondern es soll dafür gesorgt werden, daß infizierte Arbeiter die Serumeinspritzung in den ersten Stunden nach gestellter Diagnose erhalten, gleichgültig, auf welche Weise dieses Ziel erreicht wird.

Wolle. Im Jahre 1924 hat die Wolldesinfektionsstation in Liverpool das Vorkommen von Milzbrand durch ostindische Ziegenhaare und ägyptische Wolle verhindert. Bei einem tödlichen Milzbrandfalle war der Verunfallte mit 3 Mitarbeitern in einem kleinen Wollkämmereibetriebe tätig gewesen, der für gefährliche Wollsorten nicht eingerichtet ist.

Im Jahre 1925 waren von 197 Wollproben, die Dr. Eurich im Zusammenhange mit Milzbrandfällen untersucht hat, 19 infiziert. Seit November 1919 sind 1135 Proben von importierten Ziegenhaaren aus Ostindien untersucht und 72mal Milzbrand gefunden worden.

Häute und Felle. Die geltenden Erlässe für die Behandlung chinesischer und von der Westküste Indiens stammender Trockenhäute vom August 1901 wurden in ein Regulativ umgewandelt und auf trockene und trocken gesalzene Häute aus Afrika und Asien (einschließlich Madagaskar, Japan und Malaiischer Archipel) ausgedehnt. Eine brauchbare Methode für die Desinfektion von Häuten und Fellen besitzen wir nicht. In den Jahren 1900—1921 erkrankten in London und Liverpool bei der Arbeit mit Häuten und Fellen (tödlich) 75 (18) Dockarbeiter, 77 (9) Kaimeister, 18 (2) Personen beim Handel mit Häuten und Fellen, 36 (9) beim Wollhandel, 38 (11) Gerber, 21 (6) andere.

Im Anschluß an eine Infektion durch Ziegenhaare in Glasgow, welche durch eine Packung von Orangenkisten aus Spanien importiert worden waren, wurden 282 Partien von Riemen untersucht und 16 davon infiziert gefunden.

Es wurde der Versuch gemacht, nach dem von H. Leymann im Anhang II des Berichtes über Milzbrand in der Gerberei im internationalen Arbeitsamt erstatteten Vorschlage eine Partie Häute und Felle im ganzen zu desinfizieren, nachdem zwei Vorversuche aussichtsreich gewesen waren. Der Versuch mißlang jedoch vollkommen. Die gesamte körnige Zeichnung der Ware verschwand, und an einzelnen Stellen wurde die ganze Struktur vernichtet. Die Betriebe setzen jedoch die Versuche fort, da sie an die Entwicklungsmöglichkeit des Verfahrens glauben.

Im November 1925 führte der ärztliche Chefinspektor den Vorsitz in einer Besprechung zwischen den Abgeordneten der Gerbereivereinigung und der Lederarbeiterorganisation über die Möglichkeit der Verbesserung der Maßnahmen gegen das Auftreten von Milzbrand in der Industrie der Häute und Felle. Besprochen wurde: 1. Desinfektion, 2. darüber, was bis zur Auffindung einer brauchbaren Desinfektionsmethode durch Verbesserung der Vorschriften aus dem Jahre 1921 geschehen könnte. Die Erforschung der ersteren Frage wurde von den Vertretern der Studienkommission der britischen Ledergenossenschaft zugesagt; was die zweite Frage betrifft, wo sofort Schritte unternommen werden können, wird versucht, Vorschriften zu geben, die für die gesamte Gerberei ohne Rücksicht auf die Art der verarbeiteten Häute gelten können, und die Arbeiter durch Anschläge mit den Erscheinungen des Milzbrandes bekanntzumachen.

Der frühere medizinische Gewerbeinspektor Sir Thomas Legge
setzte nach dem Jahre 1926 seine Untersuchungen über die Notwendigkeit einer Verbesserung der Vorschriften, die sich auf die Gerbereien
ohne Rücksicht auf die Sorte der Häute und Felle beziehen, fort. In
den Jahren 1922—1926 wurden 8 Fälle von Betrieben gemeldet, die
den Vorschriften nicht unterstehen. Aus einem Betriebe der Federn-
verarbeitung wurde ein Milzbrandfall gemeldet. Die Desinfektions-
quelle konnte nicht gefunden werden.

Roßhaar, Borsten. 1921. (Aus dem Berichte des Chefmaschinen-
inspektors:) Die Zahl der Fälle von Milzbrand in der Roßhaarindustrie
im Jahre 1921 hat gegen das Vorjahr von 6 auf 4 abgenommen, vermutlich durch Abnahme der Importe aus China, Sibirien und Rußland.
Eine große Firma hat mit großen Kosten Einrichtungen getroffen, um
größere Mengen Roßhaar peinlichst nach den Vorschriften behandeln
zu können. Aber selbst diese hat nicht aufgehört, Haar zu verarbeiten,
welches unter die Vorschriften fällt. Im Distrikt Burley, wo eine Anzahl
von Bürstenmachereien unter die Verordnung fällt, wird nach Mr.
Clarke nunmehr der größte Teil des Roßhaares aus Südamerika bezogen. Es ergaben sich Schwierigkeiten bei der Feststellung des Her-
kunftslandes in einigen Fällen, da manche Bürstenmacher das von
einer englischen Firma bezogene und von ihr vorbereitete Roßhaar
englisches nennen. Diese Schwierigkeit, besonders wenn das Haar
nicht in das Desinfektionsregister eingetragen ist, wird auch im folgenden Berichte Mr. W. K. Beards betont:

Ein Fall von Milzbrand, der sich Ende 1920 in einer Roßhaarweberei
ereignet hatte, hatte zwei Verfahren zur Folge auf Grund der Gesetzes-
bestimmung vom Jahre 1921. Einerseits war unterlassen worden, ein
Desinfektionsregister zu beschaffen, andererseits hätte das Material
nicht vor der Desinfektion in der Weberei verarbeitet werden dürfen.
Um bei einem Prozeß Erfolg zu haben, war nachzuweisen, daß das Haar
chinesischer Herkunft und nicht desinfiziert war. Im Betriebe selbst
war beides nicht nachweisbar, aber durch Erhebungen bei den Maklern
und in den Reedereien von London konnte festgestellt werden, daß die
Ware kein Desinfektionszertifikat gehabt hatte. Eine gewisse Menge
chinesisches Roßhaar wird in Form sogenannter ,,Drafts" vorbereitet
eingeführt, welche gar nicht desinfiziert sind oder wenigstens nicht
nach dem Regulativ. Von diesem Haar werden etwa 80% wieder ausgeführt, der Rest vermutlich in den einheimischen Betrieben verwendet.
Wenn in China ,,Drafts" nach den für China geltenden Regeln desinfiziert worden sind, so pflegt man gleichzeitig ein Zertifikat auszu-
stellen und bemerkt dies in den Verkaufskatalogen.

Ein tödlicher Fall ereignete sich in einer großen Roßhaarweberei,
wo amerikanisches Haar gekauft wurde. Nach einem Milzbrandfall
stellte sich heraus, daß es russisches Haar war, obwohl es der Verkäufer
nicht zugeben wollte. Alle Vorkehrungen zur Desinfektion des Haares
vor seiner Verarbeitung waren getroffen worden. Der vorliegende Fall
war auch ein besonders bösartiger.

Manche Inspektoren berichten, daß die Unternehmer es öfter unterlassen, das desinfizierte Material eigens zu registrieren. Gelegentlich soll die Aufsicht diesbezüglich lax gewesen sein, besonders im Leicester Distrikt, vermutlich wegen Personalsmangel; die Rechnungen und Zeugnisse über das gekaufte Roßhaar tragen in der Regel einen Garantiestempel, daß das Haar nach der Vorschrift des Ministeriums des Innern desinfiziert ist. Es wurden aber keine richtigen Aufzeichnungen über die verschiedenen in den Betrieb gelangten Sendungen geführt. Es gibt in dem Distrikt keinen Betrieb, in den das Rohmaterial direkt aus den unter die Vorschriften fallenden Ländern gebracht wird.

Mr. Verny berichtet aus Südlondon von einem Fall, der aus Camberwell gemeldet wurde. Der Mann war ein kleiner Bürstenmachermeister und arbeitete allein unter einem hölzernen Dache im Hofe eines Häuschens. Der Betrieb stellte weder eine Fabrik noch eine Werkstatt nach dem Gesetze dar. Das benutzte Material war Chinapferdehaar, mexikanisches Fiber, und es wurden davon Proben dem Dr. Eurich zur bakteriologischen Untersuchung gegeben. Der Verkäufer, von dem das Haar stammte, sagte, daß es bereits hergerichtet und in dichte Bündel gebunden importiert wird, aber meist ohne ein Zeichen stattgehabter Desinfektion. Die Bündel waren angeblich in die Desinfektionsanstalt des Borough Council geschickt worden; nur wenige von ihnen zeigten die Zeichen der stattgehabten Öffnung. In der Nachbarschaft von Camberwell ist eine große Anzahl kleiner allein arbeitender Bürstenmacher, die daher nicht der Gewerbeinspektion unterstehen.

Nach einem Milzbrandfalle mit einem Rasierpinsel, der die Aufschrift „garantiert frei von Milzbrand" trug, wurde erhoben, daß die bezüglichen Borsten aus einer Partie chinesischer Haare stammten, die unter Desinfektionsgarantie gekauft waren.

Roßhaare werden von mancher Firma der Dampfdesinfektion als dem besten, derzeit bekannten Verfahren bereits in der Niederlassung in Tientsin unterzogen. Offenbar ist hier ein Teil der Haare infolge einer Unvollkommenheit des Vorganges ohne Desinfektion passiert.

Gegen eine Firma, die jugendliche Arbeiter mit der sehr gefährlichen Verarbeitung nicht desinfizierter sibirischer Haare betraut hatte und auch in anderer Weise sich gegen die Vorschriften verging, wurde gerichtlich vorgegangen. Unter anderem war in diesem Betriebe der Anschlag belehrender Bilder unterlassen worden. In diesem Betriebe wurde aus 18 Haarproben 9 mal Milzbrand kultiviert.

Erfolgreiche Desinfektion von Roßhaar, das unter die Vorschriften fällt, war immer schwer, nur die strengste Einhaltung jeder einzelnen Vorschrift, besonders bei der Verwendung eines chemischen Desinfektionsmittels, kann die Wirkung sichern. Große Bündel müssen geöffnet werden, so daß das Desinfektionsmittel zu allen Teilen der Haare Zutritt hat und vollkommenes Eintauchen in flüssiges Desinfektionsmittel durch die vorgeschriebene Zeit bei der entsprechenden Temperatur und Konzentration ist notwendig. Die Wichtigkeit, dies zu beobachten, wird durch die folgende Tatsache offenbar: In der Zeit von 1922—1926 wurden 14 Milzbrandfälle durch russisches und sibirisches, 9 durch chinesisches Roßhaar von den den Vorschriften unterstehenden Betrieben gemeldet. Die Desinfektion war in allen Fällen in England durch chemische Desinfektionsmittel erfolgt. Im Zusammenhange mit 4 von den Fällen war Milzbrand aus Proben gezüchtet worden; die Desinfektion des chinesischen Roßhaares war in 3 Fällen in China durch Dampf oder chemische Mittel ausgeführt und Milzbrand im Zusammenhang mit diesen zweimal gezüchtet worden. In 4 Fällen hatte die Desinfektion in England durch chemische, von den Vorschriften anerkannte Mittel stattgefunden; Milzbrand wurde zweimal kultiviert.

Behandlung der Milzbranderkrankungen. Die beste Behandlungsmethode ist Ruhigstellung der befallenen Partien und intravenöse Injektion von 80 cm³ bakteriziden Serums, die am nächsten Tage, wenn nötig, wiederholt wird, d. h. wenn nicht Ausbleiben des Fiebers und Besserung des Allgemeinbefindens erfolgt. Ausschneiden der Pustel ist überflüssig. In vielen Fällen ist auch Einspritzen unter die Bauchdeckenhaut, 30 cm³, durch mehrere Tage wiederholt, erfolgreich. Die Schwierigkeit der Einschätzung der Wirkung einer bestimmten Behandlungsweise liegt darin, daß viele Fälle selbst ausheilen. Eine Statistik von 800 Fällen von Hautmilzbrand ergibt folgendes: Es betrug die Zahl der Fälle überhaupt 800 mit 11,4% Mortalität. Bei Serumbehandlung allein 200 mit 4%, bei chirurgischer Behandlung 397 mit 11,1%, bei gleichzeitiger chirurgischer und Serumbehandlung 174 mit 14,4%, bei Fehlen einer spezifischen Behandlung 29 mit 48,3% Mortalität. Besonders bemerkenswert ist die erfolgreiche Behandlung in Buenos Aires mit normalem Rinderserum: bei 380 Fällen inkl. 16 tödlichen von Darmmilzbrand betrug die Mortalität 6,2% [1].

Die Zahlen der Tabelle auf S. 3 veranschaulichen nicht entsprechend die beträchtliche Abnahme der Todesfälle an Milzbrand, die zweifellos in erster Linie der durch die angeschlagenen Bilder verbesserten Kenntnis der Krankheitserscheinungen bei Milzbrand zuzuschreiben ist, die wiederum zur früheren Einsetzung der ärztlichen Behandlung geführt hat. Ferner ist die Abnahme der Todesfälle der Serumbehandlung zu danken. Ausschneiden der Pustel wird an den Krankenhäusern zu Bradford und Dewsburg nicht mehr geübt. Die Abnahme der Todesfälle zeigt sich deutlich bei der Gruppierung des Materials in fünfjährige Perioden und ist weiter deutlicher bei Wolle sowie bei Häuten und Fellen (Abnahme auf die Hälfte) als bei Roßhaar- und anderen Industrien. Hier wird vermutlich der Milzbrand nicht genügend erkannt (die Sterblichkeit betrug nach den Tabellen des Originals in den 5 Jahrfünften von 1901—1925: 25,8; 22,1; 13,3; 15,6; 14,2.

---

[1] El Tratamiento del Carbunclo Humano von al Suero Normal des Bovino J. Penna, J. Bonorino Cuenca, R. Kraus, Buenos Aires 1920.

Bericht von G. Elmhirst Duckering über die Desinfektion
von Wolle und Haaren.

Das englische Milzbrandkomitee hat im Jahre 1918 folgende Maßnahmen empfohlen: 1. Desinfektion gefährlicher Wolle und Haare in
zentralen Anstalten, welche so nahe als möglich dem Orte der Herkunft
der Materialien gelegen sind und womöglich in den Orten der Produktion
oder des Exportes liegen. 2. Bildung einer offiziellen Organisation, um
die Desinfektion durchzuführen. 3. Internationale Zusammenarbeit
und Vereinbarungen, um den Import nicht desinfizierter gefährlicher
Stoffe zu verhindern. 4. Sofortige Errichtung einer Desinfektions-
versuchsstation in England.

Desinfektionsbedürftige Stoffe: Trotz der Verbreitung des Milzbrandes über die ganze Erde sind nur relativ kleine Teile der Wolle
und Haare des Handels als gefährlich anzusehen. In Ländern wie
Australien kommt Milzbrand zwar vor, doch sind die Maßnahmen zu
seiner Bekämpfung so streng durchgeführt, daß kaum eine Gefahr besteht, daß infektiöses Material in den Handel kommt. Die Kommission
ist zu dem Schlusse gelangt, daß alle Materialien als verdächtig angesehen werden müssen, die nicht aus Ländern kommen, wo Meldung
der Milzbrandfälle und Maßnahmen zur Milzbrandbekämpfung einschließlich Vernichtung der Wolle und Haare infizierter Tiere tatsächlich durchgeführt werden. Das Komitee hat ferner festgestellt, daß
Materialien aus Zentral-, Süd- und Westasien und Ägypten als gefährlich bezeichnet werden müssen. Die Stoffe, welche die Kommission
als besonders gefährlich bezeichnet, sind Wolle und Ziegenhaare aus
Kaschmir, aus oder durch Indien importierte, persische und syrische
Wolle, Van Moher, türkischer Moher und ägyptische Wolle. Außerdem
muß mit Rücksicht auf gemeldete Fälle und auf die Ergebnisse der
bakteriologischen Untersuchung Kamel- und Ziegenhaar aus Kaschmir
und Rußland, Moher aus Südafrika, Alpaka, Roßhaar und Borsten
aus China, Sibirien, Rußland als gefährlich angesehen werden. Das
Komitee empfahl endlich, daß ostindisches Ziegenhaar, persische, ostindische und ägyptische Wolle sobald als möglich der regelmäßigen
Desinfektion unterzogen werden solle.

Das Milzbrandkomitee war zusammengesetzt aus Vertretern der
Unternehmer, der Arbeiter und wissenschaftlichen Experten. Das
Ministerium des Innern bildete ein weiteres Komitee (Desinfektionskomitee), um durch dieses 1. die Versuchsdesinfektionsanstalt herzustellen, 2. daselbst dasjenige Material zu desinfizieren, das vom Ministerium hierzu bestimmt würde, und die Desinfektion zu kontrollieren,
3. Anordnungen bezüglich Errichtung, Ausrüstung und Arbeitsweise von Desinfektionsstationen zu treffen, 4. fallweise weiteres anzuordnen.

Das Desinfektionskomitee hat empfohlen, die Versuchsstation in Liverpool als dem Zentrum für den Import ostindischer Wolle zu errichten
und zwei Desinfektionseinheiten zu bauen, mit je einer Kapazität von
6 Millionen Pfund Wolle pro Jahr. Im Juli 1919 wurde das Milzbrand-

verhütungsgesetz verabschiedet, welches der Regierung die Vollmacht gibt, bestimmte Güter als „Desinfektionsgut" zu erklären, deren Ausschiffung in bestimmten Häfen und bestimmte Verfahren hinsichtlich ihrer Desinfektion und auch sonst bezüglich solcher Güter anzuordnen. Das Ministerium wurde ferner ermächtigt, wegen Errichtung der Desinfektionsstation und wegen Tragens der Kosten der Desinfektion Vorschriften zu erlassen. Die Versuchsstation wurde im Juni 1921 errichtet, zunächst mit einer Desinfektionseinheit. Die Vorschriften über Desinfektion wurden vom Ministerium im Einvernehmen mit Fachleuten der Wollbranche erlassen. Zunächst wurde alles in Indien erzeugte oder durch Indien transportierte Ziegenhaar, desgleichen alle ägyptische Wolle und Haare und alles bezügliche Mischgut den Bestimmungen über Entladung in Liverpool und Desinfektion unterworfen. Warenpartien, die unter dieser Vorschrift stehen und bei denen Verstöße dagegen festgestellt werden, verfallen der Beschlagnahme. Die Kosten betragen $2^1/_2$ d pro Pfund und sind an die Dockbehörde abzuführen. In der ersten Zeit deckte dieser Betrag wegen geringer Nachfrage nach solcher Wolle die Kosten nicht. Später war dies der Fall. Das ganze Verfahren hatte anfänglich mit Schwierigkeiten zu kämpfen, einerseits mit einem gewissen Vorurteil gegen desinfizierte Wolle, das noch nicht ganz geschwunden ist und welche tatsächlich im Anfang in der Qualität gelitten hatte, ein Nachteil, der später nach mannigfachen Versuchen ausgeglichen wurde, andererseits weil die desinfizierte Wolle die ganze Menge der sonst in der Rohwolle enthaltenen Verunreinigungen nicht mehr enthielt, wodurch sich für die Berechnung des Wertes Schwierigkeiten ergaben. Die ganze Aktion litt überhaupt unter der Depression in der Wollbranche.

Die Gesamtmenge des bis Ende 1924 desinfizierten Materials betrug 8 300 000 Pfund. Ununterbrochen wurde an der Verbesserung und Verbilligung des Desinfektionsverfahrens und an der Erhöhung der Leistungsfähigkeit des Apparates gearbeitet. Besonders wurde versucht, einen billigeren Ersatz für Formalin zu finden und dieses nach der Desinfektion aus der Luft wieder zu gewinnen.

Es bestand die Gefahr, daß, wenn nicht besondere Sorgfalt angewendet wurde, durch das infizierte Material die Station selbst infiziert werde. Da das ununterbrochene Arbeiten mit infektiösem Material als Hauptgefahrenmoment erkannt wurde, mußte der Desinfektionsvorgang möglichst automatisch gestaltet werden, so daß die menschliche Hand möglichst wenig einzugreifen hatte. Die Wolle mußte daher so geleitet werden, daß sie, ohne mit der Hand in Berührung zu kommen, durch die diversen Apparate durchgeführt wurde. Dies geschah durch entsprechende Anordnung der Teilapparate in einer Reihe. Die einzige Handarbeit bestand im Öffnen der Ballen, Entfernen der Hüllen und Auflegen des Materials auf eine bewegliche Plattform, die es dem Apparat zuführt, wo die Wolle so weit geöffnet wird, daß sie in die Desinfektionsflüssigkeit eingebracht werden kann. Das Material gelangt nun nacheinander in 5 Behälter, dann in einen Trockenapparat und endlich einen Kühlapparat, wo es neuerlich zu Ballen gepreßt wird. Nun erst wird es wieder von Menschenhand berührt.

Die Durchführung der Arbeit ist schwer, denn während beim gewöhnlichen Reinigen der Wolle diese nur 5 Minuten in der Waschflüssigkeit bleibt und dadurch nicht merklich geschädigt wird, muß sie wenigstens 50 Minuten in der Desinfektionsflüssigkeit verbleiben, und die Schädigungsmöglichkeit steigert sich im gleichen Verhältnis. Die größte erst im Jahre 1923 behobene Schwierigkeit bestand im Hängenbleiben der Wolle, was Zusammenballungen und Stockungen zur Folge hatte und weiterhin Brechen des Apparates. Mit einer Verbesserung des letzteren wurde die stündliche Kapazität, die früher praktisch kaum 1000 Pfund pro Stunde betragen hatte, sofort auf 1500 Pfund und darüber gesteigert. Nunmehr fließt das Material in kontinuierlichem Strome durch den Apparat, auch der Trocknungsapparat wurde verbessert.

Wegen des hohen Preises des Formalins wurden durch Dr. Eurich (Bradford) Versuche angestellt, es durch billigere Stoffe zu ersetzen. Dies gelang jedoch nicht, da von den beiden entsprechend wirksamen Desinfektionsmitteln das eine die Farbe der Wolle veränderte, das andere für die Desinfektionsmannschaft gesundheitsschädlich war.

Wohl gelang im Jahre 1921 die Wiedergewinnung des Formalins aus der schmutzigen Desinfektionsflüssigkeit, nicht aber die der Hauptmenge, welche im Trockenapparat verloren geht. Die Luft enthielt entgegen der gemachten Annahme 0,05% Formalin, während die mit der Wolle in den Trockner gelangende Lösung 2% enthielt. Später wurde erhoben, daß die Wolle den größeren Teil des Formalins zurückhält. Versuche sind im Gange, diesen Anteil durch Verdünnung der Lösung wieder zu gewinnen. Der Vorgang der Desinfektion wurde sorgfältig kontrolliert, abgesehen von der bakteriologischen Untersuchung von Testproben nicht nur durch stündliche Bestimmung der Stärke der Desinfektionslösung, was allein nicht genügte, da die mit dem Desinfektionsgut in die Lösung eingebrachte Flüssigkeit ein Absinken der Stärke der Lösung unter das für die Abtötung der Milzbrandsporen notwendige Maß zur Folge haben und so die Desinfektionsbedingungen ändern kann, sondern auch durch bakteriologische Untersuchung der Wolle im rohen und desinfizierten Zustande.

Untersucht wurden:	1921/22	1923	1924	
roh	450	753	391	Proben,
davon infiziert . .	52	45	43	
desinfiziert	536	731	361	
davon noch infiziert	1	1	—	

Es wurden also von 140 positiven Rohproben nach der Desinfektion nur 2 infiziert gefunden, von diesen eine aus der ersten Zeit der Tätigkeit des Apparates. Der zweite Fall blieb unaufgeklärt.

Die Kosten, welche $2^1/_2$ d pro Pfund der desinfizierten Wolle betrugen, wurden dann auf $1^1/_2$—1 d je nach dem Gewichtsverlust bei der Desinfektion herabgesetzt, so daß die Kosten nicht gedeckt waren. Doch sind

auch die Desinfekionskosten durch größere Beanspruchung und durch
Verbesserung des Apparates gesunken.

Die Zeit der Ausprobung des Apparates war eine schwere. Die Resultate sind aber zwingend. Die Desinfektion ist ein wirksamer Vorgang
bei der Milzbrandbekämpfung, bei der Arbeit mit desinfiziertem Material
ist kein einziger Milzbrandfall mehr vorgekommen, die Kosten sind derartig, daß das Verfahren vom wirtschaftlichen Standpunkte zweckmäßig genannt werden kann, ferner wurde ein Stab erfahrener Desinfektoren geschult und der Kern einer Organisation gebildet, welche
entwicklungsfähig ist; das Ganze kann ein Erfolg genannt werden.

Die Liverpooler Station ist nicht nur als Versuchsstation zur Verbesserung der Desinfektionsverfahren, sondern auch als Grundstock
einer Desinfektionsanlage gegründet worden. Nach den Versuchen
wurde die Frage akut, die Desinfektionspflicht auf alle anderen Wollsorten auszudehnen. Am wichtigsten von diesen ist die ostindische
Wolle, die Hauptursache des Milzbrandes in der Wollindustrie. Die
verwendete Menge ist sehr bedeutend und geht weit über die Leistungsfähigkeit der gegenwärtigen Station hinaus. Die Frage der Einbeziehung
dieser Sorte in die Desinfektionspflicht ist mit der Organisation der
Industriellen besprochen worden, hat aber aus Gründen der hohen
Kosten auf Widerstand gestoßen. Diese Seite der Frage muß neuerlich
genau untersucht werden, bevor weitere Schritte unternommen werden.

Chinesische und mediterrane Ziegenhaare. Für diese Sorte würde
die Leistungsfähigkeit der Station ausreichen. Die bakteriologischen
Untersuchungen haben gezeigt, daß diese Sorte in infiziertem Zustande
nach Europa gelangt, und da sie im Wettbewerbe mit ostindischen
Ziegenhaaren einlangt, hat das Ministerium des Innern die Desinfektion
in Liverpool in Vorschlag gebracht. Die Organisation der Interessenten
hat dringend verlangt, daß die Desinfektion, wenn sie stattfinden soll,
im Ursprungsland erfolge. Sie hat insbesondere hervorgehoben, daß
gewisse Sorten in teilweise bereits bearbeitetem Zustande (chinesische
Ziegenhaare) einlangen und daß die Desinfektion nach dem Import
die Ware unverkäuflich machen würde. Die Möglichkeit eines zufriedenstellenden Übereinkommens für diese Frage wird studiert.

Russisches, chinesisches und sibirisches Roßhaar unterliegt nach
den Vorschriften des Fabrikgesetzes der Desinfektion durch Dampf
oder chemische Mittel. Die Desinfektion darf entweder in dem Betrieb
erfolgen, wo die Haare verarbeitet werden, oder an einer beliebigen
privaten Stelle. Die Erfahrung hat gelehrt, daß letzteres unverläßlich
ist. Ein Komitee hat im Jahre 1921 den bei der Wolldesinfektion geübten Vorgang als geeignet auch für Roßhaar bezeichnet, aber zugleich
gesagt, daß bei Schwanzhaaren das Verfahren modifiziert werden muß.
Die Frage der Anwendung der Vorschriften auf infizierte Sorten von
Roßhaar ist mit den Vertretern der Roßhaarbranche besprochen
worden, die die Kostenfrage aufgeworfen haben und hervorhoben, daß
in Deutschland Dampfdesinfektion für alle Sorten eingeführter Pferde-
und Ziegenhaare obligatorisch sei, daß ferner der geübte Vorgang

billiger sei als der in Liverpool. Das Ministerium des Innern hat den
medizinischen Chefinspektor der Betriebe und den Leiter der Wolldesinfektionsstation angewiesen, den in Deutschland geübten Vorgang
zu studieren. Es ergab sich, daß Niederdruckdampfdesinfektion geübt
wird. Sie ist nicht verwendbar für weiße Haare, und auch bei anderen
Haaren scheint es, daß, wenn das Verfahren so durchgeführt wird, daß es
sicher wirksam ist, die Haare Schaden leiden, sonst aber ein Teil der Milz-
brandkeime der Zerstörung entgeht. Doch wäre es vielleicht möglich,
durch entsprechende Überwachung diese Nachteile zu vermeiden. In
Deutschland ist man der Ansicht, daß die praktisch geübte Desinfektion
genügt und dem Material nicht schadet. Hinsichtlich der Mähnenhaare
liegen im ganzen ähnliche Schwierigkeiten vor wie bei Schwanzhaaren.
Es wird die Durchführung der Desinfektion von Roßhaar in Stationen,
die unter Aufsicht der Regierung stehen, in China in Erwägung gezogen.

Verschiedene Infektionen.
Deutsches Reich.

Glasbläserpfeife. In einer Glashütte traten in 2 Fällen unabhängig
voneinander Übertragungen von Syphilis durch gemeinsame Benutzung
von Pfeifen auf mehrere Arbeiter auf. Der Kreisarzt machte Vorschrei-
bungen hinsichtlich der Verwendung der Pfeifen und anderer Geräte.
Die Erkrankten wurden erst wieder zur Arbeit zugelassen, als sie nicht
mehr ansteckungsfähig waren.

Schweinerotlauf. Relativ häufig sind Schweinerotlauferkrankungen
bei Metzgern in Bayern.

Maul- und Klauenseuche. 2 Arbeiter, welche Tierkadaver vernichtet
hatten, erkrankten an Maul- und Klauenseuche.

Schimmelpilze. Nach dem Dreschen feucht eingefahrener verschim-
melter Gerste erkrankten 20 Arbeiter durch Einatmen von Pilzsporen
mit Kopfschmerz, Übelkeit, Schüttelfrost.

Eitererreger. Arbeiter einer Kiesgewinnung an der Saale unterhalb
der Einmündung der Abwässer einer Lederfabrik erkrankten mit Furunkulose, vermutlich durch die Abwässer.

Beim Eindrücken von Nadeln in Holzformen in einer Hutfabrik
kamen zahlreiche eiternde kleine Verletzungen an den Fingern der Arbeiterinnen vor.

Nicht selten sind von Infektion gefolgte kleine Verletzungen beim
Hantieren mit Altmetallen und in der Lumpenindustrie. Beim Verarbeiten von Uniformresten mit Blutspuren zu Schwabbelscheiben
ereigneten sich zwei Typhusfälle. In der Fischindustrie müssen kleinste
Verletzungen sofort gesäubert und verbunden werden.

G.M.R. Dr. Teleky. Bei Handel und Verarbeiten von Menschen-
haar kommt heute außer inländischem noch chinesisches in Betracht;
letzteres wird vor der Verarbeitung in Chlorkalk eingelegt, um dünner
und weicher zu werden. Einheimisches Haar als Schnitthaar (vom

Kopf geschnitten) und als Wirrhaar (ausgekämmt) kann von Infektions-kranken, namentlich Typhuskranken, stammen; ein Friseur gab an, es von Krankenpflegepersonen zu kaufen. Das Verbot des Aufkaufens von Haus zu Haus, während der Kriegszeit zum Teil aufgehoben, wird auch heute noch nicht wieder beobachtet. Gefährdet können nur jene Arbeiter sein, die das Haar vor dem Kochen verarbeiten: von Hand zupfen, hecheln, mit warmen Wasser waschen, trocknen, entwirren. Der größte Teil des ausgekämmten Wirrhaares liegt allerdings lange vor der Verarbeitung, wodurch die Infektionsgefahr vermindert wird; andererseits staubt frisches Haar nicht. Die praktische Bedeutung der Gefahr ist gering. Die Prozeduren vor dem Kochprozeß wären von der Heimarbeit auszuschließen.

In den Glashütten, wo nach rheinischer Art gearbeitet wird, besteht keine Infektionsgefahr durch die Glaspfeife, da diese nicht wandert.

Österreich.

Zur Zeit der epidemisch in Wien herrschenden Bartflechte (1920) wurde eine mit dem Nachschleifen gebrauchter Rasierklingen in einer Fabrik kosmetischer Artikel beschäftigte Arbeiterin von dieser Krank-heit befallen. Es wurde Eintauchen der Klingen in Lysoform- oder Formalinlösungen angeordnet.

England.

Weberhusten. Wie im Jahre 1912 trat im Jahre 1924 eine Weber-hustenepidemie auf. Es wurden mehltauinfizierte Ketten in der be-treffenden Weberei gefunden. Die Zahl der Erkrankten war nicht groß, aber diese litten an permanentem Husten und Gewichtsabnahme. Proben von den Webstühlen entnommen ergaben folgenden Befund: Farbe blaßgrau, Zusammensetzung aus Bruchstücken von Wollhaaren und Pilzmyzelien, Pilzsporen, auch Konidiensporen von Aspergillus flavus und Penizilliumarten. In der Kultur entwickelte sich Penizillium und ein anderer, noch nicht bestimmbarer Pilz, so daß die Anwesenheit von Aspergillus nicht sicher ist. Penizillium war weitaus überwiegend.

Im Sommer 1925 untersuchte Dr. Middleton den Verlauf einer Epidemie von Weberhusten. Von 85 Männern und 160 Frauen, aus denen die Belegschaft bestand, erkrankten 17 bzw. 42 so ausgesprochen, daß sie arbeitsunfähig wurden. Die anderen waren leicht erkrankt. Die Symptome waren ziemlich verschieden. Bei einigen waren die Er-scheinungen des Magen-Darmkanals im Vordergrunde, bei der Mehrzahl die der oberen Luftwege, das Gefühl von Druck auf der Brust und Husten mit zähem Auswurf. Es ist anzunehmen, daß manche von denen, die nicht von der Arbeit fernblieben, auch stark unter Husten und Atemnot zu leiden hatten.

Nach dem Wegbleiben von der Arbeit besserte sich der Zustand nach 24—48 Stunden meist erheblich, und der Husten trat nur zeit-weilig, besonders nachts auf. Bei manchen dauerte dieser Zustand

länger, vermutlich wegen ausgedehnter Entzündungen und vorher
schon vorhandener Bronchitis.

Über die Ursache läßt sich nichts Bestimmtes sagen. Es muß in
dieser Weberei ein Faktor wirksam gewesen sein, der in anderen nicht
wirkt. Das verwendete Material konnte nicht gerade in dieser Weberei
die Erkrankungen verursachen, in anderen nicht. Die Arbeitsmethode
war die gleiche wie immer seit Jahren. Allerdings ist diese Weberei
besonders feucht, und das Wuchern von Schimmelpilzen im Material
wurde dadurch begünstigt. Der bei der Arbeit erzeugte Staub enthielt
in großen Mengen Bestandteile von Pilzen, die die Weber einatmeten.
Diese fanden offenbar in der Baumwolle einen guten Nährboden. Entweder erkrankten die Leute infolge der großen Menge der eingeatmeten
Pilze, die sonst in geringer Menge ubiquitär sind, oder es befand sich
unter ihnen eine besondere Art, die sonst nicht vorkommt und nur selten
die Bedingungen für ihre Entwicklung findet. Die Frage ist nur durch
besonderes Studium lösbar.

Septische Blasen. In einem großen Maschinenbetrieb brach eine
Epidemie von septischen Blasen an den Händen mit papulösem Ausschlag an Gesicht und Körper auf, der mitunter vesikuläre Formen an-
nahm. Die Mädchen waren von der Gruppe der „leichten Kettenarbeit".
Von über 400 Mädchen und 38 Männern, die im Betriebe beschäftigt
waren, erkrankten über 10%. Dr. Henry wurde gerufen. Er gibt folgendes Bild von dem Zustand. Stichverletzungen von Metallsplittern,
Entfernung derselben durch nicht sterile Nadeln, Verwendung von
Maschinen- und Paraffinöl, vielleicht verminderte Vitalität mit Rücksicht auf nur 87% Blutfarbstoff, jugendliches Alter unter 24 Jahren.
Alle Mädchen wurden zum Facharzt geschickt, die Rückkehr nur gegen
ärztliches Zeugnis gestattet, daß sie nicht infektiös sind. Einschärfung
der infektiösen Natur des Impetigo und ambulatorische Behandlung
der Verletzungen und der verdächtigen Ausschläge ist erfolgt. Eigene
Handtücher wurden vorgeschrieben und eine Fabrikspflegerin für die
Abteilung „leichte Kettenarbeit" zum Entfernen der Splitter und Behandlung mit Jod angestellt. Die Blasen wurden geöffnet und mit
Präzipitatsalbe behandelt. Die Pflegerin entfernte in 5 Monaten 641 Splitter. Die Mädchen bekamen Lebertran. Nach 5 Monaten erklärte die
Firma, daß die Maßnahmen erfolgreich waren und die Pflegerin wurde
entlassen.

Niederlande.

Bei verschiedenen Arbeitern in der Motorenabteilung einer Auto-
mobilfabrik traten Furunkel und Pusteln an den Unterarmen im An-
schlusse an zahlreiche kleine Wunden auf, verursacht durch scharfe
Splitter, die beim Feilen und Hacken von Aluminium (Legierung von
Aluminium mit Kupfer und Zink) abspringen.

Ein 21jähriger Glasbläser kam mit Primäraffekt der Unterlippe.
Die Infektionsquelle konnte er nicht angeben. Er arbeitete in einer
Gruppe von 6 Mann, die zusammen dieselben Pfeifen verwenden. Alle

wurden auf Wassermann untersucht, die Reaktion war negativ. (Es scheint demnach kaum eine Berufsinfektion vorgelegen zu sein. Ref.) Trotz der Glätte der Mundstücke wurden doch Wunden an den Lippen der Bläser beobachtet.

Staub[1].

Deutsches Reich.

Tuberkulose, Katarrherkrankungen. Massenuntersuchungen von Porzellanarbeitern in zwei Industriegebieten ergaben keine erhöhte Häufung der Lungentuberkulose, in einem der Gebiete jedoch zahlreiche Katarrhe der oberen Luftwege. Von solchen wird überdies berichtet aus einer Schiefergriffelfabrik, aus Zellstoffabriken, beim Eindampfen der Holzspäne im Sulfitkocher durch feinen Holzstaub, in der Thüringer Flachsverwertung, beim Ausladen von Rohschwefel in einer Schwefelkohlenfabrik. Durch Staubeinatmen bedingte Lungentuberkulose wird besonders aus der Lumpenindustrie gemeldet, ferner aus dem Gemengehaus von Glashütten trotz kräftiger Absaugung. Nachteilige Beeinflussung der Atmungsorgane wird von den Quarzitarbeitern in Hessen gemeldet, dann aus einer Kreidefabrik, wo dann durch Einführung der Staubabsaugung die früher sehr häufige Lungentuberkulose vollkommen verschwunden sein soll. In dem Betriebe wurde das zu 90% aus der Kieselsäure bestehende Kieselweiß verwendet.

Staublunge. Ein tödlicher Fall von Anthrako-Chalikosis der Lunge wurde bei einem Glaspolierer beobachtet, Bronchial- und Hylusdrüsen waren tief schwarz und versteinert. Der Durchbruch der Wand eines Blutgefäßes hatte zum Tode an Lungenblutung geführt. In einer Lastautofabrik erkrankte nach 6jähriger Tätigeit mit dem Sandstrahlgebläse ein älterer Arbeiter an ausgesprochener Staublunge ohne Tuberkulose. Der Arbeitsraum war trotz Exhaustors mit feinem Staub gefüllt. Bei mehreren Abbläsern eines Emailwerkes waren in einigen Fällen verschiedene Grade von Staublungen mit und ohne Tuberkulose feststellbar, wobei der Zusammenhang beider Erkrankungen unklar blieb. Ein Dreher einer Porzellanfabrik erkrankte als älterer Mann an Staublunge.

Nach Aussage eines Steinhauers ist die Arbeit mit trockenem Sandstein weniger belästigend als mit feuchtem. Die Erkrankungsprozente in der Thomasschlackenindustrie Düsseldorfs an Lungenentzündung betrugen in den letzten Jahren 1,1—2,1—0,8—0,4—1,1—1,3% der Belegschaft.

Schneeberger Krankheit. Die Untersuchung der Schneeberger Bergkrankheit (Sachsen) wurde durch eine fachärztliche klinische und röntgenologische Untersuchung der Belegschaft der Schneeberger Gruben durchgeführt. Zum Vergleich wurden die Arbeiter des Blaufärbewerkes Oberschlemme, das die in den Gruben gewonnenen Erze verarbeitet, sowie nicht im Bergbau beschäftigte Bewohner des dortigen Gebietes untersucht. Trotz der Feuchtigkeit der Gruben konnten zahl-

---

[1] S. a. Hautkrankheiten.

reiche Fälle von Pneumokoniose nachgewiesen werden, die vielleicht zur Entstehung der Krankheit beitragen.

Holzarten. Hautentzündungen durch javanisches Teakholz (in einem anderen Falle nennt ein anderer Berichterstatter das Holz der südamerikanischen Eiche so), bestehend in Schwellung des Gesichtes und der Arme sind ziemlich häufig. In der Regel ist es nicht notwendig, die Arbeit aufzugeben, in einzelnen Fällen wird Rezidive unter Hinzutreten von Augenentzündung beobachtet, so daß Arbeitsausschluß notwendig wird. Die Erkrankungen treten hauptsächlich an den schwitzenden Körperteilen auf, die Behandlung ist meist ambulatorisch.

Auch Makassa-Hartholz macht Reizungen der Schleimhäute. Ursache sind in das Holz eingelagerte spröde harzige Stoffe und freie Fettsäuren.

Mahagoniartige Holzarten führten beim Abschleifen und Polieren zu Ekzem der Hände und der Arme, manchmal Katarrh, Kopfschmerzen und Übelkeiten.

G. M.-R. Dr. L. Teleky. 1921/22. In der Solinger Stahlschleiferei ist nicht mehr die Staublunge gleichbedeutend mit Schleiferkrankheit, sondern das Ekzem. Jeder Stein und jede Schleifscheibe, wo trocken geschliffen wird, hat eine Absaugevorrichtung. Glas wird meist naß geschliffen. Starke Staubentwicklung findet in Solingen beim Abrunden und Ritzen der neu in Gebrauch genommenen Schleifsteine statt. Mitunter erfolgt auch dies unter wirksamer Absaugung, in anderen Fällen Samstag Nachmittag, wenn niemand im Betrieb ist. In Besteckfabriken erfolgt Staubentwicklung bei Polierscheiben aus Baumwolle, besonders dann ungemein stark, wenn die Scheiben neu sind und gerundet werden.

In den zwei Thomasschlackenmühlen geht der Transport des Mehles meist in geschlossenen Räumen vor sich, doch entwickelt sich reichlich Staub beim Einschaufeln, in dem einen Betrieb auch beim Transport von Jutesäcken mit Thomasmehl.

Die Gußputzereien sind recht staubgefährlich. Bei Gußreinigung mit Druckluftmeisel ist der Mund des Arbeiters je näher der Staubquelle, je kürzer der Meisel ist. In Großbetrieben reinigt ein mit einem Helm und von ihm ausgehender Schürze und Mantel sowie einen nach außen führenden Schlauch versehener Arbeiter die Gußstücke, indem er in einer geschlossenen Kammer den von Preßluft getriebenen feinen Sand oder die feinen Stahlkügelchen auf die zu putzenden Stücke lenkt. Der Gewerbemedizinalrat bekam trotzdem beim Selbstversuche etwas Staub in den Mund. In schlechteren Betrieben mit fugenreichen Holzhelmen ist das Gesicht der Leute staubbedeckt. Von dem Sandstrahlgebläsen arbeiten nur manche wirklich gut.

Die Bronziermaschinen in der Druckerei von Zuckerwarenfabriken arbeiteten vollkommen staubfrei für Bronzestaub, wogegen die gleichen Maschinen für Aluminiumstaub nicht genügend dicht waren. Staub entsteht auch bei der öfters notwendigen Reinigung der in den Maschinen befindlichen Bürsten.

In den Zuckerwarenfabriken werden in Maismehl eventuell untermischt mit Talcum venetum Vertiefungen eingepreßt, in die dann Zuckerlösung gegossen wird. Dann wird die außen erstarrte Zuckermasse herausgenommen und durch Schütteln in einem Sieb von Hand, dann Abblasen mit einem Blasebalg oder Bürsten in einem nicht oder nicht genügend dicht schließenden Kasten oder Ausblasen mit Preßluft in einem geschlossenen Kasten abgestaubt. Hier ist überall Anlaß zu Staubentwicklung. 2 jugendliche Arbeiter zeigten Bronchitis.

In der Textilindustrie wird die früher stets höchst staubige Arbeit in den Mischkammern mitunter durch ein System gut abgedichteter Maschinen mit Staubabsaugung vermieden. Das stark staubende Reinigen der Kratzen der Karden ist durch Vakuumreiniger ersetzt. Von letzteren sind zwei Systeme im Gebrauch. In Flachsspinnereien und Seilfabriken enthält die Luft trotz gut wirkender Absaugevorrichtungen feinen Staub, ein Fabriksbesitzer erklärte, ebenso wie alte Arbeiter deshalb an Katarrh und Asthma zu leiden. Auch stark appretierte Garne produzieren feinsten Staub.

Die Kunstwollerzeugungsbetriebe sind bezüglich Staubabsaugung gegenüber der übrigen Textilindustrie sehr rückständig. Die Reißmaschinen usw. haben keinerlei Staubabsaugung.

In den Lumpensortiereien sind nur selten Entstaubungsapparate und diese oft zu schwach. In einem Fall eine zu hoch angebrachte Staubabsaugevorrichtung. Durch die Gitter der Gittertische fällt der Schmutz auf den Boden oder auf darunter gehängte Tücher. Als Arbeitskleider wurden alte Kleider der Arbeiterinnen getragen, die absolut unzweckmäßig, weil durchaus nicht staubdicht waren. Sehr staubig sind die Betriebe zum Reinigen und Ausbessern gebrauchter Säcke.

G. M.-R. Dr. Neumann. 1924. Als häufig wiederkehrender Übelstand in staubigen Betrieben erwies sich die Überschützung des Wertes der Respiratoren und ihre meist unrichtige Anwendung. Sehr oft sind sie der Gesichtsform des Arbeiters nicht angepaßt. In einer Farbpuderei hatten die dort beschäftigten Mädchen quergestellte, längsovale Mundschützer, die die Nase völlig freiließen. Die Watteeinlagen waren angeblich seit Stunden im Gebrauch, sicher seit Beginn der Besichtigung, zeigten aber keine Spur von Färbung. Letzteres war auch der Fall bei Respiratoren, die die Arbeiter einer Bleifarbenfabrik trugen, dafür fand sich reichlich Farbstaub an den üblichen Stellen unterhalb der Augen, neben den Masken und sogar in ihnen. In einem anderen Betriebe hatte man die Wirksamkeit des Respirators dadurch zu erhöhen gesucht, daß man die Wattelage dichter machte. Die Ausatmungsventile werden als unbequem in vielen Fällen von den Arbeitern selbst festgeklemmt. Die Forderung oder Zulassung von Respiratoren sollte dort, wo sie nicht zu umgehen sind, unter bestimmten Bedingungen erfolgen, durch die eine sinngemäße Verwendung verbürgt wird, aber stets unter dem Gesichtspunkte, daß ständiges Tragen eines wirksamen Respirators keinem Arbeiter zugemutet werden kann. Gewöhnliche Respiratoren als Schutz gegen Qualm, der viel Kohlenoxyd ent-

hält, wurden auch vorgefunden; sie können natürlich nichts nützen,
sind aber geeignet, die Atemschützer auch dort in Mißkredit zu bringen,
wo sie brauchbar sind.

Österreich.

In einer Karosseriefabrik in Wiener-Neustadt mußte sich der Sandstrahlgebläsearbeiter immer in der Sandstrahlkammer aufhalten und
erkrankte an einem schweren Lungenleiden. Er erhielt eine Kopfmaske
nach Art eines Taucherhelmes mit künstlicher Luftzufuhr von außen.

Ein Ingenieur und einige Arbeiter litten durch die Arbeit an einem
Elektrostahlofen infolge der ätzenden Wirkung des Staubes beim Zusatz gebrannten Kalkes und beim Erkalten zu Staub zerfallender Schlacke
an Augenentzündungen.

In den Mälzereien erkrankten die Arbeiter beim Einsacken der trokkenen Malzkeime mitunter an Reizung der Schleimhäute und Fieber.
Bindehautentzündungen sind auch häufig in der Fruchtputzerei und
Hadernsortierei.

Beim Schleifen von Haifischhaut, die große perlenartige Schuppen
aufweist, nach deren Entfernung sie für Taschen, Dosen, Schmuckkassetten u. dgl. erst verwendbar ist, tritt nicht selten Fieber auf. Der
feine Schleifstaub ist härter als Glas und hat annähernd die Eigenschaften des Perlmutterstaubes. Wenn er abgesaugt wird, entsteht
kein Fieber. Knochenerkrankungen sind bisher nicht beobachtet,
wohl aber heftige Entzündungen der Atemwege.

England.

Sandstrahlgebläse. Im Anschluß an den Bericht vom Tode eines
Sandstrahlgebläsearbeiters in einer Maschinenfabrik an Lungentuberkulose hat Dr. Bridge mit dem Ingenieurinspektor M. Price die Betriebsbedingungen daselbst und in anderen Werken erhoben. Die Reinigung von Gußstücken und anderen Artikeln mittels Sandstrahlgebläse war insbesondere während des Krieges im Gebrauch und wurde
unter hohem Luftdruck vorgenommen, zahlreiche Leute fanden so Verwendung im Vergleich zu Normalzeiten. In dem fraglichen Werk waren
bei dieser Arbeit im Kriege 10 Leute, zur Zeit der Erhebung aber wegen
geringer Beschäftigung nur noch 2, und zwar bei Kurzarbeit beschäftigt.
Das Verfolgen der früher beim Sandstrahlgebläse Beschäftigten ist
im allgemeinen schwer, da die Arbeit eine ungelernte ist, und deshalb
als Gelegenheitsarbeit übernommen wird, so daß Männer und Jugendliche so schnell wie möglich eine höher qualifizierte Arbeit suchen.
Es ist geradezu ein Ausnahmefall Leute zu finden, die mehr als 3 oder
4 Jahre bei dieser Arbeit geblieben sind, und dies meist nur mit Unterbrechung durch andere Arbeit. Im Anschluß an den oben erwähnten
Fall konnten zwei andere Fälle verfolgt werden und noch ein vierter,
der nach ärztlicher Aussage an Lungenfibrose litt. In den Betrieben
des gewöhnlichen Typus war der Sandstrahlapparat in Gebrauch,

das ist ein hölzerner Verschlag mit Metalleinfassung. Bei allen ähnlichen Apparaten wird der Sand immer wieder verwendet, so lang, bis er zu fein ist, um noch als Schleifmaterial von Wert zu sein. Bei der Inspektion wurden die Apparate meist in reparaturbedürftigem Zustande gefunden, so daß reichlich feiner Staub aus den Verschlägen und Behältern entwich. Der Boden des Arbeitsraumes war über und über mit Sand und Staub bedeckt, und die Leute hatten offenbar darauf gespuckt. Der verwendete Sand enthielt verhältnismäßig viel freie Kieselsäure und muß mit der Zeit zweifellos Silikose erzeugen. Bei den fraglichen Fällen war es unmöglich festzustellen, in welchem Maße denn überhaupt Silikose vor der tuberkulösen Infektion vorhanden gewesen war, da man über die frühere Zeit nichts wußte. Der akute Charakter der Fälle — alle ereigneten sich anscheinend innerhalb von 3 Jahren nach Übernahme der Arbeit — spricht für eine primäre Infektion mit Tuberkelbazillen, und das Befallenwerden von 3 Leuten in einer Werkstätte unterstützt diese Anschauung und spricht weiter für eine direkte Infektion von dem in den Sand gespuckten und durch die Maschine verbreiteten Sputum. Vielleicht aber hat der Staub, ohne Lungenfibrose hervorzurufen, eine Reizung des Lungengewebes verursacht und einen schon bestehenden Tuberkuloseherd angefacht. In einem von den Fällen ist kaum daran zu zweifeln, daß der eingeatmete Staub ein sehr wichtiger Faktor war.

Der Zustand der Betriebe verlangte in der Mehrzahl der Fälle wichtige Verbesserungen. In der Regel war der defekte Zustand des Apparates Schuld, daß Staub in die Luft des Arbeitsraumes gelangen konnte, vielleicht auch infolge des hohen Druckes, den die Apparate im Krieg aushalten mußten.

Dr. Bridge untersuchte 27 Leute mit einem durchschnittlichen Berufsalter von 5,8 Jahren. 9 von ihnen hatten keinen normalen Lungenbefund, wie sich durch Perkussion bzw. durch Auskultation zeigte, waren aber zur Zeit arbeitsfähig und ohne Untersuchung wäre sie nicht von anderen zu unterscheiden gewesen, entweder leichte Dämpfung oder geänderte Atmungsgeräusche, die auch als vorübergehende Erscheinungen auftreten können und ohne eine Untersuchung, die in dem Werk durchzuführen unmöglich ist, von Gesunden nicht unterschieden werden können.

Bericht des Inspektors für gefährliche Betriebe (1923):

Schleiferei. Aus Anlaß einer erschöpfenden Untersuchung über die verschiedenen Methoden des Metallschleifens wurde eine Reihe von Bestimmungen des Staubgehaltes der Luft in der Höhe des Mundes der Arbeiter vorgenommen, wobei ein geologischer Sachverständiger die petrographische Untersuchung jeder Probe vornahm und Natur und Größe der Staubpartikelchen bestimmte. Analysen des verwendeten Sandsteines und der anderen Schleifsteine wurden im Regierungslaboratorium vorgenommen.

In der Metallschleiferei wurden eine Reihe von Bestimmugen des Staubgehaltes der Luft, in der Höhe des Mundes der Arbeiter entnommen, ausgeführt.

Die Schleifsteine sind von einem Durchmesser zwischen 15 und weit mehr als 2 Meter, entweder natürliche Steine oder aus einem pulvrigen Schleifmittel, das durch einen Bindestoff zudammengehalten wird, künstlich hergestellt. Sowohl beim Trocken- wie beim Naßschleifen bildet sich Staub. Am ungesündesten ist Naßschleifen an Sandsteinen, und zwar vermutlich 1. wegen des hohen Gehaltes des Staubes an Kieselsäureteilchen, die zum Teil 0,01—0,001 mm Durchmesser oder noch weniger haben, 2. wegen der Schwierigkeit, den Staub so abzusaugen, daß er nicht doch von den Arbeitern eingeatmet wird, endlich wegen der schlechten Arbeitsräume, in denen das Schleifen besonders in Sheffield vor sich geht.

Strenge Maßnahmen hinsichtlich Reinlichkeit, Ventilation, Spuckverbot, Kleiderablage, Waschgelegenheiten, Speiseräumen sind notwendig. Die größte Hoffnung jedoch liegt im Ersatz der natürlichen Schleifsteine durch künstliche und durch, wo irgendmöglich halb automatische Schleifvorrichtungen. In den letzten Jahren hat fortschreitend ein Ersatz der natürlichen durch die künstlichen Schleifsteine stattgefunden. Der von letzteren stammende Staub ist, wenn auch nicht unschädlich, so doch weit weniger schädlich, als der gewöhnliche Schleifstaub. Der natürliche Schleifstein nützt sich viel stärker ab, der künstliche ganz wenig und enthält kaum freie Kieselsäure, der meiste Staub, der entsteht, stammt von den geschliffenen Gegenständen. Überdies pflegen die Staubteilchen der künstlichen Schleifsteine größer als die von nassen natürlichen Schleifsteinen zu sein und demnach weniger schädlich für die Lungen. Beim Trockenschleifen kann überdies der meiste Staub abgesaugt werden.

Mr. Mucklin kommt zu dem Schlusse, daß die für die Schleiferei geltenden Vorschriften eine Verbesserung der Gesundheitsverhältnisse, wie sie in anderen Industrien erzielt worden ist, nicht erreicht haben. Auch sind Vorschriften auf die Schleiferei, Poliererei, Fertigmacherei von Messern und anderen schneidenden Werkzeugen beschränkt.

Aus einer Darstellung von Rees geht hervor, daß die Sheffielder Schleifer an Arbeitsplätzen arbeiten, die voll Fehler sind, besonders aber an ungenügender Belichtung ihrer Werkstätten, an dem Mangel zugfreier Ventilation, entsprechender Zentralheizung usw. leiden. Der Staub, der beim „Schärfen" entsteht, könnte zweifellos durch Raumventilation die für dauernde Erneuerung der Luft sorgt, erheblich vermindert werden, in der Art, die angewendet wird, um die Lackdünste in den Flugzeugfabriken zu entfernen. Es ist sicher, daß bei den Manipulationen des Behauens Staubentwicklung durch reichlichen Wasserzufluß von oben auf den Stein nahezu vollständig vermieden werden kann. Die Werkstätten müssen alle oberirdisch ohne Zug gut ventilierbar sein und gut gereinigt werden können.

Der vollständige Ersatz der Sandsteine durch künstliche wird immer weiter fortschreiten mit der Erfahrung über die für jeden Zweck gerade geeignete Sorte von Kunststeinen, namentlich gilt dies von der Feder-, Taschenmesser- und Rasierklingenindustrie, von der Bohrererzeugung, überhaupt von der Werkzeugfabrikation, auch in der Gabelschleiferei, gegenüber dem Schleifen mit trockenem Sandstein, dem vielleicht ungesundesten Zweig der Schleiferei. Jedenfalls ist der Staub weder so reichlich noch so gefährlich wie beim Naturstein, weil das „Abschleifen" ausgeschaltet ist. Die schmutzige feuchte Beschaffenheit des Fußbodens ist bei künstlichem Schleifstein nicht in dem Grade vorhanden.

Naßschleifen wird selten mehr gelernt, da alte Schleifer ihre Söhne nicht unter so ungünstige Arbeitsbedingungen bringen wollen.

Mr. C. B. Roos hat an Arbeitsplätzen, in denen Ganister und anderes hartes Material zerkleinert und geschliffen wird, Studien angestellt, um daselbst die Staubmenge festzustellen und zu sehen, in wieweit Schutzmaßnahmen geeignet waren, sie zu verringern. Meistens wird Wasserspray an den Zerkleinerungsmaschinen verwendet. Durch diesen wurde die Staubzahl (= mg Staub pro 10 cbm Luft) von 342,9 auf 203,2, von 245,8 auf 126,8 und von 239,7 auf 74,6 heruntergedrückt. Diese Feststellungen wurden in der Höhe der Atmungsorgane des Arbeiters und 85 cm von den Zerkleinerern entfernt, angestellt. Große Brausenköpfe und reichliche Wasserzufuhr erschien als das Wichtigste für ein zufriedenstellendes Spray. Der Geologe Dr. H. H. P. Thomas untersuchte die Staubproben und fand, daß die meisten aus Kieselsäureteilchen von weniger als 0,001 mm Durchmesser bestehen. Bei diesen Dimensionen sind sie wohl geeignet in die Lungenbläschen einzudringen.

Staub in Buchdruckereien, von C. D. Roos, Gewerbeinspektor.

Mit Rücksicht auf die in der Presse aufgetauchte Frage über die möglichen Beziehungen zwischen Lungentuberkulose im polygraphischen Gewerbe und Einatmung von Silikatstaub mußten Untersuchungen über Menge und Art des letzteren in den Arbeitsräumen angestellt werden. Einiger Silikatstaub fand sich in der schwarzen flaumigen Substanz, die sich in den Setzkästen findet, sie besteht aus:

1. Sand, der beim Gießen und Formen der eisernen Rahmen erzeugt wird, in die die Typen eingesetzt werden und der sich dann loslöst.

2. Kieselsäure, die sich von den Rahmen beim Vibrieren der Maschinen loslöst.

3. Der Abfall der entsteht, wenn gebrauchte Lettern eingeschmolzen werden. Diese Schlacke wird in offenen Kisten oft durch Monate aufbewahrt. Es wurde angenommen, daß der Kieselstaub sich mit den aus dem Papier stammenden Pflanzenfasern in die Luft erhebt.

Es erschien demnach zur Feststellung der Richtigkeit der Hypothese am Platze, folgende Erhebungen anzustellen. 1. über die Staubmenge in der Luft der Setz- und Maschinenräume und ob ein Unterschied gegenüber der in gewöhnlichen Räumen gefundenen Staubmenge besteht. Außerdem 2. über die Art und Größe der Staubteilchen.

Die Untersuchungen wurden sowohl in 4 altmodischen als auch in 8 Betrieben mit bestmöglichen Bedingungen angestellt. Die Luft wurde in der Mundhöhe des Arbeiters entnommen, sowohl in der Mitte der Arbeitsräume als in den meist besetzten Partien.

Die Untersuchungen erfolgten in einem Spezialapparat nach den Angaben von G. E. Duckering[1]. Die Methode besteht darin, daß ein gemessenes Luftvolumen aus dem Arbeitsraum durch ein gewogenes Filtrierpapier gesaugt und der auf dem Papier gesammelte Staub gewogen wird. Aus dem Untersuchungsresultat wird eine den Staubgehalt der Luft ausdrückende Zahl, die sogenannte „Staubzahl", das ist die Zahl der mg in 10 cbm Luft berechnet.

Der gesammelte Staub wurde bei polarisiertem Lichte mikroskopisch untersucht, um Größe und Art der ihn konstituierenden Teilchen festzustellen.

Die Staubzahl in den verschiedenen Druckräumen schwankt zwischen 1,0—31,7, in den Setzräumen zwischen 7,4—24,4, ist aber meist zwischen 7—15. Die Zahl der Kieselsäurepartikelchen war gering, ihre Größe zwischen $4—10\mu$, die Hauptmasse des Staubes ist vegetabilischer Natur, die chemische Zusammensetzung des Staubes zeigt eine Tabelle des Originalberichtes. Es folgt dann im Text eine eingehende Schilderung der Verhältnisse in den Druckereien, aus denen wir nur weniges hervorheben.

Mit Rücksicht auf die verschiedenen Angaben hinsichtlich der Herkunft der Kieselsäure wurden Staubproben genommen a) von den Flokken und dem Staub der Setzkästen, b) von den Schmelztöpfen in den Gießräumen und c) Papierfasern aus den Maschinenräumen. Während der Untersuchungen ergab sich, daß eine weitere Staubquelle existierte, nämlich die französische Kreide, die beim Formen verwendet wird. Auch hiervon wurde eine Probe genommen. Die Untersuchungen erfolgten im Regierungslaboratorium und sind im Originalberichte dargestellt.

Verhältnisse in Druckereien. Das alte in manchen Betrieben noch übliche Verfahren der Reinigung der Setzkästen ist, diese an die freie Luft zu bringen und den Staub mit einem Handblasebalg zu entfernen. Modernere Firmen haben zu diesem Zweck Entstaubungsapparate eingerichtet, und zwar nach zwei Methoden:

1. geschlossene Kästen mit Gebläse und Absaugung, genannt „Clements" Kastenstaubextraktor. Der Setzkasten wird in den Raum gebracht und der Motor angelassen. Der Setzkasten wird geschüttelt, der Staub in die Höhe geblasen und durch den Abzug in ein eigenes Gefäß gesaugt, aus dem er dann entleert werden kann. Bei dieser Methode ist die Reinigung eines Setzkastens in etwa 30 Sekunden möglich, während dies bei Handblasebälgen 15—20 Minuten dauert, abgesehen

---

[1] Annual Report of the Chief Inspector of Factories for 1910, pages 201—206.

davon, daß für den Arbeiter dort keine Staubgefahr besteht. In der Regel reinigt jeder Setzer seine Kästen nach Bedarf.

2. Ein Vakuumcleaner, ähnlich den im Haushalt gewöhnlich gebrauchten.

Die Papiersorten geben in verschiedenem Maße Staub ab, am meisten das Papier, das für erstklassige Drucksachen gebraucht wird. Wo staubendes Papier verwendet wird, muß aus technischen Gründen so häufig und zum Teil mit Lauge gereinigt weren, daß Staubentwicklung nur in geringen Graden vorkommt.

Für die Räume, in denen geformt wird, ist charakteristisch die hohe Temperatur vor den Dampfpressen. Die einzige Staubquelle ist französische Kreide, die zum Bestauben der Formen vor und nach dem Guß dient.

Gießereien. Die einzige Staubquelle bildet die auf der Oberfläche des geschmolzenen Metalles sich bildende Krätze, die abgeschöpft in Säcken oder geschlossenen Kästen gesammelt wird. Sie enthält keine Kieselsäure.

Die Zeilen- und Einzelgußmaschinen geben nur wenig Anlaß zu Staubentwicklung.

Aus der oben erwähnten Tabelle geht ferner noch hervor: Hinsichtlich der Setzräume ist auf die Größe der Staubzahl von Einfluß der Luftkubus der Arbeiter, die Intensität des Verkehres und die Größe des Luftwechsels.

Bei der Maschinenarbeit ist außer dem Luftraum und dem Luftwechsel die Art des verwendeten Papieres von Einfluß.

Formen und Gießen. Die Staubzahl in diesen Räumen (24·4) ist größer als im Durchschnitt für Maschinen- und Setzräume. Die große Staubmenge kommt hier von der französischen Kreide in der Formerei und von dem lebhaften Verkehr zur Zeit der Probeentnahme in der Gießerei.

Die **mikroskopische Untersuchung,** ausgeführt vom Geologen Dr. H. H. C. Thomas D. Sc., ergab, daß bei allen Arbeitern in der Druckerei die Kieselsäuremenge im Luftstaube sehr gering ist, mitunter so gering, daß sie der Beobachtung entgeht. Die Arbeiter atmen demnach sehr wenig Kieselsäure ein. Der Staub besteht hauptsächlich aus Pflanzenfasern und sonstiger organischer Substanz.

Die Untersuchung von Staub in der freien Luft und in nicht ausgesprochen staubigen Räumen ergab als Staubzahlen: In einem Garten nach lang dauernden Regen 0,7, ebendaselbst nach länger dauerndem schönen Wetter 2—3, in der Mitte eines Studierzimmers 7,7, an verschiedenen Stellen in Laboratorien 9,4—18,5.

Von 8 Proben aus Setzräumen überschritten nur zwei hinsichtlich der Staubmenge das erwähnte ungünstigste Resultat (18,5), von 7 Proben aus Maschinensälen nur eine, während die Durchschnittszahlen für beide Räume mit 14,1 bzw. 13,1 kleiner waren. 18,5 repräsentiert den Durchschnitt des Luftstaubes in einem leeren Raum mit wenig Verkehr. Die Arbeitsräume im polygraphischen Gewerbe sind demnach keineswegs als staubig anzusehen.

Tabelle 4 zeigt die Staubverhältnisse in 9 Druckereien. Die Untersuchungen sind im Regierungslaboratorium angestellt.

Tabelle 4.

Nr.	Fa.	Entnahmestelle	Org. Subst. Feucht.	Blei	And. schw. Met.	Ges. Kiesel- säure	And. anorg. Subst.	Summe	Freie Kiesel- säure, enth. in der Ges.- Kieselsäure
1	1	Setzkästen, Setzraum	66,00	2,80	3,20	8,95	19,05	100,0	4,33
2	1	Aus dem Clements-Staubextraktor. . .	59,—	8,92	4,08	9,96	18,04	100,0	6,31
3	2	Aus dem Clements-Staubextraktor . .	40,—	23,57	6,25	8,63	21,37	100,0	1,32
4	2	Maschinenraum	71,—	—	Spur	11,45	17,55	100,0	2,50
5	2	Abzug in Formraum .	47,—	0,51	0,49	13,23	38,77	100,0	3,16
6	5	Setzkästen, Setzraum	68,—	4,68	1,32	8,48	17,52	100,0	3,21
7	9	Staubsauger.	56,—	4,39	1,61	13,72	24,28	100,0	4,24
8	4	Maschinenraum	74,—	Spur	Spur	12,00	14,00	100,0	1,78

Obige Tabelle zeigt die Resultate von der Analyse von 9 derjenigen Staubquellen, von denen behauptet war, daß durch sie Kieselsäure in die Luft gelangt.

Die höchsten Prozente freier Kieselsäure innerhalb der gesamten Kieselsäure betrugen 6,31, der Durchschnitt war 3,35. Kieselsäurestaub ist verhältnismäßig schwer, so daß die vom Arbeiter tatsächlich eingeatmete Menge vermutlich weit geringer ist, als die hier gefundene. Die übrige Kieselsäure, die außer der freien unter der Überschrift Gesamtkieselsäure figuriert, ist in Form von Silikaten vorhanden, also als unschädlich[1] zu betrachten.

Die folgende Analyse von Krätze: Antimon 16,49, Blei 68,23, Zinn 12,50, Kupfer 0,12, Eisen 0,09, Zink 0,26, Arsen 0,09, Sauerstoff 2,22% zeigt, daß die Krätze, welche eine der augenblicklichen Quellen der Kieselsäure ist, tatsächlich nur aus Metallen besteht.

Die Gesamtkieselsäure im Druckereistaub ist demnach an Menge weit geringer als die von Londoner Wohnungsstaub oben von einem Kleiderkasten entnommen. (Durchschnitt nach I. C. Brown 21%).

Demnach ergibt sich:

1. Das polygraphische Gewerbe kann nicht als staubiges angesehen werden, da die durchschnittliche Staubmenge in manchen Fällen sogar weit geringer ist, als in vielen bewohnten Räumen.

2. Der Staub enthält sehr wenig Kieselsäure, mitunter fast gar keine.

3. Der Staub in Setzkästen, Maschinenräumen und anderen Staubquellen ist kieselsäureärmer als der aus einem Wohnraume.

4. Mit Rücksicht auf den Bleigehalt der Setzkästen ist es wünschenswert, Reinigungsapparate, wie „Clements-Setzkasten-Staubextraktor", besonders in großen Betrieben zum Reinigen der Setzkästen zu verwenden. Diese Apparate müssen so gebaut sein, daß bei dieser Arbeit kein Staub in den Arbeitsraum dringt.

---

[1] „Industrial Pneumonoconiosis, with spezial reference to Dust Phthisis", by E. L. Collis, page 33.

Bericht des ärztlichen Gewerbeinspektors E. L. Middleton uber den Staubgehalt der Luft bei der Metallschleiferei und Gußputzerei (1922).

Es erscheint heute auf Grund zahlreicher Untersuchungen sicher, daß die Kieselsäure des Sandsteines und anderer natürlicher Gesteinsarten die Hauptursache der Silikosis oder fibrösen Phthise ist. Weniger im klaren sind wir über die Rolle, die der Staub nicht siliziumhaltiger Stoffe und künstlicher Schleifmittel für die Entwicklung von Erkrankungen der Atmungsorgane spielt. Besonders maßgebend für die Gefährlichkeit ist die physikalische und chemische Form, in der das Silizium auftritt. Die freie Kieselsäure als kristallinischer Quarz und die sekundäre Kieselsäure als Quarzit führen — zerkleinert — in gleicher Weise zu dem gefährlichen Kieselsäurestaub, während kolloidale Formen der Kieselsäure oder die organische Form als Kieselguhr weniger gefährlich sind. Gebundene Kieselsäure in Form von Ton, Feldspat, überhaupt Kieselsäuresalzen sind nicht in demselben Grade gefährlich.

Von großer Bedeutung für die Gefährlichkeit ist die Größe der inhalierten Staubteilchen. Die, welche sich in der Lunge finden, haben in der Mehrzahl einen Durchmesser von oft weniger als 1μ, selten über 2μ, sehr selten 10μ. Teilchen unter 2μ sind also viel gefährlicher als größere. Im folgenden werden letztere in Prozenten der Gesamtmenge der gezählten Staubteilchen angegeben.

Methoden. Wie es viele Arten von Luftstaub gibt, gibt es auch viele Verfahren zur Untersuchung. Jede Methode eignet sich, gewisse Fragen aufzuklären, versagt aber, wenn sie am falschen Ort angewendet wird. Man kann alle Verfahren in 6 Gruppen einteilen. 1. Die, welche die Durchsichtigkeit der in einem Lichtstrahl flottierenden Teilchen im Vergleich mit Standards feststellen. 2. Kolorimetrische Methoden, welche die Sättigung der Farbe des gesammelten Staubes auf eine Unterlage wie Flanell, durch den die zu untersuchende Luft gesaugt worden ist, feststellen. 3. Sammeln des Staubes durch Wasserspray oder ähnliches, dann Wägung oder Zählung oder beides. 4. Sammlung des trockenen Staubes durch Saugen einer großen Luftmenge durch ein Filtrierpapier mit folgender Wägung. 5. Zählmethoden. Forcierte Aspiration einer kleinen Luftmenge, die man auf eine kleine Glasplatte auftreffen läßt, und direkte mikroskopische Untersuchung des so aufgefangenen Staubes. 6. Präzipitation durch Elektrizität.

Die Wägungsmethoden haben vor den Zählmethoden folgende Vorteile: 1. die Größe der Luftmenge, die in einer Probe berücksichtigt werden kann, 2. die Länge der Zeitperiode, über die sich die Probeentnahme erstreckt, was dazu führt, daß verschiedene Phasen des untersuchten Arbeitsprozesses zusammengefaßt werden können. 3. Geringe Geschwindigkeit der Luftansaugung, die sich den normalen Atmungsbedingungen nähert. 4. Das geringe spezifische Gewicht der Rauchteilchen macht das Resultat weniger abhängig von dieser dazukommenden Staubquelle, als bei den direkten Zählmethoden.

Wert der Zählung. Aus dem oben über die Bedeutung der Größe der Staubteilchen für ihr Vermögen, in die Lungen einzudringen gesagten ergibt sich, daß die Menge an sich kein Maß für die Gefährlichkeit des in der Luft enthaltenen Staubes ist. Wenn z. B. ein bestimmtes Luftvolumen wenige Kieselsäureteilchen von 50—100 μ enthält und keine kleineren, so ist diese Luft ganz unschädlich hinsichtlich Erzeugung von Silikose. Wenn aber in derselben Luft ein gleiches Gewicht in Form von Teilchen unter 2 μ enthalten ist, so bedeutet das viele Tausend von Teilchen, die alle krank machend wirken können. Größere Teilchen, wenn sie überhaupt beim Schleifen durch Zentrifugalkraft oder besondere Luftströmungen in die Atmungsluft gelangen, werden in den oberen Teilen der Luftwege abgefangen und mit dem Schleim entfernt. Die Teilchen unter 2 μ oder wenig größer treten bei der Einatmung tief in das Lungengewebe ein und wenn auch der größere Teil wieder ausgeatmet wird, wird ein anderer Teil in Lungenbläschen deponiert, da sie über den die Bronchien auskleidenden Ziliarüberzug hinausgelangt sind[1]. Das einzige Maß für die Schädlichkeit einer Luft mit unlöslichen Staubteilchen ist die Zahl derjenigen unter 2 μ, in einem bestimmten Volumen in der Einatmungshöhe. Eine Methode jedoch, die nur das Gewicht des Staubes angibt, sagt nichts über die Gefährlichkeit, wenn sie nicht etwa verglichen werden kann mit anderen Luftproben, bei denen die Teilchengröße dieselbe ist und die Zahl der Teilchen durch Vergleich mit anderen Zählungen aus dem Gewicht erschlossen werden kann.

Die direkte Zählmethode bietet zwei Vorteile: 1. die Staubteilchen in einem bestimmten Luftvolumen können ohne weitere Präparation gezählt und gemessen werden, 2. die Vorrichtung ist leicht, bequem zu tragen, und an jedem Arbeitsplatz anwendbar. Nachteile sind: Einer Probe entspricht nur ein kleines Luftvolumen, die Sammlung des Staubes erfolgt nur während einer kurzen Zeitperiode, die notwendige Geschwindigkeit der Staubansaugung ist groß, gleichzeitig sind Rauchteilchen anwesend und diese sind zwar gleichgültig für den vorliegenden Zweck, sie bedeuten eine Fehlerquelle wechselnder Größe, wenn der Staub nur gezählt wird.

Versuche bezüglich Staubzählung. Die ersten Versuche wurden ausgeführt mit dem Konimeter von Kotzé, einem ingeniösen Instrument, zuerst in den südafrikanischen Minen im November 1916 angewendet. Es besteht im wesentlichen aus einer ventillosen zylindrischen Saugpumpe von einer Kapazität von 5 cm. Die 5 ccm Luft werden durch eine Öffnung von 0,6—0,8 mm im Durchmesser gezogen. Der Luftstrahl trifft auf ein Glasplättchen, das mit einer dünnen Vaselinschicht überzogen ist, auf der der Staub in Form eines Fleckes zurückgehalten wird. Mittels eines Mikrometers können unter dem Mikroskope die Teilchen gezählt und bezüglich ihrer Größe geschätzt werden. Die mit

---

[1] „Dust in Expired Air" war Gegenstand einer Mitteilung in der „Medical Society of London" durch Dr. J. S. Owens. December, 1921.

diesem Instrumente erzielten Resultate sind jedoch zu niedrig, vermutlich weil die Geschwindigkeit des Luftstromes durch eine regulierende Feder nicht entsprechend funktioniert.

Gleichzeitig wurden wichtige Staubuntersuchungen von Dr. I. S. Owens der meteorologischen Anstalt in London ausgeführt, wobei dieser seinen eigenen Staubzähler verwendete und zeigte, daß obiger Apparat zu niedrige Resultate gibt. Die folgenden Untersuchungen sind mit Owens-Staubzähler[1] angestellt.

Dieser Apparat beruht auf folgendem Prinzip: Wenn Luft, welche gleichzeitig Staub und eine entsprechende Menge Wasserdampf enthält, plötzlich unter vermindertem Druck gesetzt wird, so findet durch Abnahme der Temperatur eine Kondensation der Feuchtigkeit um die Staubteilchen herum statt. Wenn diese Staubteilchen eingewickelt in Nebel mit einer Glasoberfläche in Kontakt kommen und der Nebel dann verdampft, bleibt der Staub auf dem Glas und kann mikroskopisch gezählt werden.

Bei dem Staubzähler wird dies erzielt, indem ein feiner bandförmiger Luftstrahl auf ein Deckglas auftrifft, das 1 mm vor der Öffnung des Spaltes angebracht ist, der diesen bandförmigen Strahl erzeugt. Vor dem Eintritt in den Spalt passiert die Luft eine Dampfkammer und die Geschwindigkeit des Strahles ist so bemessen, daß die Druckabnahme eine Kondensation der Feuchtigkeit auf den Staubteilchen gerade in dem Augenblick hervorbringt, wo der Luftstrahl auf das Deckglas trifft. Die Luft wird dann abgelenkt, und da die Geschwindigkeit durch Ansteigen des Druckes und der Temperatur fällt, verdampft das Wasser und der Staub bleibt zurück. Eine Luftpumpe von 50 ccm Kapazität wird angeschlossen und 3—4 Pumpenzüge werden gemacht, um die Dampfkammer mit der Luft des zu untersuchenden Raumes zu füllen. Der Verschluß wird dann rasch entfernt und ein gut gereinigtes Deckglas wird vor den Spalt gebracht, durch den Luft zugelassen wird, dann wird der Verschluß, der das Deckglas trägt, wieder rasch an seinen Platz zurückgebracht. Hierauf macht man mit der Pumpe Züge, um ein bis mehrere Volumina Luft durch den Spalt zu treiben, zwischen jeden Pumpenzug $^{1}/_{2}$ Minute Pause, damit die Luft die Feuchtigkeit absorbiert. Dann wird der Verschluß entfernt und das Deckglas auf einen Objektträger gebracht. Der Schlitten hat zementierte Metallzellen mit einem Klebemittel am Rande, so daß das Deckglas kleben bleibt. Das Deckglas mit der Ausbeute an Staub wird mit der Fläche nach oben gedreht. Zum Auffinden des Staubfleckes dient ein schwaches Objektiv mit Dunkelfeldbeleuchtung, zum Zählen ein starkes oder Ölimmersion $^{1}/_{12}$. Dazu wird ein Mikrometer mit Quadratmillimetereinteilung verwendet.

Der Staubfleck besteht aus einem streifenförmigen Depot von Staubteilchen, und die Zählung erfolgt mit dem Mikrometer, indem man

---

[1] Die vollständige Beschreibung des Apparates ist zu erhalten beim Erzeuger Messrs. C. F. Casella & Co., Ltd., 49, Parliament Street, London. S. W. 1.

ein bis zwei Stellen der Streifen der ganzen Länge nach durchgezählt, und das Mittel berechnet wird. Die Zahl wird multipliziert mit dem Faktor, den man durch Feststellung der Zahl der Streifen entsprechend der ganzen Länge der Ausbeute mal der verwendeten Vergrößerung erhält. Das gibt die Gesamtmenge der Staubteilchen und durch Division durch die Zahl der Kubikzentimeter (50 ccm bei einem Pumpenzug) ergibt sich die Zahl der Staubteilchen pro Kubikzentimeter Luft. Die Zahl der Teilchen, die über $2\,\mu$ messen, wird gleichfalls bestimmt und in Prozenten der Gesamtheit ausgedrückt.

Im vorliegenden Falle wurden alle Proben mit Ausnahme der Kontrollen in Atemhöhe genommen, d. h. die Mündung der Dampfkammer befand sich in derselben Höhe wie das Gesicht des Arbeiters und wurde so nahe als möglich seinem Gesicht gehalten, während er bei der Arbeit war. Die durchgesaugte Luft war also ganz ähnlich derjenigen, die er einatmete. Bevor das Deckglas eingestellt wurde, erfolgte eine Anzahl Pumpenzüge, um die Dampfkammer mit der zu untersuchenden Luft zu füllen. Alle Proben wurden in Atemhöhe genommen.

Ergebnisse von Staubzählungen. (Die Tabelle des Originalberichtes wurde nicht abgedruckt.) Allgemeines. Effekt der atmosphä rischen Verunreinigungen mit Rauch und gewöhnlichem Staub. In einer nicht geringen Zahl von Fällen enthielt die bei einer staubigen Arbeit am Arbeitsplatz im geschlossenen Raume entnommene Luft weniger Staubteilchen, als die gleiche Luftmenge von der Straße oder von einem freien Platz außerhalb des Betriebes (s. unten), was darauf zurückzuführen ist, daß das Vorhandensein von Quarzstaub zu einer Zusammenballung der Rauchpartikelchen und damit zu einer Verringerung der Staubzahl führt.

Es besteht demnach eine Tendenz für Selbstreinigung der Luft im Innern der Räume. Das Naßschleifen durch Einwerfen von Wasserstaub hat denselben Effekt der Luftreinigung der Staubteilchen von Rauch, während andere vorhandene Staubarten nicht zahlreich genug sind, um diesen Ausfall auszugleichen. Offenkundig staubige Arbeiten ergeben mitunter niedrigere Staubzahlen als nicht staubige. Der visuelle Eindruck der Staubigkeit hängt von der Größe der Teilchen ab, von ihrer Zahl in der Volumeneinheit und von der Beleuchtung. Selten ist eine Luftprobe im Sonnenlicht staubfrei. Schwebende Teilchen sind dann noch zu sehen, die bei künstlicher Beleuchtung oder im diffusen Tageslicht unsichtbar sind. Sonst aber, auch abgesehen von dieser strengen Probe (der Sonnenlichtbeleuchtung), geben gewerbliche Arbeiten oft Anlaß zu sichtbaren Staubwolken, die den Arbeiter einhüllen und Gesicht und Kleider bedecken. Fast immer besteht der Staub zum großen Teil aus Partikeln unter $2\,\mu$. Es läßt sich nicht sagen, wie groß ein Staubteilchen sein muß, um unter bestimmten Beleuchtungsverhältnissen sichtbar zu sein. Man ist aber berechtigt zu sagen, daß, wenn nicht eine ungeheuer große Anzahl von Staubteilchen unter $2\,\mu$ in einer gegebenen Luftmenge vorhanden ist, oft bei Innenbeleuchtung der Staub nicht sichtbar ist. Mit zunehmender Größe werden die Teilchen unter sonst gleichen Bedingungen leichter sichtbar. Beim Handschleifen auf nassem Wege glauben viele Leute mit langer Erfahrung nicht an die Staubigkeit, weil der Staub unter den speziellen Beleuchtungsverhältnissen nicht sichtbar ist. Tatsächlich sind die meisten Staubteilchen kleiner als 2 μ, also gefährlich.

Bei der Beurteilung der Staubigkeit einer Arbeit nach den gefundenen Zahlen muß man, um einer Täuschung zu entgehen, auf die Begleitumstände achten. Es muß 1. eine Kontrollzählung im gleichen Raum ohne die fragliche Arbeit, 2. mit einer anderen Arbeit ausgeführt werden. Es müssen 3. die Art der Arbeit, 4. die erzeugten Artikel, 5. alle anderen Umstände beachtet werden.

Beim Handnaßschleifen waren alle Proben des Staubes kristallinisch und stark lichtbrechend. Ihre Größe schwankte von der Grenze der mikroskopischen Sichtbarkeit bis zu 12 μ. Die meisten Teilchen waren rund, manche eckig und spitzig. Die Farbe schwankte von Orange über Gelb bis zur Farblosigkeit. Die höchsten Zahlen fanden sich, wo unter starkem Druck geschliffen wurde und beim Herstellen von Ecken und Spitzen, so daß das Metall in den Stein unter dessen feuchte Oberfläche einschneidet und trockener Staub erzeugt wird. Solche Vorgänge dauern nur ganz kurz, werden aber sehr häufig wiederholt und führen daher zu reichlicher Staubbildung.

Naßschleiferei. Bei den Segmentalmaschinen wird meist wenig Staub entwickelt, und dieser ist meist ähnlich dem gewöhnlichen Luftstaub. Bei anderen Maschinen zum Sägenschleifen sind verschieden große Mengen Quarzstaub zu finden. In allen Fällen wurde Hand- und Maschinenarbeit im gleichen Raume geübt, so daß ein sicheres Auseinanderhalten der Quellen des Quarzstaubes unmöglich war.

Trockenhandsandsteinschleifen. Beim Stahlgabelschleifen waren die Abzugsvorrichtungen gut, und nur wenig Quarzteilchen fanden sich in den Proben. Beim Schleifen von Weberschiffchenspitzen war die Zahl der Quarzteilchen verschieden, doch nicht groß. Das Schleifen von Flügeln auf gerieften Steinen gab mehr runde und eckige Quarzteilchen aller Größen von weniger als 1 μ bis über 10 μ, dabei waren 8—10% über 2 μ.

Trockensandsteinmaschinenschleifen. Das Schleifen verschiedener Spindeln für Textilmaschinen ergab einen großen Anteil kristallinischer Teilchen in den Proben, vermutlich Sandstein.

Künstliche Schleifsteine. Es wurden 52—64 verschiedene Schleifprozesse mit den verschiedenen Arten künstlicher Schleifsteine verzeichnet. Naßschleifen von Hand scheint am meisten Staub zu machen von allen Schleifarten mit künstlichen Steinen. Trockenschleifen mit Abzug macht weniger Staub. Schleifen der unteren Enden von Tischmessern trocken auf Schmirgel ohne Abzug macht eine mittlere Staubmenge. Naßmaschinellschleifen macht wenig Staub, vermutlich wegen der großen verwendeten Wassermenge. Eine Kontrolle, genommen in einem Tischmesserbetrieb, wo die Maschinen einige Tage gestanden waren, doch bei laufenden Treibriemen, zeigte ähnlichen Charakter wie bei einer Maschine, die im Gang gewesen war (55).

Polieren. Der Anteil des Schleifmittels an dem Staub variiert außerordentlich, doch enthält er immer etwas davon. Bei wirksamer lokaler Absaugung wird der Anteil sehr herabgemindert, die Anwesenheit von Fett vermindert zwar die Dichte des Staubes nicht, führt aber zur Verklumpung, was das Zählen erschwert und die Zahl der Staubteilchen sehr vermindert. Hier wurde die höchste Staubzahl der ganzen Untersuchung (26377) mit 0,8% über $2\,\mu$ gefunden mit so starker Verklumpung, daß die Zählung keineswegs exakt, doch immerhin feststellte, daß die Arbeit sehr staubig war. Die gute Wirkung lokaler Absaugung konnte festgestellt werden durch den geringen Unterschied, der sich zwischen der Luft innerhalb und außerhalb des Betriebes ergab.

Die vermutete, die Staubzahl herabmindernde Wirkung des Fettes beim Polieren wurde bei einem der beiden untersuchten Fälle nicht bestätigt. Denn es zeigten sich zahlreiche kristallinische Teilchen, offenbar vom Schleifmittel stammend, doch konnten diese zu einem Teil von den benachbarten Schleifsteinen gekommen sein.

Gußputzerei. Bei den Proben war ungefähr die Hälfte der Staubteilchen nach ihrer Struktur vom Putzsand herstammend. Die Zahl der Teilchen betrug einige Tausend, mehrere Prozente davon über $2\,\mu$. Etwas weiter weg von der Stelle, wo der Guß geputzt wird, nahmen die von Sand stammenden Teilchen stark ab und die vorhandenen waren relativ groß. Bei dem staubigen Bürstprozeß finden sich viele große Staubteilchen. Die Arbeit scheint sehr staubig, die Zählung ergab keine sehr hohen Zahlen.

Behauen von Schleifsteinen. Die Proben zeigen eine sehr starke Verschlechterung der Luft, und es ist anzunehmen, daß diese Arbeit das Vorkommen von Silikose bei Schleifern besonders fördert. Proben in einer Sensenschleiferei beim Schleifsteinschärfen, die in reiner Luft ohne Rauch gelegen war, zeigen den staubigen Charakter dieser Arbeit. Das Werk liegt einige Meilen von einer Stadt entfernt in reiner, rauchfreier Luft. Eine Probe wurde beim Steinschärfen nahe den Atmungsorganen des auf seinem Reitsitz befindlichen Schleifers gewonnen, einem Vorgang, der in der Sensenschleiferei alle 20 Minuten vorgenommen werden muß und eine Minute dauert. Hierbei wird gegenüber dem Schleifersitz ein scharfes Instrument an die Peripherie des Steines angelegt. Eine dichte Staubwolke erhebt sich über dem Stein, die vom Luftstrom allmählich zerstreut wird. Es wurden 12628 Stäubchen mit 27,8% über $2\,\mu$ Durchmesser im Kubikzentimeter gezählt, fast alle vom Schleifstein, fast kein Rauch. In weiterer Entfernung und einige Zeit nach dem Aufhören der Arbeit waren die Zahlen geringer.

Schlußsätze. 1. Kieselsäurestaubeinatmung wirkt auf die Dauer schädlich, die Größe der Gefahr ist abhängig hauptsächlich von dem Gehalt der Luft an feinen Staubteilchen.

2. Der sichtbare Eindruck der Staubmenge in der Luft ist kein

Kriterium für das Vorhandensein schädlichen Staubes und den Grad der Gefahr.

3. Die Naßsandsteinschleiferei von Hand führt stets zur Entwicklung von Quarzstaub, dessen Menge u. a. von der Härte des Schleifsteins, der Art des geschliffenen Gegenstandes, dem angewendeten Druck und der angewendeten Wassermenge abhängt.

4. Am gefährlichsten durch Kieselsäurestaub ist das Behauen der Schleifsteine. Obwohl es immer nur kurze Zeit dauert, muß es infolge seiner häufigen Wiederholung und daher kumulativen Wirkung als sehr schädlich angesehen werden.

5. Viel Kieselsäurestaub, der sich beim Naßsandsteinschleifen und dem dazugehörigen Behauen entwickelt, hält sich durch seine Feinheit so lange schwebend, daß er alle Arbeiter in dem Schleifraum gefährdet.

6. Die wenigst schädlichen Prozesse sind die mit viel Wasser an der Kontaktstelle von Stein und Metall wie an der Segmentalmaschine, das Präzisionsmaschinenschleifen mit Schmiermitteln, Polieren mit Fett, sowie die trockenen Prozesse mit lokaler Absaugung.

7. Bei der Gußputzerei entwickelt sich anscheinend nicht gar viel feiner Kieselsäurestaub. Der Staub besteht meist aus größeren Teilchen oder zusammengeballten Massen. Der feine Sand, der beim Putzen von Stahlguß aufwirbelt, besteht aus Kieselsäure, die aber durch Bindemittel und durch Hitzewirkung zusammengebacken wird. Der Staub von Eisengußputzereien ist gröber und enthält viel Nichtkieselsäure.

8. Die nach den vorliegenden Untersuchungen wünschenswerten Vorschriften stimmen mit dem laut Berichtes für das Jahr 1923 hinsichtlich der Metallschleifereien und Gußputzereien gemachten überein. Besonders wichtig erscheint aber 1. die Trennung des Feuchtsandsteinschleifens und des dabei vorkommenden Behauens von jeder anderen Arbeit durch Fernhalten aller hierbei nicht direkt Beschäftigten aus dem Raume, 2. reichlicher Wasserzufluß an den Kontaktstellen von Metall und Stein beim Behauen und die Verwendung von Respiratoren für die kurzdauernde Arbeit des Behauens, 3. ausgiebige allgemeine Ventilation in allen Schleifräumen, 4. lokale Staubabsaugung beim Trockenschleifen, 5. lokale und allgemeine Ventilation bei allen Vorgängen, wo sich Staub vom Schleifmittel beim Schleifen, Polieren und Fertigmachen von Metallwaren und bei der Gußputzerei entwickelt.

Bericht über stauberzeugende Prozesse beim Entladen von Getreideschiffen von L. B. McNair (Ing.-Inspektor) und Dr. E. L. Middleton (ärztlicher Gewerbeinspektor) aus dem Jahre 1924.

Technischer Bericht. Das Entladen von Getreideschiffen im Hafen erfolgt in der Regel mit Eimern oder pneumatischen Elevatoren. Diese sind oft auf beweglichen Balken montiert, wobei das Getreide durch eine Wägemaschine hindurch in die Barke entladen wird. In anderen Fällen bildet der Elevator einen Teil einer Siloeinrichtung und entlädt

über eine abschüssige Bahn auf vorbeiziehende Transportbänder, die
in unterirdischen Tunnels oder auch in oberirdischen Gerüsten zum
Hauptsilo laufen. Wenn das Korn zum Silo gelangt, wird es durch einen
Elevator zur Wägemaschine geführt und fällt von dieser wieder in
einen zweiten Silo, der es auf den höchsten Punkt des Gebäudes bringt,
von wo es auf andere Transportbänder überführt und in verschiedene
Silos verteilt wird. Von den Silos gelangt es dann auf Verteilungstrans-
portbänder oder es geht durch eine Wägemaschine auf Güterwagen.

Im Schiffsraum ist der Staub je nach der Getreidesorte ganz verschieden und ärger, wenn Eimerelevatoren benutzt werden.

In diesem Falle sind mehr Menschen zur Bedienung notwendig als
bei pneumatischen Apparaten. Bei Eimerelevatoren machen 20 Arbeiter
dieselbe Arbeit, die bei pneumatischen Elevatoren von 6 Leuten geleistet wird.

In einem Hafen, wo Leute gesehen wurden, welche persische Gerste
im Schiffsraum in Säcke füllten, und zwar unter höchst staubigen Verhältnissen, wurde versichert, daß wegen des sehr staubigen Materials,
womit in diesem Hafen gearbeitet wird, 4 Mann eine Arbeit leisten,
die sonst von dreien getan wird. Diese Leute bekommen, wie ander-
weits, eine eigene Staubzulage. Bei pneumatischen Elevatoren im Schiffsraum ist die Staubmenge viel geringer. Dieses Verfahren ist das einzig
richtige zur Erzielung erträglicher Zustände.

Wägeboote sind in Gebrauch in den Docks von Liverpool, London
und Manchester. In Liverpool haben einige von den alten Wägebooten
eine oberirdische Plattform, der freien Luft zugänglich, auf der die
Wägemaschine aufgestellt ist. Das Korn wird hier in gewöhnlicher
Weise durch ein Transportband vom Schiff aus zugeführt. Der hier
auftretende Staub wird weggeblasen. In London und bei den neuen
Wägebarken in Liverpool und Manchester ist die Wägemaschine in
einem geschlossenen Raume untergebracht. Bei einigen Wägebarken
erfolgt die Wägung von Hand, und der damit beschäftigte Arbeiter
befindet sich, wenn staubreiches Material entladen wird, ununterbrochen
in staubiger Atmosphäre. Nur in zwei pneumatischen Elevatorenbarken
war für Absaugung des Staubes in dem Wägeraume gesorgt, und in
beiden Fällen war der Abzugspropeller so aufgestellt, daß er kaum wir-
kungsvoll sein konnte. In einem Falle war der Abzug in einiger Entfernung von der Öffnung, aus welcher er saugen sollte und nicht in
deren Verlängerung; im anderen Falle entleerte sich der für zwei Wägemaschinen vorgesehene Abzug durch eine Öffnung gegenüber der Fall-
bahn. Solche Wägemaschinen sollten entweder durch Glasschirme von
der Stelle, wo die Aufsichtsperson steht, getrennt sein, oder sie sollten
staubsicher ummantelt oder endlich mit Abzügen versehen sein, sowohl beim Einfülltrichter oben als beim Auslauftrichter.

Zur Entstaubung der Fördertunnels sind die verschiedenen Absaugevorrichtungen in Gebrauch, welche alle nicht zufrieden stellen.
Die Luftuntersuchung ergab in einem Falle 2000, in anderen 1700 und
249 mg Staub pro 10 cbm. Der Staubgehalt der Frischluft betrug in

diesen Fällen in einer Stadt 9 mg; dies gilt von Silos, die in jüngster
Zeit errichtet worden sind. Es ist richtig, daß die Tunnels bis $^1/_2$ Meile
lang sind und daß nur 2—3 Mann in dieser Staubluft sich aufhalten.
Aber der Aufenthalt ist oft fast unerträglich.

Wenn das Korn in die Silos eintritt, fällt es gewöhnlich vom Trans-
portbande auf einen Elevator und wird emporgehoben. In den best-
eingerichteten Silos ist die Absaugung an der Stelle angebracht, wo
das Getreide vom Transportband auf den Stiefel des Elevators fällt.
Beim Hauptelevator, welcher das Korn von der Wägemaschine zum
Silozufuhrbande bringt, das im oberen Stockwerke des Gebäudes
gelegen ist, ist ein Abzug an 3 Stellen angebracht, 1. dort, wo das Korn
in den Elevatorstiefel fällt, 2. auf dem halben Wege des Elevators,
3. dort, wo das Korn zum Verteilungsrohre des Silos gebracht wird.
Am zweckmäßigsten ist das Einbringen des Abzuges dort, wo das Korn
vom Transportband in die abschüssige Silobahn fällt; in manchen
Fällen wird ein kontinuierlicher Luftzug durch die obere Partie des
Silos selbst geführt, nicht nur um den Staub abzuführen, sondern auch
wegen etwa auftretender Gase.

Wägemaschinen. Dort, wo handkontrollierte Wägemaschinen verwendet werden, sei es in Elevatorbooten, sei es in Hauptsilos, wird eine
Menge Staub entwickelt, wenn die Klappenhebel gezogen werden, und
die Arbeiter befinden sich in Staubluft. In einem Speicher ist daher der
Bedienungsmann in einem durch eine Glaswand separierten Raum untergebracht. Der Kontrollhebel führt durch eine Spalte in der Wand. Ein
solcher Schutz ist auch bei automatischen Wägemaschinen notwendig. Bei
einem Hauptsilo sind die Maschinen von einem Glasmantel umgeben,
und an den Auslauftrichtern befinden sich Abzüge. In einem anderen
Falle haben sowohl die zuführenden als die Auslauftrichter Abzüge.
Außerdem aber ist eine Glaswand zwischen den Maschinen und dem Personal angebracht. Die Wartung erfolgt durch das Fenster. In einem
anderen Falle schließt sich die zum Eimer führende Öffnung automatisch,
bis der Einfülltrichter voll ist, so daß der Eimer in einem Zug gefüllt
wird. Dadurch wird die Zeit der Beschickung des Eimers und auch die
der Staubentwicklung abgekürzt. Bei solchen Apparaten ist eine Absaugevorrichtung nicht notwendig. Der Staub der abführenden Trar-
portbänder wird ebenso entfernt wie der der zuführenden.

Ärztlicher Bericht. Untersuchungen wurden angestellt über die
Beschaffenheit der Luft beim Entladen von Getreideschiffen, der Zweck
war Menge und Beschaffenheit des Staubes zu bestimmen, der bei dieser
Arbeit entwickelt wird, um Bestandteile des Staubes zu finden, die beim
Einatmen schädlich wirken können.

Es wurden Staubproben in einer solchen Weise entnommen, daß sie
den praktischen Bedingungen der Einatmung entsprachen. Die Probeentnahme erfolgte mit Owens Staubzähler, einem von Dr. I. S. Owen
zu diesem Zwecke konstruierten Instrument. Dieses hat den Zweck,
aus einer Luftprobe von bekanntem Volumen alle schwebenden festen

Teilchen zu sammeln durch Auftragen auf einen vorbereiteten Objektträger die Untersuchung unter dem Mikroskop zu ermöglichen.

Der Staub der untersuchten Luft erschien von zweierlei Art: 1. längere Haare von Ähren, 2. Bruchstücke von pflanzlicher und mineralischer
Herkunft, Spreu usw. Die Art der Haare ändert sich mit der Art der
Getreidesorte, von der sie stammen, aber die von Weizen, Gerste,
Roggen und Hafer haben die gemeinsame Eigenschaft, einzellig zu sein
von mehr als 1 mm bis weniger als 0,1 mm Länge mit scharfer Spitze.
Mitunter findet sich das Haar in kleinen Büscheln, welchen noch etwas
Pericarp oder Samenhaut anhängt, oder es sind kleine Bruchstücke mit
scharfen Spitzen vorhanden.

Weizen- und Roggenkörner sind in der Regel frei von Spreu, und die
Haare stammen meist von der Spitze des Kornes. Sie sind von dem
schmalen Typus mit sehr scharfer Spitze. Gersten- und Haferhaare
haben eine Palea anhängen oder eine Hülle, und diese ändert den
Charakter der Haare, weil die Zahl der vom Pericarp stammenden dadurch vermindert wird und andere Typen von Palea und Grannen dazukommen. Diese Haare stammen von den Körnern selbst, und wenn auch
das Material ursprünglich staubfrei ist, so führt doch die unvermeidliche
Bewegung der ganzen Masse beim Transport zur Bildung einer bestimmten Menge freier Haare, welche von der Oberfläche der Körner abbrechen.
Beim Mais stammen die Haare zum Teil vom Kolben und bleiben den
Körnern anhaften. Hier sind die Haare dünnwandig und weich und
machen keinen Schaden.

Der übrige Staub in dieser Luft enthält Teilchen mineralischer Herkunft, welche unter Zuhilfenahme von polarisiertem Licht untersucht
und auf 5% der Gesamtmenge geschätzt wurden. Die Hauptmenge
des Staubes stammt demnach aus dem Pflanzenreiche durch Verletzung
der Körner. Sporen von Schimmelpilzen sind auch anwesend. Proben
mit dem Apparat von Owen im Schiffsraum entnommen konnten wegen
der Dichte und des Übereinanderliegens der Teilchen nicht gezählt
werden, aber eine Probe aus einer automatischen Wage, wo der Staub
weniger dicht war, ergab 4480 Teilchen pro Kubikzentimeter.

Es ist anzunehmen, daß die vom Korn stammenden Haare der Teil
des Staubes sind, der die erfahrungsgemäß bei den Kornarbeitern vorkommenden Krankheiten der Atmungsorgane verursacht. Festzustellen
ist: Beim Betreten des Schiffsraumes mit seinen Staubwolken fühlt,
wenn die Ladung aus Weizen besteht, eine nicht gewöhnte Person
Reizung der oberen Luftwege, bekommt Niesen, Husten, ein Gefühl
von Brennen auf der Brust in verschiedenem Grade, von Unbehagen
und Beklemmung. Diese Erscheinung tritt sofort auf und bleibt noch
eine Zeitlang nach der Rückkehr in reine Luft erhalten. Erscheinungen
einer gewöhnlichen Erkältung bleiben einige Zeit zurück. Die Erscheinungen sind nicht bei allen Personen gleich, ein gewisser Grad von Immunität bildet sich aus. Gewöhnlich findet man einige Arbeiter mit
einem Taschentuch über den unteren Partien des Gesichtes. Auch Leute,
die jahrelang bei dieser Arbeit ausgehalten haben, beklagen sich über

die reizende Wirkung des Staubes. Bei zunehmendem Alter pflegen die Leute sich von dieser Arbeit abzuwenden. Es gibt auch Unterschiede in den Symptomen, je nach der Art des behandelnden Kornes. Die Aussagen der Arbeiter unterscheiden sich diesbezüglich einigermaßen, aber nach allgemeiner Anschauung hat der Weizenstaub am meisten reizende Wirkung, abgesehen davon, daß der Weizen, der importiert wird, zum größten Teil das reinste unversehrteste Korn hat. Dieser Umstand spricht gegen die Behauptung von der Reizwirkung der mineralischen Staubteilchen oder chemischer und sonstiger fremder Bestandteile. Die vergleichende Untersuchung der in der Luft schwebenden Staubteilchen mit den Zellenbestandteilen der Körner ergab deren Identität. Die Struktur der Haare je nach der Abstammung von den verschiedenen Arten von Körnern schwankt etwas. In der Regel aber sind sie dickwandig, mit scharfen Spitzen, geeignet, in die Oberfläche der Schleimhaut der oberen Luftwege einzudringen. Diese Eigenschaften stimmen mit den klinischen Symptomen überein, ob die übrigen Bestandteile des Staubes eine Rolle spielen oder nicht, ist unbestimmt. Es ist unmöglich, daß die Zellhaare eingeatmet werden können, ohne einen Symptomenkomplex, wie er tatsächlich gefunden wird, hervorzurufen. Die ununterbrochene Einatmung des Staubes muß unbeschadet einer gewissen Verminderung der Empfindlichkeit zur Entwicklung chronischer Entzündungen in den oberen Luftwegen führen.

Eine Serie von 43 Untersuchungen des Luftstaubes bei den verschiedenen Arbeitsprozessen mit Korn im Schiffsraum, im Speicher und den Docklagern wurde durchgeführt. Davon waren 24 volumetrische Proben, in denen die Zahl der spitzen Haare oder der scharfen Spitzen abgebrochener Haare in 500 cbm Luft bestimmt wurde. Die Zahl schwankte zwischen 190 und 3880 pro 500 cbm Luft. Der Durchschnitt betrug 932. Beim Weizen betrug er 1050, bei der Gerste 1147 Haare. Die größere Zahl bei der Gerste beruht auf der größeren Zahl von Haaren unter 0,1 mm Länge, wobei viele davon aus den Palae und Grannen stammen und durch ihre Form charakterisiert sind. In der Gerstenprobe betrug die Menge der Haare unter 0,1 mm 63%, beim Weizen 29%. Mit diesen Unterschieden hängen vermutlich die Unterschiede in den Krankheitssymptomen zusammen, indem der Gerstenstaub mit seiner großen Zahl sehr kleiner Staubkörnchen nicht sofort ebenso deutliche Reizsymptome verursacht, wie gleichdichter Weizenstaub, und diese kleinsten Haare durch den Inspirationsstrom tiefer in die Atmungswege hineingebracht werden, wo sie irritative Bronchitis verursachen.

Beim Übergang des Kornes von seinem Ursprungsort bis zum Bestimmungsort findet eine gewisse Abtrennung von Staub vom Korn statt. Nach der herrschenden Praxis wird der abgeschiedene Staub sowie das Korn in Bewegung gesetzt wird, der dazugehörigen Kornpartie wieder zugemischt. Von allen Bemühungen, die Luft vom Staub zu reinigen, ist die wichtigste die, daß der abgeschiedene Staub entfernt und nicht wieder zugesetzt wird. Es ist anzunehmen, daß die diesem

Vorgang entgegenstehenden Schwierigkeiten nicht unüberwindlich sein werden, und in erster Linie muß dies versucht werden. Die Kosten des Transportes, der Behandlung, Bewegung, Verpackung und endlich Abscheidung des Staubes müssen im ganzen recht beträchtlich sein.

Ein gewisser Anteil des Staubes bildet sich jedesmal, wenn das Korn bewegt wird, durch die Reibung, besonders wenn Maschinen verwendet werden; und auch wenn der einmal abgetrennte Staub entfernt wird, werden Maßnahmen notwendig sein, um den Staub in der Luft, den die Arbeiter atmen, zu vermindern. Seine Menge kann nicht abgeschätzt werden, bevor der abgezogene Staub entfernt ist. Die wichtigsten Maßnahmen, die hier angewendet werden können, sind Abtransport durch pneumatische Elevatoren mit lokaler Staubabsaugung im Schiffsraum und das Tragen geeigneter Respiratoren.

Schlußsätze und anempfohlene Maßnahmen. 1. Der Staub, welcher beim Arbeiten mit Schiffsladungen von Korn in die Atmosphäre gelangt, ist in manchen Fällen außerordentlich reichlich. Die Menge hängt von der Art des Korns, der Menge der Verunreinigungen und dem Arbeitsverfahren ab.

2. Bei Weizen, Roggen, Gerste und Hafer enthält der Luftstaub Haare, die von den Körnern stammen und geeignet sind, Reizungen und Entzündungen in den Luftwegen zu verursachen. Andere Bestandteile, welche die von den Untersuchern gefundenen Krankheitssymptome zu erzeugen imstande wären oder die Basis für begründete Beschwerden bilden könnten, wurden im Staube nicht gefunden, ein Beweis dafür, daß Maisladungen schädlichen Staub entwickeln, ist nicht erbracht.

3. Das gegenwärtige Prinzip, die zu jeder Kornpartie gehörige Staubmenge bei dieser zu belassen, steht jedem Versuch einer Besserung der Arbeitsbedingungen entgegen, welche darauf beruht, daß. der Staub sobald als möglich bei jedem Teilprozeß vom Beginn bis zum Ende der Kornbehandlung entfernt werden müßte.

4. Zum Ausladen des Korns aus dem Schiffsraum sind pneumatische Elevatoren vorzuziehen, der durch Abzüge oder Pumpen entfernte Staub wäre nicht wieder zuzusetzen. Wo nur Eimerelevatoren verwendet werden können und wo der von diesen erzeugte Staub durch lokale Absaugung nicht entfernt werden kann, sollen Respiratoren zur Verfügung gestellt und von allen dem Staub ausgesetzten Personen getragen werden.

5. Wägemaschinen, mögen sie auf Barken, in Silos oder Lagerhäusern untergebracht sein, müssen so geschützt sein, daß kein Staub in den Raum gelangen kann, wo der Bedienungsmann oder andere Leute arbeiten, oder sie müssen mit entsprechenden Absaugevorrichtungen versehen sein, damit der beim Wägeprozeß erzeugte Staub entfernt wird, wenn nicht die Wägemaschine so konstruiert ist, daß sie keinen Staub entwickelt.

6. Stellen, an welchen Korn von einem oder auf ein Transportband oder auf einen Elevator oder eine Transportbahn oder Trichter fällt,

sollen auch so ummantelt sein, daß kein Staub austreten kann, oder sie müssen mit Absaugevorrichtungen versehen sein.

Eine Staubabsaugung soll ferner am Boden, am halben Wege und am Ablieferungspunkt aller Speicher, Silos und Elevatoren angebracht sein.

Untersuchungen in verschiedenen staubgefährlichen Industrien.

Porzellanindustrie. Studien über Staubgefahr, betreffend den Wiedereintritt abgesaugten Staubes in die Arbeitsräume in der Porzellanindustrie, stammen von Dr. Middleton (1923). Die Kieselstaubmenge, die von den Staubabsaugungsanlagen der Luft übermittelt wird, schwankt innerhalb weiter Grenzen, ist aber nur in wenigen Fällen unwesentlich, meist ist die Staubplage bedeutend. Die große Nähe der Türen und Fenster an den Ausmündungen der Absaugeanlagen spricht für die Größe der Staubgefahr in solchen Fällen. Eine andere Gefahr ist gegeben durch undichte Staubkammern mit Überdruck, wodurch oft der abgesaugte Staub wieder in die Arbeitsräume gedrückt wird. Die Untersuchungen sind mit Ovens Staubzähler angestellt.

Die Luftentnahme zum Zwecke der Zählung fand immer möglichst nahe der Ausmündung der Abzüge statt, wobei berücksichtigt werden muß, daß der Staub in dieser Konzentration nicht eingeatmet wird, andererseits zu bedenken ist, daß der Staub dieser Luft sich zu dem schon im Arbeitsraume vorhandenen Luftstaub zumengt. Bei zwei Zählungen waren etwa 1000 Stäubchen im Kubikzentimeter, davon in dem einen Falle nur ein kleiner Teil als freie Kieselsäure. Hier war die Luft also als unschädlich anzusehen. Im anderen Falle scheint die große Geschwindigkeit der aus dem Abzug austretenden Staubluft zu einem irrtümlichen Resultat geführt zu haben.

Hinsichtlich der Entfernung des Staubes aus der Luft ist zu bemerken: Das Wesentliche an jeder Luftentstaubung ist das Filtrieren oder Niederschlagen des Staubes aus dem Luftstrom. Der gefährliche Staub ist so fein, daß er sich vermöge der Schwere kaum absetzt und vom Luftstrom überall hingetragen wird. Das Ziel der Staubabscheidung ist, die Staubteilchen an den Flächen niederzuschlagen oder das Zusammenklumpen zu erreichen.

Die Geschwindigkeit einer Staubabsaugung für Kieselsäurestaub darf nicht zu groß sein, da dadurch auch die Menge der abzuführenden Luft zunimmt und die Gefahr eines Überdruckes in der Abscheidekammer nähergerückt ist. Abscheidung der Teilchen muß erfolgen a) durch ein Filter oder b) indem man die Fläche der Staubabsitzkammer so vergrößert, daß die Teilchen adhärieren können, oder daß sie zusammenklumpen und dann durch ihre Schwere absitzen, oder c) durch Kombination von a und b.

Der Weg der Abluft soll so eingerichtet sein, daß die ganze Luft entfernt werden kann und eine geringe Depression in dem System herrscht. Die Ausmündung soll ferner a) mindestens 7 m entfernt vom nächsten Fenster, der nächsten Tür oder dem nächsten Ventilator sein oder b) über eine Wasserfläche führen, die in einem geschlossenen Raum liegt, der wie a) belüftet ist.

Feuchtigkeit erleichtert das Zusammenklumpen der Staubteilchen, und wenn ein Dampfstrahl in das Lüftungssystem eingeführt wird, so erleichtert der Abfall des Druckes die Kondensation der Feuchtigkeit auf den Staubteilchen und dadurch die Wirkung des Niederschlages oder Filtrierprozesses.

Steinbrüche. Untersuchungen in Sand- und Steinbrüchen. Es ergab sich, daß bei der Arbeit mit Sand nur wenig Staub auftritt, so daß von Gesundheitsschädigung nicht gesprochen werden kann. Die Folge der Arbeit der Ziegelerzeugung aus Sand entspricht der Arbeit, bei welcher zu diesem Zwecke Felsarten verwendet werden. Wo Sand verwendet wird, dort wird beim Sieben und Zerkleinern wegen des geringen Umfanges des letzteren Vorganges die Luft weniger verunreinigt als bei der Arbeit mit Felsarten, wo das Brechen und Zerkleinern einen wichtigen Teil des Betriebes ausmacht.

In offenen Steinbrüchen betrug die Staubmenge unter ähnlichen Bedingungen wie die oben beschriebene in Sandbrüchen bei Arbeiten, wie „Steine in die Förderrohre hineinschaufeln", 3000—4000 Teilchen pro Kubikzentimeter, was immerhin eine erhebliche Gesundheitsgefahr bedeutet — 10mal mehr als in den Sandbrüchen. Die mikroskopische Untersuchung gibt keinen Anhaltspunkt dafür, daß die Form der Quarzteilchen irgendeine Beziehung zu ihrer Gefährlichkeit hat. Die Quarzteilchen, wo immer sie herkommen, zeigen keinen Unterschied, sofern sie nur durch Zerbrechen von kristallinischem Quarz entstehen. Maßgebend ist nur die Größe der Teilchen und der Feuchtigkeitsgrad, der allein oder zusammen mit dem etwa vorhandenen Ton die feinen Kieselsäurestäubchen vor der Einatmung zusammenklumpt. Der lehmige Sand von Derbyshire enthält wenigstens etwa 8% Wasser und 5% Ton.

Ein weiterer Beweis für die günstige Wirkung des Tons bezüglich der Einatmung feinsten Staubes ist die Seltenheit der Staubkrankheiten in den schottischen Sandsteinbrüchen. Die mikroskopische Untersuchung zeigt, daß dort die Quarzteilchen durch Tonteilchen zusammengeklumpt sind, wodurch die Zahl der freien Kieselsäureteilchen vermindert wird. Eine Zählung bei den Steinbrechmaschinen, wo der Staub mit freiem Auge sichtbar ist, ergab nur 434 Teilchen pro Kubikzentimeter, von denen nur 16% unter $2\,\mu$ war.

Je größer der Anteil der freien Kieselsäure im Gestein, um so größer die Gefahr der Bildung feinsten Kieselsäurestaubes.

Porzellanindustrie. Staubgefahr in der Porzellanindustrie (Studien von Middleton — 1924). Beim Biskuiteinsetzen werden die ungebrannten Biskuitartikel in Brennkapseln eingesetzt und in Kieselpulver eingebettet. Zur Entfernung des aufwirbelnden Staubes ist auf den Arbeitstischen lokale Absaugung angebracht. Es wurde mit Owens Staubzähler die bei dieser Arbeit unter verschiedenen Absaugesystemen entstehende Staubmenge untersucht. Dabei wurde die Stärke des Luftzuges bemessen. Festgestellt wurde folgendes: Eine Staubarbeit soll niemals hinter einem Mann, der an einem Arbeitstische mit Absaugung sitzt, ausgeführt werden, da sonst der Staub an den Atmungsorganen des Mannes vorbei gegen die Mündung des Abzuges zieht und Gelegenheit zur Einatmung gibt.

Die Räume müssen weit und die Zufuhr der Frischluft so sein, daß nur reine Luft eintritt und kein nennenswerter Unterdruck herrscht. Die Einlaßstelle soll so liegen, daß der Arbeiter direkt zwischen ihr und dem Abzug sich befindet und reine Luft erhält.

Die Öffnungen der Abzüge sollen nicht zu klein sein, sonst wird zwar hohe Luftgeschwindigkeit, aber allzu eng lokalisiert erzielt. Das Wichtigste ist die erforderliche Größe der Luftabfuhr und die Richtung des Luftstromes. Beides muß unter Berücksichtigung der Weite der Öffnungen der Rohre und des Durchmessers sowie der Kraft des Ventilators ausgeführt werden. Als Minimum einer wirksamen Absaugung werden 200 Sekundenmeter angenommen, dementsprechend Öffnungen von zusammen 650 qcm Querschnitt, wodurch pro Minute etwa 10 bis 12 cbm fortbewegt werden. Die Abzugsgeschwindigkeit nimmt mit dem Abstande von den Öffnungen rasch ab, und in der Höhe der At mungsorgane des Arbeiters ist die Wirkung schon unwesentlich. Daher müssen alle Arbeiten so ausgeführt werden, daß sie noch in den Bereich des Abzuges fallen.

Ein gewisser Grad von Feuchtigkeit ist von sehr günstiger Wirkung auf die Fixierung der feinsten Staubteilchen, welche gleichzeitig die gefährlichsten sind.

Der einzige Staub, der für die Atmungsorgane in Frage kommt, ist die freie Kieselsäure. Es läßt sich nicht sagen, bei welcher Menge die Gefahr beginnt, da die Lunge die Fähigkeit hat, mit einer gewissen Menge des Staubesfertig zu werden. Aber diese ist sehr gering und wird praktisch wohl meist überschritten. Das Maß dieser Überschreitung hängt von den hygienischen Bedingungen des Arbeitsplatzes und von dem Arbeitsverfahren ab. Wenn 500 Kieselsäureteilchen im Kubikzentimeter als Grenze angesehen werden, so lagen beim Biskuiteinsetzen von 29 genommenen Proben 25 oberhalb dieser Grenze, so daß Verbesserung des Zustandes erforderlich ist.

Baumwollspinnereien (Erhebungen von Middleton). In der Karderie entnommene Staubproben zeigten zum größeren Teil verschiedene organische Abfälle, Bruchstücke von Baumwollfasern, Haare, Hüllen, Pilzmyzelien, Konidien, Sporen, dann mineralische Bestandteile, meist feinen Sand. Beim Krempeln hängt die Menge des zur Einatmung gelangenden Staubes von der Herkunft der Baumwolle ab. So ist z. B. amerikanische Baumwolle staubärmer als ägyptische.

Die Staubzahlen, die von der Wanderdeckelkrempelmaschine gewonnen sind, sind geringer als die von der Walzenkrempelmaschine, und zwar aus verschiedenen Gründen; unter anderem deshalb, weil bei letzterer Maschine der Staubprüfer näher herangebracht werden kann und ihm weniger Staub entgeht. Baumwollabfall dürfte weniger

feinen Staub enthalten als frische Wolle, und dieser feinste Staub ist
es, der die großen Zahlen ausmacht. Die Wanderdeckelkrempelmaschine
macht an sich mehr Staub.

Abziehen. Mit Cooks „Vakuum"-Abzieher war die Zahl der
Staubteilchen die gleiche wie im Krempelsaal, woraus sich ergibt,
daß hier keine Zunahme des Staubes erfolgt. Das Abziehen mit der
Bürste hingegen, selbst wenn Absaugung stattfindet, macht viel Staub.

Der Vorgang des Schleifens ist im ganzen automatisch, so daß der
Schleifer nicht immer anwesend sein muß. Im ganzen ist anzunehmen,
daß Abzieher und Schleifer geringerer Staubgefahr ausgesetzt sind.

Aus diesen Beobachtungen gezogene Schlüsse haben nur relativen
Wert. Absolute Vergleiche sind nicht möglich wegen der vielen Va-
riabeln.

Niederlande.

In einer Kattunfabrik litt ein Arbeiter an Beklemmungsgefühl und
Husten, sein Sputum war blau. Die Untersuchung ergab, daß er täglich durch $2^1/_2$ Stunden viele Ellen bedruckten Kattuns durch Aufhängen
auf Latten getrocknet hatte, wobei viel Staub, im vorliegenden Falle
blauer Staub, zerstreut wurde. Ein Sack, den er über den Kopf gestülpt
hatte, schützte den Mann nur unvollkommen vor der Einatmung des
Staubes. Auch beim Zusammenfegen des blauen Staubes vom Boden
wurde viel davon aufgewirbelt. Es wurde der Auftrag gegeben, den
Boden auf andere Weise zu reinigen und beim Herunterziehen des
Kattuns einen Schutzhelm tragen zu lassen.

Belgien.

Die gesundheitlichen Bedingungen der Haararbeiter von Dr. H.
Buyse.

Die Industrie beschäftigt in Belgien nicht sehr viele Arbeiter, das
Material kommt zum Teil aus Australien und Südamerika, besonders
Argentinien, zum Teil aus Rußland, Sibirien und China in Ballen von
400—500 kg. Erstere Haare pflegen rein, letztere sehr unrein zu sein
und häufig milzbrandinfiziert. Es handelt sich um Pferde-, Maulesel-
und Rinderhaare. Die Einfuhrstelle ist ausschließlich Antwerpen.

Ein Teil der Arbeiten, nämlich das Sortieren, Mischen, Klopfen und
Krempeln, setzt die Arbeiter auch dort, wo die Maschinen ummantelt
sind, stark der Staubgefahr aus (Gruppe I), während die beim Waschen,
Färben, Trocknen, Spinnen, Aufreihen der Haare und im Magazin Beschäftigten kaum staubgefährdet sind (Gruppe II).

Bei einer im ganzen allerdings geringen Anzahl von Untersuchten
(52 Männer, 9 Frauen der Gruppe I, 49 Männer, 2 Frauen der Gruppe II)
ergaben sich nennenswerte Unterschiede des Gesundheitszustandes,
welcher bei 57,7% der Gruppe I und bei 85,7% der Gruppe I ein
guter war, offenbar durch die ungünstige Wirkung des Staubes auf
Gruppe I.

Man konnte beobachten alle Arten von Asthma, meist leicht, eine professionelle chronische Bronchitis, hingegen Lungentuberkulose nicht in einem Ausmaße, das auf einen schädlichen Einfluß des Berufes schließen ließe. Ferner mitunter Anginen, Krämpfe und Koliken des Verdauungsapparates.

Eine wichtige Rolle spielten die Hautkrankheiten, Ekzem, Lichen, Erytheme. Diese Erkrankungen können so gut durch die Haare wie durch deren Konservierungsmittel (Naphthol, Formol) bedingt sein. Lieblingssitze der Hauterkrankungen sind Handfläche, Thenar und Hypothenar, die Grundphalangen des Daumens, Zeige- und Mittelfingers und die Interdigitalfalten. Häufig machen die Hauterkrankungen Juckreiz, auch Furunkel sind häufig.

Überanstrengung, hohe Temperaturen usw.

Deutsches Reich.

Zahlreiche Unterleibserkrankungen der Arbeiterinnen einer Baumwollweberei sollen dadurch aufgetreten sein, daß das zweite Stockwerk des Gebäudes, wo die Webstühle untergebracht waren, durch deren Gang in rhythmische Erschütterungen geriet.

Eine Glashütte errichtete zur Bekämpfung der Wärmestrahlen eine Luftbefeuchtungsanlage ein, die vermutlich durch die Verdunstungskälte wirksam ist.

Bei den Walkern und anderen Naßarbeitern in Haarhutfabriken in Thüringen stellte sich infolge fortgesetzten Eintauchens der Hände in kaltes und heißes Wasser um das 60. Jahr heftiges Zittern der Hände ein. (? Ref.)

Turnen zum Ausgleich der sitzenden Lebensweise von Näherinnen hat der Besitzer einer Schirmfabrik während der Mittagspause eingeführt. Die Leitung der rhythmischen Turn- und Abendübungen hat eine Fachlehrerin übernommen. Die Arbeitsfreude und die Leistungen haben einen bedeutenden Zuwachs erfahren.

Alle längere Zeit an der Strickmaschine beschäftigten Arbeiter einer Strumpffabrik zeigten wegen Schiefsitzens Hochstand einer, meist der linken Schulter.

Schwielen als Berufsstigmen wurden beobachtet: bei Korbmachern zwischen 2. und 3. Finger, in einer Flachsspinnerei bei Mädchen, die das Schutzleder nicht tragen, das beim Greifen zur Spindel schützen soll, eine 3 cm lange Schwiele am Kleinfingerballen, eine kleinere am Daumenballen.

Ausschleifen der mittleren Schneidezähne kam bei Glasbläsern öfters zur Beobachtung.

Beim Glasblasen nach rheinischer Art ist die Hitzebelästigung wegen der größeren Breite der Bühne (bis zu 4 m) für den Meister weit geringer als bei der böhmischen oder bayerischen. Auch das Hineinblicken in den Ofen ist hier auf die kurzen Jahre der Gehilfenzeit beschränkt, während der Meister sich das Glas für Stiel- und Fußplatte nicht mehr selbst aus dem Ofen zu holen braucht und daher ständig in größerer Entfernung von dem Ofen ist. Die Temperatur an den Arbeitsplätzen betrug unter nicht besonders ungünstigen Verhältnissen 41—46° C. Die Zeit, die in der unmittelbaren Nähe des Ofens verbracht wird, beträgt nur einen Teil der wirklichen Arbeitszeit. Bei feinen, langsam vorgenommenen Arbeiten können die Ofenöffnungen verkleinert werden. Starker Bierkonsum besteht im Rheinland nur in Tafelglashütten mit 2—3 Liter für den Glasmacher. Es werden auch alkoholfreie Getränke unentgeltlich oder billig abgegeben. Die physische Anstrengung beim Glasblasen ist stets bedeutend.

Eine eitrige Entzündung an der Innenfläche der linken Hand war auf dauernde Arbeit mit dem Setzhammer bei einem Faßbinder zurückzuführen.

In einer optischen Fabrik des R.B. Potsdam wurden zur Verminderung der Hitzestrahlung an den Senk- und Preßöfen mit Erfolg wassergekühlte eiserne Schutztürme angeordnet. Ebenda wurde in einer Papierwarenfabrik mit starker Luftverschlechterung durch Gasheizflammen in den Presseräumen die Beschäftigung jugendlicher Arbeiter verboten.

G.M.R. Dr. Teleky. 1921/22. Das alte Verfahren des Ausstanzens der Öhre bei der Nadelerzeugung durch einen mit dem Fuße gehobenen, 60—70 kg schweren Fallhammer, der 2—3000 mal täglich stets 30—40 cm emporgehoben wird mit dem linken Fuße, war in einem Betriebe noch zu sehen. Die Oberschenkelmuskulatur des Arbeiters war links um 2 cm stärker als rechts. Bei Tafelglasbläsern war der linke Oberarm mitunter infolge der Eigenart der Arbeit bis zu $1^1/_2$ cm stärker als der rechte. Korbflechter zeigen öfters gewerbliche Hypertrophie der kleinen Fingerballenmuskulatur.

Bei Glasschleifern entwickelt sich mitunter, besonders links, Atrophie der Zwischenknochenmuskeln namentlich im ersten Zwischenknochenraum, der gelegentlich bis zur Arbeitsunfähigkeit führt, durch dauernden Druck auf den Nervus ulnaris im Sulcus ulnaris infolge starken Aufstützens auf den Ellenbogen. Seit 1922 wurden im ganzen 13 solche Fälle beobachtet, die Erkrankung kommt nur beim Schleifen nach rheinischer, nicht aber nach böhmischer Art vor und beginnt mit Parästhesien an der Kleinfingerseite. Dieses Symptom sollte stets zum Aufgeben der bezüglichen Arbeiten führen, da eine volle Wiederherstellung nach Muskelschwund kaum mehr erfolgt.

Frauenleiden. Gegen Schluß des Jahres 1924 erhielt ein Gewerberat von mehreren Ärzten Mitteilung darüber, daß bei Arbeiterinnen einer großen, mit Papiergarnspinnerei und Buchbinderei verbundenen Papierfabrik Erkrankungen an Frauenleiden weit häufiger als bei der übrigen Bevölkerung aufträten. Als Ursache wurde ärztlicherseits zu lange und zu schwere Arbeit vermutet. Die angestellten Ermittlungen ergaben, daß seit 1919 keine Arbeiterin länger als 8 Stunden und mit keinen anderen als auch sonst in Papierfabriken für Arbeiterinnen üblichen

Arbeiten beschäftigt worden war. Eine von der Fabrik vorgelegte Statistik über den Krankenstand der Arbeiterinnen zeigte folgendes Bild:

Die Krankenziffer betrug bei den Arbeiterinnen:

Abteilung in der Fabrik	Durchschnittl. Zahl d. dort beschäftigten Arbeiterinnen	Krankenziffer %
An der Vorgarnmaschine	36	8,3
Im Papiersaal und Buchbinderei	152	6,25
In der Spinnerei	276	7,3
In der Lumpenaufbereitung	27	5,0

Die Krankenziffer ist am höchsten für die Arbeiterinnen an den Vorgarnmaschinen, die seit längerer Zeit — auf Grund besonderer, in absehbarer Zeit infolge Maschinenvermehrung in dieser bisher mit der Spinnerei nicht im richtigen Produktionsverhältnis stehenden Vorbereitungsabteilung widerruflicher Genehmigung — in drei durchlaufenden achtstündigen Tag- und Nachtschichten einschließlich der vorgeschriebenen kurzen Pausen beschäftigt werden. An zweiter Stelle folgen die Arbeiterinnen der Spinnerei, die in zwei Schichten von 6—2 und von 2—10 Uhr abends mit gleich kurzen Pausen und, wie die erstgenannten, im Stehen arbeiten. Ein noch günstigeres Bild zeigen die zum größeren Teil von 7—11 und von 1—5 Uhr, also mit 2stündiger Mittagspause, zum kleineren Teil im Zweischichtbetrieb von 6—2 und 2—10 Uhr beschäftigten Papiersaalarbeiterinnen, ebenfalls stehend arbeitend. Das günstigste Bild bietet die Lumpenaufbereitung mit einer Arbeitszeit von 7—11 und 1—5 Uhr, also mit Tagesarbeit, 2stündiger Mittagspause und vorwiegend sitzender Arbeitsweise. Obwohl diese Unterlagen zu dürftig sind, um daraus endgültige Schlüsse zu ziehen, und der Weiterführung und Vervollständigung bedürfen, scheint entsprechend den an anderer Stelle gemachten Beobachtungen doch auch daraus schon der Schluß berechtigt, daß eine nur von einer oder zwei kurzen Pausen unterbrochene achtstündige Arbeitszeit, zumal wenn sie im Stehen und in wechselnden Tag- und Nachtschichten geleistet werden muß, auf die Dauer dem weiblichen Organismus nicht zuträglich ist.

England.

1922. Eileen M. Hewitt, M. D., Gewerbeinspektorin und Elizabeth M. Bedale haben über den Energieumsatz bei verschiedenen Methoden des Lastentragens Studien angestellt, wobei sie selbst Versuchspersonen waren. Anlaß zu diesen Studien gab die Beobachtung, daß in Betrieben von erwachsenen Frauen bis zu 65 kg, von 13—17jährigen Mädchen bis zu $55^1/_2$ kg getragen werden müssen.

Der Energieumsatz durch die Arbeit wurde durch Messung des Atemvolumens, der produzierten Kohlensäure und des Sauerstoffverbrauches unter Abzug des Grundumsatzes bestimmt. Die getragenen Lasten betrugen 10, 15, 20, 25 und 30 kg. Die Lasten wurden 1. mit beiden

Händen auf einem Brett, 2. mit den Händen, aber geteilt in zwei Teile, 3. mit den Händen unter Unterstützung durch einen um die Schultern gelegten Gurt, 4. auf einem Brett, getragen auf der linken Schulter, fortgebracht. Auf die Geschwindigkeit wurde keine Rücksicht genommen. Bestimmt wurde Luftverbrauch und Sauerstoffverbrauch, sowie Umsatz in Kalorien einerseits pro Minute, andererseits pro Kilogramm über 1 m horizontaler Fortbewegung. Deutliche Unterschiede in dem Sinne, daß eine bestimmte Methode des Lasttragens bei allen Lasten vorteilhafter gewesen wäre, wie eine andere, konnten nicht gefunden werden.

Leider scheint immer nur ein Versuch unter den gleichen Bedingungen ausgeführt worden zu sein, was bei der erfahrungsgemäß erheblichen Streuung derartiger Versuchsresultate nicht genügt.

Daß mit der Belastung eine absolute Zunahme des Umsatzes stattfand, ist selbstverständlich. Rechnerische Untersuchungen über die Beziehungen des Umsatzes zur Last wurden nicht gemacht, könnten aber aus den vorhandenen Zahlen noch durchgeführt werden. Immerhin spricht die bloße Betrachtung der Zahlen dafür, daß Verff. auch eine relative Zunahme des Umsatzes bei großen Lasten im Sinne von Brezina, Kolmer und Reichel erhoben haben; auch eine „ökonomische Maximalbelastung" im Sinne dieser Autoren war bei einer Versuchsreihe angedeutet. Genauere derartige Untersuchungen stammen von Brezina und Kolmer und von Brezina und Reichel, Biochem. Z. Bdd. 38, 63, 65 — 1912—14 (Anmerkung des Ref.).

Belgien.

1920. In einer Erzeugung von Holzschuhen ist die Arbeit des Hobelns und Aushöhlens sehr anstrengend. Die Arbeiter zeigen als Berufsstigmen Schwielen an den Händen und am Oberteil des Oberschenkels nahe der rechten Leistengegend vom Anstemmen des Werkzeuges.

Sehr anstrengend ist die Herstellung von Schaufeln und Hacken, besonders für die Polierer.

Zu hohe Temperaturen wurden in einer Fabrik für Metallhähne, einer Flachsspinnerei, mehreren Webereien, Wollfärbereien, Appreturen und zwei Glashütten gefunden.

Anstrengend ist das Marmorpolieren von Hand. Die Arbeiter müssen ständig heftig sich immer wiederholende Bewegungen mit den Armen und dem Rumpf machen.

In einer Packpapierfabrik müssen Tröge von 150 kg durch Menschenkraft zum Stampftrog getragen werden.

In Gießereien müssen die Sandformer ständig in einer hockenden, sehr anstrengenden Stellung arbeiten. Auch die Arbeit am Kupolofen ist sehr anstrengend.

Das Ausheben des Tones vollzieht sich unter ungünstigen Bedingungen. Die Arbeiter am Boden der Grube befinden sich in einer feuchten warmen Atmosphäre bei ungenügender Lufterneuerung.

Hautkrankheiten[1].

Deutsches Reich.

Nach den Beobachtungen in der sächsischen Industrie sind es hauptsächlich fettlösliche Stoffe, die zu Hauterkrankungen führen, wenn die nötige Disposition vorhanden ist.

Unter den zahllosen Gelegenheiten, die zu Hauterkrankungen führen, wären, abgesehen von den in früheren Kapiteln genannten, noch zu erwähnen: Hauterkrankungen in Hutfabriken, in der Walkerei, Zieherei, Färberei, Formerei und Staffiererei, anfänglich eitriger Hautausschlag an den Händen, mitunter Verbreitung über den ganzen Körper, in einem Falle zu dauerndem Arbeitsausschluß, in vier Fällen zur Gewöhnung führend. Als Ursache kommt Chlorkalk beim Reinigen, die Quecksilberbeize, warmes Wasser und feuchte warme Luft in Betracht. Für die Bedeutung des letzteren Umstandes spricht das Versetzen an einen trockenen Arbeitsplatz, was meist Besserung der Krankheit zur Folge hatte.

Ekzeme kamen dann vor in Tuchwalkereien, in Porzellanfabriken, bei Verwendung schwedischen und polnischen Terpentins zum Anlegen von Puppenköpfen; in einer Waggonfabrik beim Reinigen der Eisenbahnwagen durch unreine Schwefelsäure und durch Natronsalze, in Zementfabriken, bei einem Gipser bei der Herstellung von Rabitzwänden, bei einem Former durch Zusatz verschiedener Substanzen zum Formsand, beim Kleben mittels Kartoffelstärke in Papierfabriken, in der Gemüsekonservenfabrikation (kleine eitrige Geschwüre an den Fingern), in der Taschenlampenfabrikation beim Einfüllen von Chlorzink und Salmiak in die Batterien, in der Poliererei durch Vergellungsmittel des Alkohols, bei Bürsterinnen in der Edelmetallindustrie, wo die Waren nach Einlegen in die Zyankalilösung abgespült und dann mit einer Lösung gebürstet werden, die durch Abkochen von Panamarinde (Quillaja Saponaria) erzeugt wird. Durch alkalische und saure Substanzen, Wasserglas, beim Einwickeln von Suppenwürfeln, durch Schleifpaste (pustulöse Hautausschläge), Erdwachs usw.

Es seien ferner noch kurz nur einige Beispiele genannt: Ekzeme durch Nickelsalze, Bohr- und Schmieröl, Paraffin, Entfettungs- und Putzmittel, Säure- und Laugenbäder, Farben bzw. Terpentinersatz, Beizen, Polituren, Leim, ferner Zinkrongalit, Dinitrochlorbenzol, Chlorbenzanthron, Nitro- und Amidomethylanthrachinon u. a. m. Chlorakne wurde in etwa 30 leichteren Fällen teils gesehen, teils gemeldet. Schlecht heilende kleine Verätzungen an den Fingern und Armen, auch im Gesicht, wurden bei Herstellung von Kieselfluornatrium (als Nebenprodukt der Superphosphat-Industrie) sowie bei Verwendung von Fluor-

---

[1] S. a. Benzol, Benzin, Tenröl, Chlor, Staub, Milzbrand, verschied. Infekt., versehied. Metalle, Augenkrankh., verschied. Gifte.

wasserstoffsäure zum Glas- und Porzellanätzen beobachtet. Eine größere Anzahl von Hautreizungen an Händen, Ohrmuscheln, Achselfalte, auch an der Augenbindehaut, aber keine Allgemeinschädigungen wurden aus einem Betrieb mitgeteilt, in welchem (vorübergehend) Trinitrotoluol in Pikrinsäure umgewandelt wurde.

Vernickeln. Zur Kenntnis kamen in Baden „eine größere Anzahl von Gewerbeekzemen. Eine Krankenkasse meldete, daß in der Vernickelung einer Fabrik von Fahrradlaternen hintereinander eine Reihe von Ekzemfällen sich ereigneten, die zum Teil mit Erwerbsunfähigkeit verbunden waren. Bei unserer Besichtigung trafen wir noch drei leichtere Fälle an. Es waren ausschließlich Mädchen erkrankt; die größere Empfänglichkeit des weiblichen Geschlechtes für Ekzeme ist bekannt. Die Vernickelung der Gegenstände geschah auf die übliche Weise unter Anwendung eines Nickelsalzes der Pfanhauserwerke, deren Präparate auf dem Gebiete der Galvanotechnik große Verbreitung haben. Die Entfettung der Gegenstände, bevor sie zur Vernickelung kommen, geschieht entweder durch Beizen in Salpetersäure oder Reinigen mit Benzin und Kalkbrei oder auch durch Elektrolyse. Das Bürsten mit Kalk wird durch Männer ausgeübt, die Gummihandschuhe tragen und nicht erkrankten. Ausschläge bekamen Arbeiterinnen beim Abspülen der mit Kalk gebürsteten Teile, beim Abwaschen mit Benzin, beim Vernickeln selbst und beim Einbringen der Gegenstände in die Trockenkammer. Von den Reinigungsverfahren bringt die Entfettung durch Elektrolyse die geringste Gefahr für Ekzemerkrankungen mit sich. Sie läßt sich aber nur bei glatten, wenig profilierten Gegenständen anwenden. Alle anderen Methoden setzen ebenso wie die Nickelsalze selbst einen Hautreiz, der bei empfindlichen Personen auf der infolge Durchnässung entfetteten und mazerierten Haut Ekzemausbrüche verursacht. Wir empfahlen vor Verlassen der Arbeitsstätte Reinigung der Haut und Einreiben mit Glyzerin noch bevor sie völlig trocken ist. Glyzerin muß ständig im Arbeitsraum zur Verfügung stehen. Nach Durchführung dieser Maßnahmen sind weitere Erkrankungen nicht aufgetreten. Gegen Ekzeme sehr empfindliche Personen können in der Galvanotechnik überhaupt nicht beschäftigt werden und müssen andere Arbeiten übernehmen“.

Aus den Jahresberichten der Gewerbemedizinalräte:

GMR. Dr. Teleky, 1921/22. Unter den Hauterkrankungen spielt besonders im Solinger Bezirk die „Nickelkrätze“ eine große Rolle. Beim Galvanisieren sind die Arbeiter, meist weibliche, genötigt, beim Fehlen von Aufhängevorrichtungen in das Bad gefallene Gegenstände mit der Hand herauszuholen. Auch das Reinigen der Gegenstände mit Petroleum oder Benzin und Wiener Kalk verursacht Ekzeme, letzterer auch kleine, meist harmlose Geschwürchen.

Beim Lokomotiv- und Wagenanstrich hatten unter 104 Arbeitern eines Betriebes 16 meist leichtes Ekzem seit Ingebrauchnahme eines neuen Terpentinersatzmittels. Da die chemische Untersuchung solcher

Substanzen eine hautschädigende Wirkung nicht vorauszubestimmen erlaubt, empfahl der GMR. das Ausprobieren neu eingeführter Mittel an zwei relativ hautempfindlichen Arbeitern auf ihre hautreizende Wirkung. Die Firma läßt sich nunmehr bei neugelieferten Waren von der Lieferfirma garantieren, daß diese keine schädigenden Substanzen enthalten und will obiges Verfahren der Erprobung einführen. Unter 15 der Beschmutzung mit Schmieröl ausgesetzten Leuten wurden 2 Fälle von „Ölkrätze" beobachtet, auch dort wurde obiges Erprobungsverfahren empfohlen. In der Tuchwalkerei verursachte aus Abfallfett hergestellte Seife Ekzemfälle.

Die Bedeutung der erworbenen Überempfindlichkeit der Haut zeigte sich bei einem Mädchen, das mit 14 Jahren in einer Vernickelei an Ekzem erkrankte, bei abermaliger Arbeit in einem solchen Betriebe nach 7 Jahren neuerlich, mit 22 Jahren an Ölkrätze und mit 23 Jahren nach einem gelegentlichen Griff in ein Nickelbad bei sonstiger Beschäftigung mit anderer Arbeit ein starkes ausgebreitetes Ekzem erwarb. Ein junger Ekzemkranker hatte ebenso wie sein Vater und sein jüngerer Bruder eine empfindliche Haut. Ein auf geringfügige Ursache hin ekzemkrankes Mädchen hatte eine ekzemkranke Mutter und Tante.

Desgl. 1924. „Sehr groß ist die Zahl gewerblicher Ekzeme, die zu meiner Kenntnis gelangt sind. Als Ursache kommen die verschiedensten Verrichtungen und Substanzen in Betracht: Mineralöl, Solventnaphtha, Farbmittel, Seife. Sehr häufig sind gewerbliche Ekzeme in Vernicklereien, bei Bauarbeitern (Zement), auch bei Bäckern.

Besonders schwer fällt bei den Gewerbeekzemen ins Gewicht, daß von einzelnen durch Erwerbung eines schweren Ekzems eine sehr lange, vielleicht dauernd anhaltende Empfindlichkeit erworben wird. So erkrankte von den im vorigen Berichtsjahr erwähnten Marmorschleifern derjenige, der am schwersten erkrankt gewesen war, trotzdem bei der Verwendung des Terpentins die anderen ausheilten und gesund blieben, nach fünfwöchentlicher Arbeit wieder an Ekzem, und jeder im Laufe des Jahres gemachte Versuch, die gewohnte Arbeit selbst mit Gummihandschuhen und ohne Terpentinverwendung aufzunehmen, führte zu neuerlicher schwerer Erkrankung, so daß er den gutbezahlten Beruf, den er seit vielen Jahren ausgeübt hatte, aufgeben mußte.

In einer Fabrik für elektrische Isolatoren traten Fälle von Ausschlag durch vergällten Alkohol auf."

Österreich.

Ein Arbeiter einer Lackfabrik erkrankte durch Verwendung japanischen Harzes an ausgebreitetem Ekzem.

In einer Bügeleisenfabrik des Bezirkes Leoben litten die beim Entfetten der Eisenteile mit Kalkbrühe beschäftigten Arbeiterinnen der Vernickelei an Ekzem.

In der Vernickelei einer Grazer Lederwarenfabrik traten beim Reinigen mit Wiener Kalk Ekzemfälle auf, Gummihandschuhe wurden angeordnet. In einer Beizerei daselbst litten die Arbeiter an Rissig-

werden der Hände, was durch Einfetten bekämpft wurde. Die Auflegerinnen geleimter Fournierplatten einer Wiener Holzwarenfabrik bekamen eitrige Wunden, die Fourniermasse bestand aus Albumin, Kalk
und Wasser, Lederhandschuhe wurden verlangt.

England.

Vergolderei. Einige Frauen in einer Elektrovergolderei hatten
bläschenförmige Hauterkrankungen, wobei der erste Reiz vermutlich
durch die fortwährende Berührung mit dem Draht, der den schwachen
Strom dem Bade zuführt, bedingt war, denn nur die mit dem Draht
in Berührung kommende Beugeseite der Finger war affiziert.

Papiermaché. Sehr traurig beschaffen waren die Fingerspitzen von
Arbeitern bei der Herstellung von Papiermachémodellen. Die Masse
wurde mit den Fingern in die Form gestrichen, und die ununterbrochene
Reibung hatte zur Abschürfung der Haut und zur Bildung kleiner
kraterähnlicher Geschwüre geführt. Es wurden Gummifingerlinge
empfohlen.

Paraffin. In einem Fall war ein 31jähriger Mann in einer kleinen
elektrischen Station mit einer Installation beschäftigt gewesen und beklagte sich abends über Unwohlsein, was er auf einen beginnenden
Malariaanfall zurückführte. Um Mitternacht wurde er tot auf dem
Boden liegend gefunden. Die ärztliche Untersuchung ergab ein Herzleiden, das den plötzlichen Tod begreiflich erscheinen ließ, außerdem
aber wurden brandwundenähnliche Hautveränderungen festgestellt, die
an Schädigung durch Elektrizität denken ließen. Weiter fand sich
die Haut über der linken Schulter an der linken Brustseite, dem
Rücken und der Axilla eingerollt und mit oberflächlichen verbrennungsähnlichen Erscheinungen, aber ohne Entzündung in der Umgebung.
Die oberste Schicht der Haut war entfernt, wie durch Blasenbildung
und darauffolgendes Abreiben. Abgesehen von dem oberflächlichen
Charakter war das Gebiet zu ausgedehnt, um an eine elektrische Verbrennung, für die auch die Stromspannung zu gering war, zu denken.
Es wurde festgestellt, daß der Verstorbene beim Niederfallen eine mit
Paraffin gefüllte Lampe umgeworfen hatte, und die Untersuchung der
Kleider, die mehrere Stunden nach dem Tode an der Leiche geblieben
waren, zeigten Paraffingehalt an den den Hauterscheinungen entsprechenden Stellen; der Zustand war durch den dauernden Kontakt
von Paraffin mit der Haut zu erklären. Ein ähnlicher Fall, wo die
Haut bis zur Sättigung Petroleum aufgesaugt hatte, ist bereits bekannt.

Zucker. In Zuckerwarenfabriken trat unter Mädchen beim Aufknacken von Brazilnüssen Hautausschlag auf, der offenbar durch sekundäre Infektion eitrig wurde und Hand und Gesicht befiel, so daß die
Feststellung der Ursache schwer war. Vermutlich müssen kleine oberflächliche Verletzungen durch Staub und Schalenpartikel, sekundär infiziert, als Ursache betrachtet werden, obwohl an einen Pilz gedacht
wurde, da kurz vor dem Auftreten des Ausschlages eine ungewöhnlich

große Anzahl Nüsse schimmlig befunden worden war. Auch Infektion der Haut durch ein Insekt wäre möglich.

Man legt nicht gern zuviel Gewicht auf das Moment der persönlichen Idiosynkrasie bei Hautkrankheiten, doch ist es fast zweifellos, daß diese in vielen Fällen sehr wichtig ist. In manchen Betrieben ist der Kontakt mit Entzündung erregenden Stoffen unvermeidlich, die Auslese von immunen Arbeitern ist dann das beste Verfahren, um Hautentzündungen auszuschalten. Leider ist diese anfängliche Immunität nicht immer dauernd und kann ein anfangs Immuner später sehr empfindlich werden. Peinlichste Reinlichkeit ist von allergrößter Bedeutung.

In zwei großen Zuckerraffinerien mit etwa 4000 Arbeitern ereigneten sich in den letzten 5 Jahren 12 Fälle von Zuckerdermatitis meist an den Händen, doch auch an anderen Körperteilen. Die vorausgehende Arbeitsdauer schwankte zwischen einer Woche und vielen Jahren. Das Leiden pflegt zwischen den Fingern mit Schuppung zu beginnen und verbreitet sich über Finger und Handrücken. Später wird der Ausschlag nässend, schließlich ausgesprochen ekzemartig. 11 leichte Fälle in einer Zuckerwerkfabrik mit 1500 Arbeitern wurden im Vorjahre beobachtet und auf Entwicklung von Butter- und Milchsäure aus dem Zucker durch den Schweiß der Haut zurückgeführt. Was immer die Ursache sein mag, jedenfalls ist rasche Entfernung des Zuckers von der Hand das beste Vorbeugungsmittel; daher sind gute Waschgelegenheiten einzurichten. Manche Individuen sind so empfindlich, daß nach der ersten Affektion jede weitere noch so geringfügige Berührung mit Zucker zu Rezidiven führt. In einer Fabrik wurden die Erkrankten nach zwei Anfällen zu anderer Arbeit versetzt.

Dr. Overtons Erhebungen über die Hautkrankheiten der Bäcker und Zuckerbäcker ergab für erstere, daß Dermatitis fast nur dort vorkommt, wo das Teigkneten von Hand erfolgt. Arbeiter mit Schweißhänden sind stärker gefährdet. Nach der Arbeit werden zartere Teile der Haut zusammen mit dem erhärteten Teige beim Waschen entfernt, und dadurch geht die Integrität der Haut verloren. Das Erhaltenbleiben der normalen Hornschicht der Epidermis und Vermeiden exzessiven Schwitzens oder exzessiver Trockenheit der Haut bedeutet Schutz gegen Hautkrankheiten der Bäcker.

Im Zuckerbäckergewerbe kommen Hautentzündungen beim Backen selbst kaum vor, weil es meist maschinell geschieht und wenig mit Teig, Mehl, Zucker hantiert wird. Hingegen tritt beim Zuckerguß, beim Einfetten und Füllen der Waren Dermatitis auf. Vereinzelt wurden beim Knacken von Brazilnüssen und beim Orangenschälen zur Erzeugung von Jam Hautkrankheiten beobachtet.

Lötwasser. Bei einigen Frauen, die mit Lötwasser in Berührung kamen, wurde eine Hautaffektion beobachtet. Um die reizende Wirkung des Lötwassers zu verhindern, hatten sie dessen Säuregehalt etwas abgestumpft. Es trat nicht die erwartete Wirkung, sondern das Gegenteil ein, indem früher infolge der unangenehmen Empfindung der letzte Teil der Hand sofort abgewischt worden war, nunmehr aber der schwächere

Reiz diesen Anlaß nicht mehr gab, so daß die schwache Säure auf der Haut verweilte und schädlich wirken konnte. Nach der Rückkehr zur ursprünglichen starken Säure traten keine Hautkrankheiten mehr auf.

Getreide. Dr. Bridge beobachtete bei zwei Gelegenheiten das Auftreten von Hautkrankheiten bei Männern, die mit dem Ausladen von Gerste beschäftigt waren. An dem einen Orte litten die Leute an einem papulösen Exanthem des Gesichtes, der Arme, des Rückens und des Bauches und der Unterschenkel. Bei einigen bildeten sich Blasen, bei anderen durch Kratzen Exkoriationen. Die Leute beklagten sich über konstantes Brennen, das ihnen den nächtlichen Schlaf raube. Die Krankheit tritt immer gleich nach Arbeitsbeginn auf, und wenn die Arbeit fortgesetzt wird, bilden sich immer frische Gruppen von Papeln. So gut wie alle Arbeiter sind mehr oder minder affiziert, in einem Falle war es auch die Schiffsmannschaft, selbst Kapitän und Steuermann. Im Staube von beiden Schiffsladungen fand Bridge eine Art Milben (Pediculoides ventricossus) unter dem Mikroskop. (Siehe die bezügliche Veröffentlichung von Dr. Askins im Brit. med. J. 1924.)

Farben. Eine Anzahl Frauen wurde beim Montieren von Leder für Sättel und Lederteile von Fahrrädern von einem Hautausschlag ergriffen. Das Leiden befiel die Stepperinnen, beginnend an den Fingern und sich über Arme und Nacken verbreitend. Dann folgte Abschuppung. Die Haut blieb glänzend und pergamentähnlich. Die meisten Arbeiterinnen waren schon mehrere Jahre beschäftigt und hatten früher nie Hautaffektionen gehabt. Eine bestimmte Ledersorte, die mit Bismarckbraun gefärbt war, wurde als Ursache angegeben. Doch fand Dr. Bridge in anderen Betrieben bei ähnlichem Leder keine Hautaffektionen. Bei Verwendung einer anderen Farbe trat kein neuer Fall mehr auf. Bei den seit längerer Zeit befallenen Frauen dauerte es geraume Zeit, bis alle Symptome verschwunden waren. Bismarckbraun wird oft als Farbe verwendet und gibt oft Anlaß zu Hautentzündungen. Vielleicht enthält es gewisse Diamine, die noch nicht umgewandelt sind und stärker wirken als Bismarckbraun selbst.

Mehrere Hauterkrankungen traten auf in Betrieben zur Herstellung von Alkaloiden: mehrere Fälle in der Fabrikation von Morphiumsalzen, davon 1 Fall mit Verbreitung über den ganzen Körper. Die Krankheit ist unter den Arbeitern als Morphiumkrätze bekannt. Dann einige Fälle durch Strychnin und 2 Ekzemfälle beim Sieben von Chininsulfat.

Gärtner. Gärtner, die mit Tulpen- und Hyazinthenzwiebeln arbeiten, leiden oft an Nagelbettentzündung durch Reiben an den Zwiebeln, wodurch das Eindringen reizender Stoffe in die Haut begünstigt wird. Die Krankheitserscheinungen sind ähnliche wie bei der Arbeit mit Primeln und Rhus Toxicodendron.

Färberei. Die große Zahl der Hautkrankheiten unter den Malern und Anstreichern und in der Färberei ist zum größten Teil durch die Lösungsmittel der Farben und durch die Stoffe bedingt, die die Arbeiter zur Reinigung der Hände verwenden. Unter ihnen spielt das Terpentin eine große Rolle, das je nach der Qualität in verschiedenem Maße ungünstig auf die Haut wirkt.

Allgemeines. Die mikroskopisch unverletzte Haut ist gegen reizende Stoffe sehr widerstandsfähig, sowie aber die Kontinuität der Decke durch mechanische Verletzung, Nässe oder Entzündung zerstört ist, treten leicht Krankheiten auf. Die Hand des Arbeiters bedarf täglich sorgfältiger Untersuchung, wenn die Dermatitisfälle verhindert werden sollen.

Es dürfte wenig Flüssigkeiten geben, die Tag für Tag angewendet, nicht bei bestimmten Individuen Hautentzündung hervorrufen. Dies gilt auch vom Staub. Es ist daher oft schwer, im Einzelfalle die Ursache einer Dermatitis anzugeben, besonders in der chemischen Industrie und in der Färberei, wo viele verschiedene Flüssigkeiten verwendet werden. Die Zahl der gemeldeten Fälle ist im Zunehmen, was auf freiwillige Meldungen seitens mancher Firmen zurückzuführen ist.

Unternehmer und Arbeiter wenden den gewerblichen Hautkrankheiten immer mehr Aufmerksamkeit zu, so daß zu hoffen ist, daß die Fälle vollkommener Wiederherstellung bei Erhaltung der Arbeitsfähigkeit im Berufe immer häufiger werden. Die Verwendung von Arbeitshandschuhen ist in Zunahme, in manchen Betrieben auch das Einfetten der Hände.

Niederlande.

Beinahe alle Salzsieder bekommen bei der Arbeit an der Pfanne Hautabschürfungen an den Fingerspitzen und oft Blasen an der Handfläche. Die scharfen Holzränder an der Arbeitsöffnung und das fortwährende Gleiten der Krücke durch die Hand bilden einen mechanischen Reiz. Die hauptsächlichste Wirkung kommt von der die Hände fortwährend benetzenden heißen Salzlake. Es wurde empfohlen, letzteres zu vermeiden.

Verhältnismäßig unbekannt sind Erkrankungen durch Pflanzen; sie erstrecken sich auf Hände und Handgelenke und auf das Gesicht und kommen bei den Leuten zur Beobachtung, die beim Roden im Zichorienanbau mit dem Laub in Berührung kommen. Es ist möglich, daß es sich um eine Idiosynkrasie handelt. Auch beim Schneiden frischer Tulpen, ferner beim Verpacken von Grünzeug und karbolbespritzten Pflanzen wurde je ein Fall beobachtet.

Gewerbliche Hautkrankheiten wurden ferner von den verschiedenartigsten Berufen, auch aus der Landwirtschaft, gemeldet, die Mehrzahl ist unter den Benzol-, Benzin-, Petroleum-, Teer-, Öl-, Säure-, Alkalienarbeitern erwähnt, ferner Hautkrankheiten als Folge nachträglich infizierter kleinster mechanischer Hautverletzungen. Außerdem enthalten die Berichte zahlreiche Einzelfälle, wo mechanische und chemische Insulte in verschiedenster Weise zusammen bei empfindlichen Personen Hautkrankheiten verursacht haben.

Augenkrankheiten[1].

England.

1920. Ein großer Betrieb zur Herstellung von Knallkapseln mittels Knallsilber wurde auf Antrag des Betriebsleiters wegen des Auftretens von Bindehautentzündungen besucht. Die Fälle waren leicht, aber mit Rücksicht auf unsere Kenntnisse betreffend Bindehautentzündung dort, wo Knallquecksilber verwendet wird, und die durch Reinlichkeit daselbst erzielten guten Resultate wurde der Betriebsinhaber angewiesen, in gleichem Sinne vorzugehen. Die Besichtigung von acht anderen Betrieben der gleichen Branche ergab keine weiteren Augenentzündungen, obwohl viele der Betriebe in Heimwerkstätten untergebracht sind, wo keine Vorsichtsmaßregeln getroffen werden und die Arbeiter auf niedrigem Niveau stehen. Die charakteristische bläuliche Verfärbung der Konjunktiva war sehr häufig zu sehen, in einem Fall bei nur 1 Jahr dauernder Arbeit. Gegen den inneren Canthus zu ist die Bindehaut am stärksten affiziert, und es ist wahrscheinlich, daß das Salz vermutlich mit ungewaschenen Fingern zum Auge gebracht wird.

Ein schwerer Fall von Konjunktivitis ereignete sich bei einem mit dem Sieben von Gallussäure beschäftigten Mann. Es waren die notwendigen Vorkehrungen gegen Staub nicht getroffen.

Auch in Linoleumfabriken fanden sich Bindehautentzündungen bei den mit der Leinsamenöloxydierung Beschäftigten. Außerdem trat bei 2 Personen, die kurze Zeit der Einwirkung von Leinsamenmehl ausgesetzt waren, akuter Schnupfen und Schwellung der Augenlider auf. (Der Prozeß ist vielleicht analog dem Heuschnupfen. — Ref.) Sehstörungen wurden hervorgerufen bei der Erzeugung von Atropinsulfat als natürliche Folge der mydriatischen Wirkung dieses Alkaloids beim Einbringen ins Auge. Vermeidbar ist dies nur durch persönliche Reinlichkeit.

Niederlande.

Hornhautgeschwüre und Bindehautentzündung wurden gelegentlich beobachtet durch schweflige Säure, durch Kalkstaub (Maurer), durch ungelöschten Kalk (Zuckerfabrik), durch Pech, Kunstdünger, dann bei mechanischen Ursachen bei Landarbeitern und Schmieden.

5 Fälle von Nystagmus wurden aus staatlichen Bergwerken gemeldet.

Druckluft.

Deutsches Reich.

Nach den Berichten des LGA. Dr. Koelsch. Im Laufe der während aller Berichtsjahre am Inn durchgeführten Caissonarbeiten, bei denen Tiefen bis zu 15 m erreicht wurden und zeitweilig über 100 Arbeiter

---

[1] S. a. Hautkrankheiten, Teeröl.

beschäftigt waren, traten infolge der strengen Auslese der Arbeiter und der fast völligen Alkoholabstinenz niemals schwere und verhältnismäßig wenig leichtere Preßlufterkrankungen (Kopf- und Gliederschmerzen, allgemeine Mattigkeit, Herzklopfen, Schwindel, Ohrenbeschwerden, mitunter Bronchitis) auf. Diese Fälle wurden durch Einschleußen in die Rettungskammer bald behoben.

In Preußen kamen zwei schwerere Fälle mit mehr als 100 Tagen Arbeitsunfähigkeit bei einer Senkkastentiefe von 13 m durch gewaltsame Beschleunigung des Ausschleußens vor. Außerdem ereigneten sich einige leichtere Erkrankungen (Ohrenblutungen und Gelenkschmerzen).

Österreich.

Bei den allmonatlichen Druckluftarbeiten am Achensee-Kraftwerk waren durchschnittlich 103, im Maximum 139 Mann beschäftigt. Es wurden Drucke bis zu 1,5 Atmosphären erreicht, der Druck von einer Atmosphäre jedoch nur durch 7 Monate überschritten. In dieser Zeit kamen 450 Drucklufterkrankungen vor, die alle durch Rekompression in der Sanitätsschleuße behoben wurden. Schwerere, in Spitalpflege abgegebene Fälle waren folgende: Gelenkschmerzen, Neuralgien 10, Mittelohrentzündung 10, Erkrankungen des inneren Ohres 1, Nasenerkrankungen 10, Magen-Darmstörungen 30, Lungenentzündung 1, Ménièresche Krankheit 30, Blasenstörungen 2.

Nach Beendigung dieser Arbeiten während des Schildvortriebes in den folgenden 5 Monaten bei einem mittleren Drucke von 1,45 Atmosphären kamen fast keine Erkrankungen mehr vor.

Strahlende Energie.

Deutsches Reich.

Elektrisch Schweißen. Die Einwirkung ultravioletter Hitzestrahlen hat bei der Elektrolichtbogenschweißung zu Hautverbrennungen und schweren Regenbogenhautentzündungen nicht nur der in der Nähe der Schweißstelle beschäftigten Leute, sondern auch bei anderen entfernt von den Schweißmaschinen in demselben Arbeitsraume tätigen Arbeitern geführt. In einem Betriebe sind daher die Schweißstellen durch Vorhänge abgetrennt worden.

Bei manchen Firmen werden zum Schutze der Lichtbogenschweißer nicht nur Schutzbrillen, sondern auch Schutzschilde mit dunklen Gläsern sowie festhängende kreisförmige eiserne Schilde verwendet. In einem Falle waren diese mit Bleiüberzug gegen das Durchdringen schädlicher Strahlen versehen. Ferner ist hier die Stromstärke herabgesetzt und einem Arbeiter die Bedienung von zwei Maschinen übertragen worden, um ihm möglichst wenig Gelegenheit zur Beschäftigung mit anderen Dingen während der Schweißarbeit zu geben. (Der wahre Grund dürfte hier ökonomischer Natur — Ersparnis von Arbeitskräften — gewesen sein. — Ref.)

In einem anderen Betriebe werden röhrenartige Hauben während des Schweißens über den Kopf gestülpt, die auf einer Seite zur Befestigung des Saugglases abgeflacht sind.

Licht. Bei Aufnahme eines Lehrfilms über die Handhabung von Nähmaschinen in einer Filmwerkstätte begannen die Augen der Näherin zu tränen, dann trat vorübergehende Blindheit und eine in die Tiefe gehende Verbrennung der Haut des Gesichtes, des Halses und der Arme auf. Ähnliche leichtere Fälle ereigneten sich öfters bei Schauspielern und Arbeitern in Filmateliers. Bei Erzeugung eines elektrischen Lichtbogens zwischen zwei Drähten erlitt ein Lehrling eine dreitägige Blendung.

Glasmacherstar. Bei der Massenuntersuchung von gegen 700 Arbeitern wurden in Sachsen 42 Fälle von Glasmacherstar, besonders bei Hohlglasarbeitern gefunden.

Röntgenstrahlen. Einige Fälle von Röntgenekzem und ein Fall kompliziert durch Röntgenkrebs der Haut mit Metastasen in den inneren Organen und Tod nach zwei Jahren wurde gefunden. Ferner wurde bei einem Röntgenarbeiter Hautkrebs und andere Hauterkrankungen des Gesichtes und der Hände gemeldet. Drei Röntgenfälle ereigneten sich beim Ausprobieren von Röntgenröhren wohl durch vagabundierende Strahlen, da die Rohre seitlich abgedeckt waren. In einem Falle entwickelte sich im Anschluß daran eine schwere Leukämie. Zwei Fälle, einen Ingenieur und einen Arbeiter betreffend, wurden mit Röntgenkrebs des oberen Augenlides und der Nase bzw. des rechten Mittelfingers nebst den bekannten Röntgenveränderungen der Hand beobachtet.

Interesse bot ein Fall von Berufsschädigungen durch Röntgenstrahlen bei dem Meister eines elektromedizinischen Betriebes. Die Erkrankung begann im Jahre 1916 mit einem kleinen, etwa linsengroßen Geschwür am Handrücken über dem Grundgelenk des linken Ringfingers, umgeben von kleinen Wärzchen und Hornhautabschilferungen (Keratosen). Ende des Jahres 1921 setzte eine starke Verschlimmerung ein, die zur Arbeitseinstellung führte. Die genauere Untersuchung ergab eine krebsige Entartung. Versuche mit Strahlenbehandlung versagten, so daß Ende des Jahres 1922 die Hand bis auf den Daumen entfernt werden mußte (Landesgewerbearzt).

Eine Fabrik für Röntgenapparate meldete mittels Unfallanzeige im Januar dieses Jahres, daß der 48jährige Apparatekontrolleur seit Oktober 1921 erwerbsunfähig sei infolge von Röntgenstrahlenverbrennungen am Unterleib und Röntgenkarzinom an der Hand. (Mittelfranken-Land.)

Aus dem Jahresberichte des Gewerbemedizinalrates Dr. Teleky für den Aufsichtsbezirk Düsseldorf über die Jahre 1921 und 1922.

Unter 158 Glasmachern einer Flaschenglashütte fanden sich bei 29,7% mehr oder weniger weit vorgeschrittene Starerkrankungen, und zwar bei 32,4% der 108 untersuchten 40—59jährigen und bei 11 von

15 über 60jährigen. Das Vorwiegen des hinteren Rindenstars, das englische Autoren behaupten, war nicht zu bestätigen. Unter einer Anzahl Elektro- und Autogenschweißern fand sich kein Fall von Star. Die im Bonner physikalischen Universitätsinstitut vorgenommene Untersuchung der gebräuchlichen Schutzbrillen für Elektro- und Autogenschweißer ergab, daß manche nur einen geringen schützenden Einfluß haben. Die Abneigung der Arbeiterschaft gegen Brillen zum Schutz gegen Splitter und Licht ist nicht so begreiflich und berechtigt wie die gegen Respiratoren. Die Verhältnisse wechseln von Betrieb zu Betrieb. Sehr zweckmäßig ist der Gebrauch von „Spiegeln", d. i. dunklen Gläsern in breiten Holzrahmen, die an einem Zapfen mit den Zähnen vor das Gesicht gehalten werden in der Gußglas- und Großeisenindustrie als Schutz der Augen und der Gesichtshaut gegen strahlende Hitze.

England.

Bericht des Glasmacher - Star - Komitees (1920) von I. Herbert Parsons F.R.C.S., F.R.S.

Das Glasmacher-Star-Komitee der kgl. medizinischen Gesellschaft wurde im Jahre 1908 eingesetzt und führte Betriebsbesichtigungen und klinische und physikalische Untersuchungen aus. Ein geeignetes Spektroskop ermöglicht es dem Beobachter, die von dem geschmolzenem Glas ausgehenden Strahlen zu analysieren.

Die Vorstudien ergaben, 1. daß keine Röntgenstrahlen ausgesendet werden, 2. daß Licht und ultraviolette Strahlen reichlich ausgesendet werden, und 3. daß die Hauptmenge der ausgesendeten Strahlen Wärmstrahlen sind.

Bekanntlich bewirkt strahlende Energie keinerlei physikalische oder chemische Veränderung von Stoffen, auf die sie fällt, wenn keine Absorption stattfindet. Der nächste Schritt im Studium war demnach, festzustellen, ob und welche Strahlen des geschmolzenen Glases von den brechenden Medien des Auges absorbiert werden.

Die leuchtenden Strahlen werden von den brechenden Medien nicht in merkbarer Weise absorbiert und können demnach auch nicht Ursache der Starbildung der Kristallinse sein.

Ultraviolette Strahlen. Es ist bekannt, daß sie von verschiedenen Körpergeweben absorbiert werden. Sie sind die Ursache der sogenannten Schneeblindheit und der Ophthalmie durch elektrisches Licht. Die Mitglieder des Komitees Henderson und Parsons, später Martin haben Kaninchen dem Licht der ultravioletten Strahlen ausgesetzt und fanden, 1. daß zwar die Hornhaut etwas von den kürzeren ultravioletten Strahlen, die auf das Auge fallen, absorbiert, daß aber andere mit größerer Wellenlänge die Hornhaut passieren, jedoch von der Linse absorbiert werden. Es ist daher möglich, daß diese ultravioletten Strahlen die Ursache von Gewebsveränderungen in der Linse und so indirekt des Glasmacherstars sind; 2. daß ausgesprochne Veränderungen der Linse durch wiederholte und lang dauernde Einwirkung ultravio-

letter Strahlen entstehen. Sie treten besonders in der vorderen Linsen-
partie auf, aber Veränderungen nach Art des Glasmacherstars konnten
bei diesen Experimenten nicht erzeugt werden.

Wärmestrahlen. Die Absorption von strahlender Wärme durch
die brechenden Medien des Auges wurde durch die Mitglieder des Komitees H. Hartridge und A. V. Hill studiert. Sie konstruierten dazu
ein Ultrarotspektrometer. Ihre Resultate sind sehr wichtig. Hinsichtlich der Frage der Herkunft des Glasmacherstars sind die wichtigsten
folgende:

1. Daß eine erhebliche Menge von Wärmeenergie, die auf die Hornhaut fällt, von der Linse absorbiert wird. Es ist demnach möglich,
daß der Glasmacherstar auf diese Weise zustande kommt. Es ist in
dieser Richtung wichtig, daß sporadische Fälle von Star ähnlich dem der
Glasmacher bei Arbeitern in Eisenwerken beobachtet wurden. Ihre
geringe Zahl dürfte mit der kürzeren Zeit der Strahlenwirkung auf die
Augen zu erklären sein.

2. Daß die Iris praktisch die gesamten Wärmestrahlen absorbiert,
die auf sie fallen. Dies ist besonders wichtig.

Die Kristallinse wird mit Nahrung versorgt, durch die Flüssigkeit,
die von der Gefäßschicht des Auges stammt, insbesondere vom Ziliarkörper, der mit der Iris im Zusammenhang steht. Wenn durch eine
Erkrankung oder Funktionsstörung des Ziliarkörpers diese Flüssigkeit
ihren Charakter ändert, so leidet die Linse mit. Der zerstörende Einfluß
manifestiert sich gewöhnlich in der Form von Star, welcher in den rück-
wärtigen Partien der Linse beginnt und daher dem Glasmacherstar
einigermaßen ähnelt. Da der Glasmacherstar gewöhnlich erst viele Jahre
nach Beginn der Einwirkung der Berufsarbeit auftritt, scheint es den
Mitgliedern des Komitees wahrscheinlich, daß nicht direkte Wirkung
der Strahlen auf die Linse den Star verursacht, sondern eher eine indirekte Schädigung der Ernährung der Linse durch die Wirkung auf
den Ziliarkörper stattfindet. Einige Vorversuche der oben genannten
Fachleute unterstützten diese Anschauung. Auch die Beobachtung
von Hartridge und Hill über die Absorption strahlender Wärme
durch die Iris spricht in diesem Sinne.

Vorbeugungsmaßregeln. Obwohl die wahre Natur der Strahlung, die die Entwicklung des Glasmacherstars verursacht, und die
exakte Erklärung bisher sehr unbekannt war, stellte W. Crookes
frühzeitig Versuche innerhalb des Komitees an, um nach Möglichkeit
die ultravioletten und ultraroten Strahlen vom Auge abzuhalten.
Crookes stellte eine große Anzahl von Gläsern her, welche Salze verschiedener Metalle enthielten, und fand endlich solche, die ihren Zweck
ausgezeichnet erfüllten. Manche von ihnen, die ultraviolette Strahlen
absorbieren, kommen seitdem im Handel unter dem Namen „Crookes-
glas“ vor. Der Glasmacherstar würde sicher verschwinden, wenn die
Glasmacher solche Gläser trügen. (Nach obigem sind ultrarote Strahlen
wahrscheinlich die Ursache des Glasmacherstars! Ref.) Doch ist es
bekanntlich unmöglich, Arbeiter dazu zu bringen, daß sie Schutzgläser

tragen. Der Versuch wurde unternommen, hatte aber ein ungünstiges Resultat.

Die Arbeiten des Komitees haben demnach festgestellt,

1. daß Lichtstrahlen nicht die Ursache des Glasmacherstars sind,

2. daß ultraviolette Strahlen nicht durch ihre direkte Wirkung auf die Linse zur Starbildung führen,

3. daß vermutlich in erster Linie Wärmestrahlen das wirksame Prinzip sind,

4. daß es unsicher ist, ob die Wärmestrahlen direkt auf die Linsensubstanz oder indirekt durch die Störung der Ernährung der Linse wirken,

5. daß möglicherweise ultraviolette Strahlen durch die indirekte Wirkung auf die Ernährung der Linse eine große Rolle spielen.

Es wurden demnach bedeutsame Resultate erzielt, sowohl bezüglich der Erklärung wie zur Vermeidung des Glasmacherstars, doch sind die Forschungen keineswegs abgeschlossen. Weitere Studien über die Wirkung der Wärmestrahlen auf das Auge sind notwendig, insbesondere hinsichtlich der experimentellen Starerzeugung. Hierzu muß der Chemismus der Kristallinse weiter untersucht werden. Auch die exakte Untersuchung der Wirkungsweise der Strahlung, ob direkt oder indirekt, wäre fortzusetzen.

Die Schwierigkeiten, Glassorten herzustellen, die die Wärmestrahlen absorbieren, sind bisher nur unvollkommen überwunden worden. Das muß erst geschehen.

Niederlande.

Heftige Entzündungen beider Augen (Bindehaut und Hornhaut), über einen Tag anhaltend, traten bei 2 Arbeitern im Anschluß an das Festhalten eines Werkstückes beim elektrischen Schweißen auf. Auch 6 andere Arbeiter, die daneben arbeiteten, wurden ungefähr 12 Stunden nach der Arbeit von heftigen Augenschmerzen befallen. Nur der Schweißer selbst trug eine Brille, und zwar mit einer blauen und roten Rubinglaseinlage zwischen zwei gewöhnlichen Rautengläsern. Es wurde das Tragen von Euphosglasbrillen auch seitens der Helfer und der Arbeiter in der Umgebung angeordnet.

1921. Außer einigen Fällen, die nicht sicher auf Berufseinfluß zurückzuführen sind, ereignete sich ein Fall von Bindehautentzündung durch grelles Licht bei einem Gasinstallateur.

Elektrizität.
Deutsches Reich.

Ein Lehrling wurde beim Festdrehen einer locker sitzenden Glühlampe dadurch in den elektrischen Strom eingeschaltet, daß die Porzellanfassung zu niedrig war und den Metallfuß der Glühlampe nicht überdeckte. Es trat Herzlähmung mit halbtägiger Bewußtlosigkeit und tiefe Brandwunden auf, dann vierteljährliche Erwerbsunfähigkeit und Herzschwäche (R.B. Lüneburg). Von 10 Elektrounfällen im R.B. Düsseldorf waren 3 auf schadhafte Handlampen zurückzuführen. Einer ereignete sich bei 120-Volt-Spannung.

In einem Elektrizitätswerk Berlins verunglückte ein Arbeiter tödlich durch Berühren der 220-Volt-Drehstromleitung. Ein Aufseher in der Dampfschleife einer Papierfabrik starb an Herzlähmung durch Berühren einer 220-Volt-Drehstromlampenleitung. Die tödliche Wirkung bei dieser Spannung führte Berichterstatter auf die Feuchtigkeit des Raumes sowie auf die schwächliche Körperbeschaffenheit des Verunglückten zurück.

Ein Elektromonteur im Bezirk Münster verlegte eine elektrische 220-Volt-Wechselstromlichtleitung in einem feuchten Keller und ließ sie unter Spannung, so daß bei Unterbrechung der Arbeit das eine Ende ohne Isolierung frei von der Decke herabhing. Man fand später einen Lehrling, das Drahtende in der rechten Hand haltend, tot auf dem Boden liegen. Die nasse Fußbekleidung hatte den Durchgang des Stromes durch den Körper begünstigt. Hingegen wurde ein Schlosser bei der Berührung eines 24000-Volt-Drehstromes in einer elektrischen Schaltstation nur vorübergehend bewußtlos. 2 Personen zogen sich Handverbrennungen durch schadhafte Kabel und Niederspannungsstrom zu.

Ein Preßluftarbeiter bei 1,2 Atmosphären Überdruck bekam durch Berührung einer Lichtleitung Strom von 220 Volt Spannung, wurde davon befreit, sprach noch einige Worte, wurde dann ohnmächtig, erlangte trotz Wiederbelebungsversuche das Bewußtsein nicht mehr und starb auf dem Transport ins Krankenhaus. Da er vor der Einstellung der Preßluftarbeit ärztlich untersucht worden war, wurde der Tod auf besondere Empfindlichkeit gegenüber dem elektrischen Strom zurückgeführt, um so mehr als ein Arbeitskollege den gleichen Strom unter den gleichen Umständen ohne Schaden ertragen hatte. Die gerichtliche Sektion bestätigt den Befund (welchen? Ref.).

Todesfälle durch 220 Voltstrom (meist Wechselstrom oder Drehstrom,) in der Regel an Glühlampen, ereigneten sich in größerer Zahl, es waren über 30 Fälle. Meist trat sofort Bewußtlosigkeit auf, einige Verunfallte starben an den Brandwunden. 4 Todesfälle ereigneten sich sogar durch 110—120 Volt Spannung, nicht immer waren besonders ungünstige äußere Umstände, wie nasse Kleider und Hände oder Stehen mit genagelten Schuhen auf Betonboden, Ursache des schweren Unfalls. Einmal trat bei Status lymphaticus (Thymusgewicht 42 g) der Tod durch Schwachstrom von wenigen Volt ein. In einem anderen Falle bekam ein Arbeiter Drehstrom von 220 Volt, fiel von der Leiter zu Boden, war einen Tag bewußtlos und klagte noch nach Monaten über Kopf- und Kreuzschmerzen und Vergeßlichkeit sowie über Schwächegefühl in den Beinen. Die ärztlichen Begutachter waren sich nicht klar, ob eine Wirkung des Elektrounfalls oder Gehirnerschütterung vorliege (es dürfte wohl letzteres der Fall gewesen sein. Ref.).

Im Gegensatz zu solchen Fällen hat die Berührung hochgespannter Leitungen durchaus nicht immer den Tod zur Folge. Ein Monteur, der

5000 Volt bekommen hatte, kam mit einer tiefgehenden, doch sonst unbedenklichen Verbrennung an der Achselhöhle davon. Ein anderer bekam durch gleich starken Strom schwere, doch nicht tödliche Verbrennungen. Die Folge der Berührung einer 10000-Volt-Leitung waren zunächst schwere Brandwunden an Rumpf und Extremitäten, dann scheinbare Besserung, nach 10 Tagen Tod an Bauchfellentzündung durch ausgedehnte Nekrosen der Bauchdecken.

Bei den Untersuchungen der tödlichen Unfälle durch den elektrischen Strom wird immer wieder festgestellt, daß Wiederbelebungsversuche gar nicht oder nur für ganz kurze Zeit vorgenommen worden sind. Da daher angenommen werden muß, daß vielen Ärzten weder die „Anleitung zur ersten Hilfeleistung bei Unfällen im elektrischen Betriebe" vom 1. Juli 1907, die in Ziffer 7 eine Mindestdauer der Wiederbelebungsversuche von 2 Stunden fordert, noch der Erlaß des Ministers für Handel und Gewerbe vom 10. Januar 1912 (HMBl. 1912, S. 50), Unfälle im elektrischen Betriebe betreffend, bekannt ist, so sind die Kreisärzte des Regierungsbezirkes vom Regierungspräsidenten darauf aufmerksam gemacht und ersucht worden, sich ihre Bekanntmachung in Ärztekreisen angelegen sein zu lassen und bei jeder sich bietenden Gelegenheit auf die Notwendigkeit und die erforderliche Mindestdauer der Wiederbelebungsversuche hinzuweisen. Ebenso sind die Gewerberäte, Landräte und Oberbürgermeister ersucht worden, auch ihrerseits auf ihre Bekanntmachung in möglichst weiten Kreisen hinzuwirken.

Im R.B. Leipzig blieben in einem Falle Wiederbelebungsversuche nach einem elektrischen Unfall trotz halbstündiger Durchführung erfolglos; in einem anderen Fall aber begann ein Hilfsmaschinenwärter, der eine 5000-Volt-Drehstromleitung berührt hatte und aus 5 m Höhe abgestürzt war, nach 10 Minuten lang durchgeführter Wiederbelebungsarbeit wieder zu atmen und kam mit Handbrandwunden davon.

Bei einem durch elektrischen Strom von 550 Volt betäubten Monteur hatten die sofort angestellten Wiederbelebungsversuche Erfolg. Im übrigen wurden Wiederbelebungsversuche gar nicht angestellt oder aber zu früh — nach 1 Stunde oder noch eher — abgebrochen. Mehrfach erklärten die eine Viertelstunde nach dem Unfall eingetroffenen Ärzte, die Fortsetzung der Wiederbelebungsversuche sei zwecklos. Mit Hilfe der Kreisärzte wird nunmehr versucht, auf die Ärzte aufklärend einzuwirken. Zugleich zur Verhütung von Unfällen durch Elektrizität ließ ein Werk seinen Elektrikern wöchentlich 2 Stunden theoretischen Unterricht in Elektrotechnik erteilen, und zwar durch Ingenieure der elektrischen Abteilung eins Dampfkesselüberwachungsvereins.

England.

(Aus dem Berichte des Inspektors für industrielle Elektrizitätsanlagen, G. S. Ram, M.I.G.E.)

1920. Von den 394 Elektrounfällen waren 25 tödlich, 18 von letzteren ereigneten sich durch Schock, bei Wechselstrom von niedriger

Spannung, also eben wie in den Vorjahren. Obwohl die Mehrzahl der
Fälle bei Dreiphasenstrom von 440 Volt sich ereigneten, betrug die den
Schock erzeugende Spannung nicht mehr als 250 Volt, da das Opfer den
Strom nur einer Phase berührte und sonst geerdet war. Drei von den
Fällen ereigneten sich bei Gleichstrom, ein Todesfall von direktem Strom
niedriger Spannung war nicht erzeugt durch Elektroschock, sondern
durch Brandwunden infolge eines Bogens, der sich durch Kurzschluß
an einem Schaltbrett gebildet hatte. Bemerkenswert ist, daß von
20 Hochspannungsunglücksfällen (2000—11000 Volt) nur 4 tödlich
waren. Die übrigen hatten allerdings zum Teil sehr schwere Folgen,
manche dauernde Arbeitsunfähigkeit.

Es folgen mehr technische Ausführungen.

Im Berichtsjahre gab es einige Fälle, wo kurz nach dem Unglücksfall
einsetzende künstliche Atmung erfolgreich war. In 2 Fällen von Schock
durch 6600 Volt kamen die Patienten in 20 Minuten bzw. in 2 Minuten
zum Bewußtsein zurück. Bei einem 3000-Volt-Fall in 20 Minuten, bei
weiteren 2000 Volt in 3 und bei 250 Volt in 10 Minuten. Andererseits
war unter den tödlichen Fällen einmal künstliche Atmung durch 2 Stunden, zweimal durch mehr als 1 Stunde vergeblich fortgeführt worden,
doch hatte in diesen Fällen der Beginn des Rettungswerkes erst mehrere
Minuten nach dem Unfall eingesetzt. In einigen anderen Fällen wurde
die künstliche Atmung $^1/_2$ Stunde lang fortgeführt, dreimal durch weniger
als $^1/_2$ Stunde, „bis der Doktor kam" und den Patienten für tot erklärte,
womit er bewies, daß die Ärzte in diesen Fällen die Notwendigkeit fortgesetzter Bemühungen nicht kennen. In 2 Fällen wurde kein Versuch
unternommen, das Opfer wieder zum Leben zu bringen, obwohl einer
derselben sich auf einer großen Schiffswerft, die mit einer Ambulanz
versehen ist, ereignete und einer der Ambulanzleute kurz nach dem Unfall am Orte war. Um die Wichtigkeit dieser Tatsache medizinischen
Kreisen zur Kenntnis zu bringen, hat die Abteilung ein Memorandum
herausgegeben und allen Lehrern der gerichtlichen Medizin an den medizinischen Schulen zugeschickt.

10 tödliche Unglücksfälle traten auf durch Schock bei 250 Volt
oder weniger Wechselstrom, und zwar nicht durch direkte Stromwirkung
(? Ref.). Ein Mann berührte mit der flachen Hand eine gebrochene
elektrische Lampe und bekam durch den Draht Strom. Wegen des
eintretenden Muskelkrampfes konnte er nicht loslassen, veranlaßte
zwar noch durch Hilferufe Ausschaltung des Stromes, ging aber dann
trotz durch 2 Stunden fortgesetzter künstlicher Atmung zugrunde.

Die Wichtigkeit der Rettungsversuche bei den durch elektrischen
Schock Bewußtlosen durch künstliche Atmung, während 1 oder 2 Stunden fortgesetzt, ist in vielen Betrieben, sogar in öffentlichen Rettungs-
stationen noch nicht erkannt. In 3 Hochspannungsfällen war die Verbrennung so hochgradig, daß die künstliche Atmung unmöglich war;
in einem Falle wurde sie erst durch 20 Minuten, dann in der Ambulanz
10 Minuten lang durchgeführt, indessen der Patient in das Spital gebracht wurde. Bei den Niederspannungsfällen erfolgte sie zweimal

durch 2 Stunden, einmal $1^1/_2$, einmal $^3/_4$ Stunden, viermal durch einige Minuten und zweimal gar nicht. In einem großen Elektrizitätsbetriebe, wo man glauben sollte, daß man zweckmäßig vorgeht, erfolgte die künstliche Atmung durch 1 Minute, bis ein Ambulanzmann kam, sagte, daß der Patient tot sei und sich daran machte, den Unterkiefer in die Höhe zu binden.

Andererseits war künstliche Atmung öfters erfolgreich. In 5 Hochspannungsfällen kamen die Verunfallten zweimal nach 30 und je einmal nach 15, 10 und 4 Minuten, bei Niederspannungsunfällen in 45, 20 und 10 Minuten, dann in 4 weiteren Fällen nach wenigen Minuten zum Bewußtsein. Zweifellos bekommen im Laufe des Jahres zahlreiche Elektriker einen mehr oder weniger schweren Schock, meist bei Niederspannung, sind aber nicht einmal 1 Tag arbeitsunfähig. Solche Fälle sind auch bei Bewußtlosigkeit nicht anzeigepflichtig. Die Meldungen über erfolgreiche künstliche Atmung sind daher ganz unvollständig, zeigen aber, daß auch nach Bewußtlosigkeit von 1—2 Stunden häufig Rettung erfolgt.

Leider gehen auch viele Fälle, besonders bei Wechselstromniederspannung, trotz einwandfrei durchgeführter künstlicher Atmung zugrunde.

Es gilt als sicher, daß Elektroschock den Tod durch Lähmung des Atmungszentrums oder durch Herzflimmern hervorruft. Letzteres tritt besonders bei Niederspannungswechselstrom auf. Die Ärzte betrachten künstliche Atmung schlechtweg als die Behandlung, doch scheint es, daß keine Behandlung bei Eintritt des Herzflimmerns mehr erfolgreich ist. Sehr merkwürdig ist es, daß in Fällen, wo ein Mann einen sehr schweren, lang hingezogenen Elektroschock bekommt und dann einen bösen Sturz tut, er, wenn er nicht an den Folgen des Sturzes etwa durch Schädelbasisfraktur stirbt, sich von dem Schock erholt. Mehrere solche Fälle haben sich bei Leuten ereignet, die bei Arbeiten an Drähten der über Kopfhöhe gelegenen Stromleitung Strom bekamen und bis zum Ausschalten desselben hängenblieben. Sie fielen dann herunter, und mehrere Fälle mit beträchtlicher Fallhöhe genasen. Im Jahre 1921 gab es 7 solcher Unfälle mit 2—11 m Fallhöhe. Im Jahre 1922 5 Fälle mit einem Sturz von 7 und einige andere mit 2—4 m. In einer vom medizinischen Chefinspektor Legge einberufenen Sitzung, diese Frage betreffend, berichtete der Elektrizitätsinspektor von diesen Fällen und meinte, daß eine Art mechanischen Schocks offenbar eine nützliche Art der Behandlung auch in den Fällen sei, wo Herzflimmern bereits aufgetreten sei, und daß die Ärzte eine Behandlung in diesem Sinne in Erwägung ziehen sollten.

1926. Es wird wiederholt in den Berichten auf die Gefahr des Wechselstromes von niederer Spannung (unter 250 Volt) aufmerksam gemacht, jener Spannung, die den Privatabnehmern von Elektrizität geliefert wird. Diese Gefahr ist nicht allgemein bekannt, nicht einmal den Elektroingenieuren. Die Mehrzahl der Todesfälle ereignet sich bei 200 bis 250 Volt, der gewöhnlich vorkommenden Spannung, wobei die tat-

sächliche Spannung, unter der der Verunfallte steht, oft noch weit
niedriger ist und die Größe sich nicht immer bestimmen läßt. Wechselstrom ist gefährlicher als Gleichstrom von derselben Spannung. Trotz
der im ganzen recht erheblichen Verwendung von Gleichstrom ist die
Zahl der Wechselstromfälle bei niedriger Spannung viel größer. Ein
Todesfall bei besonders niederer Spannung ist folgender, woraus sich
entnehmen läßt, daß es nicht möglich ist, die niederste Spannung, die
noch tödlich wirken kann, festzustellen, da es auf die besonderen Umstände ankommt. In einem Elektrizitätswerke wurde, um die während
des Kohlenstreiks häufigen Kohlendiebstähle zu verhindern, rund um
den Kohlenhaufen eine stromführende Drahtumfriedung gelegt. Die
Absicht war, den Draht so weit zu elektrisieren, daß der Eindringling
einen mäßig starken Schlag bekäme, gerade genug, um ihn am weiteren
Vorgehen zu verhindern. Durch Auflegen der Hand seitens mehrerer
Personen wurde der Draht geprüft und der Schlag für mäßig befunden.
Ein 18jähriger Bursche wurde einst innerhalb der Einfriedung gefunden.
Er war nächst dem Draht ausgeglitten und auf ein Wellblech gefallen,
hatte dann den stromführenden Draht ergriffen. Das Wetter war reg-
nerisch, die Kleider des Burschen vollkommen naß, er konnte den Draht
nicht loslassen. Ein Ingenieur, der zufällig in der Nähe war, versuchte
die Hände des Jungen vom Draht loszubekommen. Als ihm dies nicht
gelang, eilte er, den Strom auszuschalten. Doch stand der Verunfallte
1—2 Minuten unter Stromwirkung. Im vorliegenden Falle hatte die
Spannung nicht mehr betragen als 64, wahrscheinlich nur 43 Volt, und
die Wirkung war tödlich. Bei trockenem Wetter wäre nichts geschehen.
Die Hauptgefahr bei Unfällen mit niederer Spannung und Wechselstrom besteht darin, daß die Personen den stromführenden Konduktor
ergreifen, den Schlag bekommen und nicht imstande sind, sich durch
Loslassen selbst zu retten.

Zwischen einem gewöhnlichen und einem schweren elektrischen
Schock ist ein schmaler Zwischenraum. Im Verlauf eines Jahres bekommen viele Leute elektrische Schläge verschiedenen Grades ohne
schwere Folgen. Manche Fälle sind beinahe tödlich. Da aber der Verunfallte nicht mehr als 3 Tage arbeitsunfähig bleibt, sind diese Fälle
nicht anzeigepflichtig. Nur wenige werden gemeldet oder kommen
sonstwie zur Kenntnis des Gewerbeinspektors. Unter diesen findet sich
im Jahre 1926 ein Fall, wo ein Monteur durch 6600 Volt Strom getroffen
wurde, das Bewußtsein verlor und durch künstliche Atmung zu sich
gebracht wurde, nach zwei Tagen aber schon zur Arbeit zurückkehrte.
Ein anderer bekam im Prüfraum des Kabelwerkes einen Schlag von
mehreren tausend Volt und war nur einen Tag arbeitsunfähig. In einem
dritten Falle wurde ein Mann durch 220 Volt Strom bewußtlos und kehrte
nach drei Tagen zur Arbeit zurück. Ein Lehrling bekam Strom von
einem 6600 Voltsystem beim Reinigen eines Isolators. Wiewohl ihm
der Strom durch Hand und Kopf ging, wurde er nicht nennenswert
verletzt. Ein anderer erlitt durch Strom von gleicher Stärke schwere
Verbrennungen.

Von den 13 mit Bewußtlosigkeit einhergehenden, nicht tödlichen Fällen des Jahres 1923 (Spannung 210—100 000 Volt) mußte die künstliche Atmung 12 mal 5—30 Minuten, einmal 2 Stunden fortgesetzt werden, bis sie Erfolg hatte. Unter den Fällen befanden sich mehr solche mit Wechselstrom. In einem weiteren Falle trat die Bewußtlosigkeit erst 5 Minuten nach dem Unfall ein. Einmal erfolgte gewalttätiges Benehmen des Verunfallten nach dem Verschwinden der Bewußtlosigkeit. Ein Verunfallter wurde zweimal bewußtlos. Einmal begann die künstliche Atmung mit Erfolg erst 5—10 Minuten nach dem Unfall. Bei den 21 Todesfällen dieses Jahres war die künstliche Atmung manchmal nur durch wenige Minuten durchgeführt worden.

Hinsichtlich der Frage, welcher Reiz zur Wiederbelebung elektrisch Verunfallter geeignet sei, gelangten Dr. Leonhard Hill und Dr. Argyll Kampbell zu folgender Feststellung: Ursache des elektrischen Todes ist das delirium cordis. Statt des charakteristischen Schlages treten fibrilläre Zuckungen des ganzen Herzens auf. Die einzige Methode der Wiederbelebung ist Schäfers Methode der künstlichen Atmung. Das Herz wird dabei rhythmisch gedrückt, ebenso die Lunge. Dieser rhythmische Druck stellt in manchen Fällen den regelmäßigen Herzschlag wieder her.

Niederlande.

1921. Die von Jahr zu Jahr zunehmende Zahl von Unfällen durch den elektrischen Strom hoher und niederer Spannung hat den medizinischen Gewerbeinspektor zu dem Entschluß veranlaßt, Kurse für Elektromonteure und Hilfsmonteure zu organisieren, besonders wurde die Belehrung über die Gefahren durch den elektrischen Strom, über die Befreiung Verunfallter aus dem Strombereich und die Behandlung berücksichtigt. Der erste Kurs von 5 Stunden wurde durch den medizinischen Gewerbeinspektor auf eine bestimmte Anzahl Teilnehmer beschränkt, zu Maastricht im November gehalten. Die Kurse werden später systematisch fortgesetzt.

Verschiedenes.

Deutsches Reich.

Maschinenschreiberinnen. Zu der Sonderfrage[1]: Welche Gesundheitsschädigungen durch Art und Dauer der Arbeit sind bei den Maschinenschreiberinnen beobachtet, und welche Maßnahmen können dagegen getroffen werden? konnten statistische Unterlagen weder bei den Krankenkassen und Berufsverbänden noch bei der Reichsversicherungsanstalt für Angestellte ermittelt werden. Die Nachforschungen der Gewerbeaufsichtsbeamten in den Betrieben ergaben, daß Angestellte, die lediglich die Schreibmaschine bedienen, seltener, sind als man annehmen

---

[1] Des Raummangels halber konnten hier nur die Ausführungen eines Gewerberates (Berlin) als die ausführlichsten wiedergegeben werden.

sollte; lediglich in den großen Auskunfteien, Vervielfältigungsbureaus, bei Behörden und vereinzelt auch in Großbetrieben kommen sie vor, bei vielen wechselt das Maschinenschreiben mit Stenogrammaufnahme.

Die übrigen Angestellten, die abwechselnd auf der Maschine schreiben und mit anderen Bureauarbeiten beschäftigt werden, kommen für typische Erkrankungen durch das Maschinenschreiben kaum in Frage. Als besondere, durch Art und Dauer der Arbeit herbeigeführte Krankheitserscheinungen, über die von den Schreiberinnen geklagt wird, sind zu nennen: Schmerzen in den Fingerspitzen, sogenannte Klopfschmerzen, schmerzhafte Ermüdungserscheinungen der Muskulatur der Hände, Handgelenke und Arme, Muskelschmerzen im Rücken zwischen den Schultern, seltener in der oberen Kreuzgegend, vereinzelt Spannungsgefühle mit stichartigen Schmerzen in Händen, Armen und Schultern, bisweilen gesteigert bis zu krampfartigen Zuständen in Händen und Unterarmen, sehr selten bis zu Lähmungen im Oberarm, Reiz-, Ermüdungs- und Erschöpfungszuständen des gesamten Nervensystems, die auch zu auf nervöser Grundlage beruhenden Herz-, Magen- und Darmleiden führen können, Blasenleiden und Menstruationsstörungen, Schwächung der Sehschärfe und Reizung der Augennerven. Über die Ursachen kann ein Zweifel nicht bestehen; es ist zunächst die ermüdende Arbeit, die bei einer geübten Schreiberin nach Diktat in der Minute etwa 550 Tastenschläge einschließlich Zwischen- und Umschalttasten und 20 Handbewegungen für Zeilentransport und Verschieben des Wagens erfordert, eine Arbeit, die je nach der Schwere und Tiefe des Anschlages etwa 5000—6000 mkg pro Stunde bedeutet und naturgemäß nicht acht Stunden lang durchgehalten werden kann. Beim Übertragen eines Stenogramms vermindern sich die Tastenschläge auf etwa 320, beim Schreiben mit Durchschlägen noch weiter, doch bedingt dann der Tastenanschlag eine größere Kraftanwendung, die größte bei den sich neuerdings in Großbanken einbürgernden sogenannten buchenden Maschinen. Je nach der Härte der Tasten, der notwendigen Stärke des Anschlages und dem Bewegungswinkel der Finger beim Anschlag können Schmerzen in den Fingerspitzen ausgelöst werden, dagegen scheint die Zahl der benutzten Finger, also die Zahl der Schläge für jeden Finger bei diesen Schmerzen eine geringe Rolle zu spielen, wohl aber bei der Ermüdung der Finger, Hände und Unterarme. Sämtliche Schreiberinnen haben das sogenannte Zehnfingersystem gelernt, keine aber arbeitet damit, sondern sie benutzen 2, 4, 6, selten 8 Finger, und zwar ist der Wechsel sehr individuell; einige wechseln regellos die Finger, während andere die gleichen Tasten immer mit demselben Finger anschlagen. Abgesehen von der allgemeinen Ermüdung scheint das Zehnfingersystem auch einige besonders anstrengende Bewegungen zu haben, z. B. Spreizen der Finger, das Bedienen der Umschalttasten mit dem kleinen Finger. Die Schreibarbeit kann selbstverständlich erschwert, einzelne Muskelgruppen können überlastet werden durch ungünstige Haltung, die nicht immer Angewohnheit der Schreiberin ist, sondern oft durch mangelhaften Sitz der Schreiberin, unzweckmäßige Aufstellung der Maschine, fehlerhafte Anordnung des Entwurfes oder der Beleuchtung veranlaßt wird. Abgesehen von der Intensität der Arbeit kann durch Ermüdung oder Überreizung der Nerven das Klappern der Maschine, die scharfe Konzentration beim Schreiben nach schnellem oder undeutlichem Diktat oder beim Abhören des Diktaphons beitragen. Daß die Nervosität des Diktierenden sich auf die Maschinenschreiberin überträgt, kann nicht wundernehmen. Über Muskelschmerzen und Nervenerschlaffung klagen fast alle ständigen Maschinenschreiberinnen, manche jeden Tag nach einer gewissen Arbeitszeit, manche nach Monaten, einzelne erst nach jahrelanger Tätigkeit. Nervöse Magen- und Darmleiden, Blasenleiden, Menstruationsstörungen werden dadurch begünstigt, daß Maschinenschreiberinnen, die viel Stenogramme aufnehmen oder vorwiegend nach Diktat schreiben, selten die regelmäßigen Pausen einhalten und aus Ängstlichkeit oder falschem Schamgefühl nicht die notwendigen Unterbrechungen erbitten. Die Ursache der Augenüberanstrengung kann neben ungenügender Beleuchtung auch die falsche Anordnung der Beleuchtung sein, die durch die Lampe selbst oder durch das Papier, Tintenschrift oder glänzende Maschinenteile Blendung hervorruft.

Aus den Ursachen der Gesundheitsgefährdungen der Maschinenschreiberinnen ergeben sich folgende Gegenmaßnahmen:

1. Auslese durch ärztliche Untersuchung und psychotechnische Prüfung und durch Wechsel in der Beschäftigung. Eine größere Auskunftei läßt die Maschinenschreiberin bereits vor der Einstellung untersuchen, andere Betriebe wechseln die Maschinenschreiberinnen, die Stenotypistinnen und die Kontoristinnen gelegentlich aus. Der Wechsel wird dadurch begünstigt, daß die besseren Handelsschulen und die Wahlfortbildungsschulen in den letzten Jahren dazu übergegangen sind, Schülerinnen lediglich für den Unterricht im Maschinenschreiben nicht mehr anzunehmen. Auch streben die reinen Maschinenschreiberinnen ganz überwiegend selbst nach einem gelegentlichen Wechsel, da sie wissen, daß eine ältere Maschinenschreiberin kein Fortkommen mehr findet, da mit einem Nachlassen der Fingerfertigkeit gerechnet werden muß.

2. Vermeidung zu langer Arbeitszeit, strenge Einhaltung ausreichender Pausen, Einnehmen einer warmen Mahlzeit während der Mittagspause.

3. Verminderung der mechanischen Arbeitsleistung durch geeignete Bauart der Maschine, insbesondere kleinen Kraftbedarf und geringe Tiefe des Anschlages, und durch gute Instandhaltung der Maschine. Der elektrische Antrieb der Schreibmaschine ist noch zu neu und noch zu wenig verbreitet, um ein endgültiges Urteil zu ermöglichen. Bei der Mercedes-Elektromaschine z. B. genügt ein leichter Anschlag der Taste, auch der Umschlagtaste, zu einem Tiefgang der Taste von 3 mm gegenüber 12—18 mm der üblichen Maschinen, um einen elektrischen Kontakt auszulösen, der die weitere Arbeit übernimmt.

4. Abschwächung der Härte des Anschlages durch gummielastische Tasten; Gummifingerlinge werden von den Schreiberinnen abgelehnt,

da sie das Gefühl für das notwendige Maß des Anschlages offenbar stärker beeinträchtigen.

5. Angemessene Kleidung; Vermeidung enger Kleiderärmel, enger Uhrarmbänder und Ringe.

6. Zweckmäßige Anordnung von Tisch und Stuhl. Eingehende Untersuchungen der Allgemeinen Elektrizitätsgesellschaft mit dem psychotechnischen Fachmann Dr. Schulte haben eine aus zwei beigefügten Bildern ersichtliche Anordnung als die günstigste ergeben.

Stuhlfläche, leicht rückwärts geneigt, Rückenlehne, Fußstütze; Höhe des Entwurfes über der Tischplatte 40 cm, über der Leertaste 33 cm über der Schreibwalze 12 cm; Entfernung des Entwurfes vom Auge 28 cm, Neigungswinkel des Konzepthalters 60⁰, Abstand zwischen Körper und Leertaste 13 cm, Beleuchtung am Konzepthalter.

7. Verminderung des Geräusches durch Filzunterlage unter der Schreibmaschine; Gummifüße des Maschinentisches in solchen Räumen, in denen eine größere Anzahl von Schreibmaschinen arbeitet; Bespannung der Wände mit Stoffen; doch sollten besser überhaupt nicht mehr als zwei Schreibmaschinen in einem Raum untergebracht sein. Neuere amerikanische Konstruktionen sind zwar besonders auf Geräuschverminderung gebaut, erfordern aber wieder größere Anschlagskraft.

8. Gute und zweckmäßig angeordnete Beleuchtung, angemessene Raumbeleuchtung und nötigenfalls eine besondere, gut abgeblendete Lampe von 32 Kerzen über der Maschine am Konzepthalter. Vermeidung indirekter Blendung durch Papier, Entwurfschrift, Lackierung der Maschine, Nickelfassung der Tasten und ähnliches.

L.G.A. Dr. Teleky. Gehörschäden. Das Gehör schädigend sind die Schwanzhämmer mit langem Holzstiel, die besonders bei der Nagelerzeugung gebraucht werden. 3 jüngere, auf das Gehör geprüfte Arbeiter konnten rechts die Taschenuhr nicht mehr hören. Ein Nagelschmied von 18 Jahren, der die automatischen Maschinen beaufsichtigte, hörte die Taschenuhr nur auf 4—5 cm Entfernung. Neben diesem Betriebe lag ein Packraum, wo einige jugendliche, erst 2—3 Jahre beschäftigte Arbeiter die Uhr nur auf 10—20 cm hörten. Auch die Nachbarschaft einer Schmiede wirkte bei einem jüngeren Mädchen etwas herabsetzend auf die Gehörschärfe.

England.

Arbeit mit Preßluftwerkzeugen. Dr. Middleton stellte bemerkenswerte Untersuchungen über die Wirkung der Arbeit mit Preßluftwerkzeugen an. Er vermochte keine ausgesprochene Gesundheitsstörung zu finden, doch wurden bei manchen Individuen die Finger geschädigt, und er sagt, daß eine Basis für wissenschaftlich begründete Vorschriften hier nicht besteht, solange nicht bestimmtere Angaben über die Ursachen der Beschwerden vorliegen. Wenn Krankheitserscheinungen angegeben wurden, so war es das Gefühl von Totsein der Finger, was besonders im Winter beim Eintauchen der Hände in kaltes Wasser vorkam. Diese Erscheinung tritt nicht plötzlich, sondern erst nach jahrelanger Benutzung der pneumatischen Hämmer auf. Niemals kam Verlust von Arbeitszeit vor oder Arbeitsunfähigkeit infolge dieser Erscheinung. Middleton führte das Gefühl des Abgestorbenseins der Finger zurück auf den Druck, den die Arteria ulnaris zwischen dem Hammer und den gespannten Sehnen des Fingerbeugers erfährt.

Bericht der Inspektorin Hilde Martindale.

Die Zahl der 14—18jährigen hat im ganzen abgenommen, doch bleibt immer noch das Verhältnis gegenüber der Zahl der Erwachsenen in manchen Gebieten sehr ungünstig. In einigen Gegenden haben die Jugendlichen absolut ab-, relativ wenigstens die 14—16jährigen zugenommen, und zwar wegen der Zunahme der für Ungelernte geeigneten Maschinenarbeit. Dabei besteht Mangel an Lehrlingen wegen der verhältnismäßig hohen Löhne der ungelernten Arbeiter.

Die Auswahl des richtigen Berufes für junge Personen wird oft noch nicht mit der notwendigen Sorgfalt betrieben, obwohl die Nachteile des häufigen Berufswechsels für Arbeitgeber und Arbeitnehmer auf der Hand liegen. Das Urteil über die Eignung einer Person liegt meist noch in der Hand eines Vorarbeiters statt in der einer fachlich durchgebildeten Person. Die Vorarbeiter sollten in der Beurteilung der Berufseignung ausgebildet werden. Verfasserin beschreibt einen Konfektionsbetrieb, wo eine solche Durchbildung der Vorarbeiter stattfindet und manche schließlich zu einem psychologischen Kursus nach Oxford geschickt werden.

Einfluß der industriellen Beschäftigung auf die Gesundheit der Jugendlichen. Die Arbeitszeit der Jugendlichen ist in der Regel die gleiche wie die der Erwachsenen, nicht nur dort, wo die Arbeit der einen von der der anderen abhängt, sondern auch wo dies nicht der Fall ist. Zwischen 14—16 und 18jährigen wird wenig Unterschied gemacht. Wo Überstunden gemacht werden, nehmen die Jugendlichen daran teil, nur in wenigen Betrieben werden bei über 8 Stunden die Jugendlichen nach Hause geschickt, weil diese Arbeit als ungesetzlich angesehen wird. Von der Arbeit nicht wesensverschieden ist der Weg vom und zum Arbeitsplatz. Die Entwicklung des Autobuswesens hat diesen Weg verkürzt.

Hinsichtlich der Gesundheit Jugendlicher steht es fest, daß kurze Unterbrechungen während der Vor- und Nachmittagsschicht eine merkliche Verminderung der Ermüdung zur Folge hat, was sich in der Quantität und Qualität der Leistung sowie darin äußert, daß gegen Ende der Arbeit keine Verschlechterung der Produktion eintritt. Die Zeichen der Ermüdung stehen, wie eine Inspektorin bemerkt, mit dem Betriebe in Beziehung. Wenn der Zustand in einem Betriebe im allgemeinen günstig ist, so treten dabei viele Unannehmlichkeiten der Arbeit zurück.

Gefährliche Betriebe. Die Zahl der in gefährlichen Betrieben eingestellten Jugendlichen ist gering (Vorschriften und Bleiarbeitsgesetz vom Jahre 1920). Beschäftigung Jugendlicher findet statt bis zu einem gewissen Grade in der Porzellan-, Kautschuk- und Akkumulatoren-

industrie, in der Wagenlackiererei, beim Garnschlagen in Woll- und
Haarbetrieben, in der Gerberei. Dadurch kommen die Jugendlichen
mit Milzbrand, Blei und Chrom in Berührung, doch zeigen die Jahresberichte, daß im Jahre 1926 nur 11 Knaben und 4 Mädchen an Gewerbekrankheiten litten unter 568 überhaupt. Jugendliche sind also durch
gefährliche Betriebe nicht sehr in Mitleidenschaft gezogen.

Schwerarbeit. Wenn auch die mechanischen Fördermittel in der
Industrie in Zunahme sind, haben doch Jugendliche in verschiedenen
Industrien schwere Arbeit zu vollbringen, wiewohl kein Anzeichen dafür
besteht, daß sie zu übermäßigen Leistungen gezwungen werden, die
über ihre Kräfte gehen. Ein Inspektor ist der Ansicht, daß Jugendliche
häufiger zusammen als allein schwere Lasten heben in der Weise, daß
Männer die Knaben ersuchen, ihnen zu helfen. Dies dürfte 90% der
Fälle ausmachen, wo Jugendliche schwere Lasten tragen.

Andererseits war Miß Keely erstaunt von der Leichtigkeit vieler
Arbeiten, die insbesondere von Mädchen zu leisten sind. Das Bedienen
verschiedener Maschinen, das Verpacken kleiner Gegenstände usw.
beschäftigt nur wenige Muskeln und bedeutet nur eine geringe Körperbewegung. Die in solcher Weise beschäftigten Mädchen benötigen sehr
viel Körperbewegung in der freien Zeit. Die Knaben, die viel anstrengen-
dere Arbeiten ausführen, sind durch Spiele und Klubs diesbezüglich
besser daran.

Die geringe Anstrengung, mit der die Fabrikarbeit der Mädchen
verbunden ist, macht die Beachtung der dabei eingenommenen Körper-
haltung erforderlich. Dies erfolgt leider oft nicht. Oft gibt es keine
Sitzgelegenheiten, wenn ein Teil der Arbeit im Sitzen verrichtet werden
könnte, oder der Sitz hat keine Lehne und keine Leiste für die Füße.
Auf die Körpergröße der Arbeiterin wird beim Sitz keine Rücksicht
genommen. Viele sitzen daher vornübergebeugt, was für die Gesundheit von großem Nachteil ist. Runder Rücken, schlechte Entwicklung
des Brustkorbes sind die gewöhnlichen Folgen. Auf- und abklappbare
Sitze oder solche, die leicht unter den Arbeitstisch geschoben werden
können, dann solche, welche sich dem Körper anpassen lassen, würde
den Jugendlichen gestatten, zu sitzen, wann sie wollten, um ihre Haltung
zu verbessern. In manchen Betrieben ist wohl dafür gesorgt, daß der
Arbeiter das Werkstück in die für ihn richtige Lage bringen kann. In
anderen wird dieser Frage nur wenig Aufmerksamkeit zugewendet. In
einer Jamfabrik hatten die Arbeiterinnen, die den Jam in Gefäße
einfüllen, das Material in Trögen auf dem Fußboden, so daß sie immerfort
genötigt waren, sich zu bücken und dann die Tröge auf Förderkarren zu
heben.

Das Fabrikgesetz schreibt für Jugendliche unter 16 Jahren ärztliche
Untersuchung auf ihre Arbeitstauglichkeit in den ersten 7 Tagen vor,
manche Unternehmungen gehen darüber hinaus und veranlassen eine
genaue Untersuchung durch den Fabrikarzt. Bei unbefriedigendem
Gesundheitszustand wird die Untersuchung in kurzer Zeit wiederholt
und die Eltern werden auf Defekte aufmerksam gemacht. In einem Be-

triebe untersucht der certifying surgeon die Jugendlichen alle Jahre vom 14.—15. Lebensjahre. Der Gesundheitszustand wird notiert und die Entwicklung von der Fabrikpflegerin überwacht. Zahnkliniken sind eingerichtet und in manchen Fällen obligate Untersuchung der Zähne eingeführt und Aufnahmebedingung. Sie ist von einer unentgeltlichen Zahnbehandlung bis zu 18 Jahren gefolgt. Es ist zu hoffen, daß eine gleiche Sorgfalt mit der Zeit auch der Sehschärfe zugewendet wird, da viele Jugendliche bei feiner Handarbeit verwendet werden und keine Vorsorge getroffen ist gegen übermäßige Anstrengung der Augen.

Körperübungen. Die Berichte lauten dahin, daß der Wert des Spielens im Freien als für die Jugendlichen bekömmlich immer mehr anerkannt wird. Fast alle großen Betriebe veranlassen die Bildung von Spielklubs in irgendeiner Form und pachten oft Gründe in der Nachbarschaft für diesen Zweck. Wenn die Knaben schon seit Jahren ihre Krikett- und Fußballklubs haben, beginnen die Mädchen mit Hockey und Tennis nachzueifern, die Mädchen treten nunmehr, da in der Schule mehr darauf geachtet wird, im Alter von 14 Jahren schon mit Interesse für Spiele in den Betrieb ein. Manche Betriebe sorgen für Tanz, Gymnastik und Schwimmen, letzteres besonders dort, wo keine öffentlichen Bäder sind. Die physische Konstitution der Mädchen wird immer mehr Gegenstand der Beachtung, und sie werden ermuntert, ihre freie Zeit mehr durch Übung im Freien als durch häusliche Arbeit auszufüllen.

Einförmige Arbeit. Es ist nicht zu leugnen, daß einförmige Arbeit infolge der Vervollkommnung der Maschinen praktisch in allen Berufen im Zunehmen ist. Über ihren Einfluß auf die Jugendlichen gehen die Meinungen auseinander.

Eine Gewerbeinspektorin sagt auf Grund eingehender Studien: Unter den Gewerbeinspektoren herrschten in der Frage des Einflusses der Monotonie ganz verschiedene Anschauungen. In einem großen Betriebe wird vermutet, daß mit der Verkürzung der Arbeitszeit und der Gelegenheit zur Unterhaltung am Abend die Mehrzahl der Mädchen nicht mehr unter der einförmigen Arbeit leiden. In anderen Fällen wird vermutet, daß die Monotonie von großem Schaden für Jugendliche ist und daß die wichtigste Aufgabe der Fürsorgeorgane darin bestehe, für Abwechslung bei der Arbeit beider Geschlechter zu sorgen. Vielleicht ist die goldene Mittelstraße in der Ansicht einer Pflegerin gelegen, welche meint, daß durch entsprechende Achtsamkeit und Beobachtung der Jugendlichen ein großer Teil der Nachteile der Monotonie verhindert werden kann. In dem Betriebe, in dem letztere sich befindet, ist die monotone Arbeit im großen ganzen ausgemerzt worden, nur in einer Abteilung (Kartensortieren) war eine Änderung nicht möglich. Hier wird außerordentlich einförmige Arbeit von jungen Mädchen verrichtet. Die bezügliche Pflegerin hat beobachtet, daß diese Mädchen in der Mittagspause mit schönen Häkeleien beschäftigt sind und fand, sie in einer Ecke sitzend mit ihrer Häkelei, den Körper vornübergebeugt wie beim Kartensortieren. Niemals folgten sie den anderen Mädchen zum Spiel und Spaziergängen. Um diese Mädchen aus der Atmosphäre der Monotonie herauszubekommen, organisierte diese Pflegerin Tänze in der Mittagspause und überredete die Mädchen, sich daran zu beteiligen. Sie sind nicht mehr mit ihrer Häkelei zu sehen, und die Vorarbeiterin sagte nach einiger Zeit, daß sie ihre Arbeit viel besser machen, seitdem sie in der Mittagspause tanzen.

In ähnlicher Weise kann sicher oft vorgegangen werden.

Erziehung und Unterricht. Zu unterscheiden sind beruflicher Unterricht und allgemeine Bildung.

In einigen Textilbetrieben werden die jugendlichen Arbeiterinnen durch einen Monat von einer Meisterin an Webstühlen einfachsten Typus unterrichtet und bekommen während dieser Zeit 5 Schill. pro Woche. Dann werden sie durch 3 Monate zu einfachen Webarbeiten verwendet und während dieser Zeit täglich durch eine Stunde weiter unterrichtet.

Manche Firmen haben einen Unterricht organisiert, der die Fortsetzung des gewöhnlichen Schulunterrichtes darstellt und am Abend erteilt und von der Firma bezahlt wird. Solche Schulklassen unterstehen, obwohl sie von den Firmen unterhalten werden, oft der Aufsicht der Unterrichtsbehörde. Auch Prüfungen werden in solchen Fällen abgehalten und Preise verteilt. Die Zahl der Betriebe mit solchen Einrichtungen ist im Wachsen.

Niederlande.

Untersuchungen in Bürstenmachereien.

1922. In 50 Bürstenmachereien wurden 327 Arbeiter untersucht. Die gesetzlichen Forderungen hinsichtlich der Dimensionierung der Arbeitsplätze sind recht gering, so daß die Räume tatsächlich zu klein sind. Selbst mit Rücksicht auf die kleine Zahl der Arbeiter. Ungenügende Räume, ungenügende Ventilation und mangelhafte Abfuhr der Pechdämpfe verursachen Gestank.

Die Bürstenmacherei ist ein sehr staubiges Gewerbe, besonders das Sortieren, Kämmen und Stoßen der Haare, das durch die sogenannte Bankarbeit geschieht. Dabei werden manche Arbeiter, wenn sie den ganzen Tag diese Arbeit verrichtet haben, unwohl und bekommen Atembeschwerden und Appetitlosigkeit. Wenn Kreide zu den Borsten hinzugesetzt wird, entwickelt sich massenhaft Kreidestaub. Die kleinen Betriebe haben keinen Staubabzug, die großen hier und da in unvollkommener Weise. In einem Betriebe tragen die Arbeiter nasse Schwämme vor dem Munde. Die verarbeiteten tierischen Haarsorten sind: inländisches, chinesisches, polnisches, deutsches Schweinshaar, inländisches, chinesisches und deutsches Pferde- und Mauleselhaar, inländisches und deutsches Kuhhaar. Dazu verschiedene Pflanzenhaarsorten.

Das ausländische Haar wird meist ohne besondere Reinigung verarbeitet. In einigen größeren Betrieben zwei Stunden lang gekocht, wodurch es desinfiziert wird. Das inländische Haar wird meist nach der Ankunft aus den Schlachthäusern einige Tage im Wasser geweicht, dann gewaschen, sortiert, gekämmt, solange es noch naß ist, gebündelt, dann getrocknet (oft bei einem Bäcker über dem Backofen!) und unter Staubentwicklung zu dickeren Bündeln gestampft, dann durch zwei Stunden gekocht (Desinfektion). Es folgt das Trocknen, neuerliches Kämmen unter Staubentwicklung und unter Vermengen mit anderen Sorten zu Bürsten verarbeitet. Das Haar wird also noch vor dem Kochen vom Arbeiter mehrmals in die Hand genommen, so daß Gelegenheit zur Infektion vorliegt.

Dem Kochen gleich zu Beginn stehen technische Schwierigkeiten entgegen.

In einigen kleineren Betrieben erfolgt das Kochen im Arbeitslokal selbst, wobei sich heftiger Gestank entwickelt. Aus obigem ergibt sich, daß auch dem ausländischen Haar in bezug auf die Desinfektion nicht zu trauen ist. Damit stimmt überein, daß sich zwei Fälle von Milzbrand in Quastenmachereien ereignet haben, wo ausschließlich ausländisches Haar verarbeitet wurde. Die Desinfektion solchen Haares ist unvollständig. Es wird, wie ein Arbeiter sagte, nicht gekocht, um es geschmeidig zu erhalten.

Das Befestigen der Borstenbündel im Holz geschieht durch geschmolzenes Pech; die Arbeit heißt „Pechen“. Das Pech wird auf Gasflammen, seltener auf Petroleum erwärmt, wobei sich höchst unangenehme Dämpfe entwickeln. Nicht nur die offene Pechpfanne entwickelt Dampf, auch das Zudecken genügt nicht, um dies zu verhindern. Bei starkem Abzug wird es zu sehr abgekühlt. Die Flamme muß daher verstärkt werden, so daß Pech auf dem Boden der Pfanne verbrennt und unbrauchbar wird. Das Abdecken der Pfanne ist bei der Arbeit hinderlich. In manchen Betrieben ist ein Abzug vorgesehen, aber weggenommen, in anderen ist er geschlossen. Wenn Arbeiter zur Untersuchung kommen, kann man beim Eintritt riechen, ob sie an der Pfanne arbeiten.

In den großen Betrieben wurden alle Pecharbeiter, darunter 20 bis 40 Jahre berufstätige und alle Lackierer auf Albuminurie untersucht mit negativem Erfolg. Wohl waren alle Pecher auffallend bleich.

Das Gewerbe ist bei den Arbeitern recht verrufen. Besonders wegen des Staubes.

Viele Arbeiter husten, besonders morgens beim Aufstehen und haben Auswurf. Viele leiden an Appetitlosigkeit, Apathie usw. Manche geben an, daß sie sich allmählich an den Staub gewöhnen. Viele Arbeiter sind bleich, doch ist zu beachten, daß gerade minder kräftige Personen den Bürstenmacherberuf wählen. Manche sprechen vom Bürstenmacherhusten als von einer ganz eigenen Erkrankung der Luftwege, die durch Staub bedingt ist. Die Untersuchung der Arbeiter ergab folgende Erkrankungen:

Akne (meist pustulös mit Erkrankung der Haarbälge und Balgdrüsen) 15 Fälle, Herpes labialis 1, Pityriasis versikolor 4, chronisches Ekzem der Hände 1, kleine eitrige Geschwüre an der Hand 1, Dermatitis beider Hände 1, Psoriasis 2, Skrofuloderma 3, Furunkeln 12, Milzbrand 2, Anämie 55, chronische Bronchitis 55, Asthma bronchiale 2, Veränderungen der Lungenspitzen 25, Lungendampf 6, chronischer Rachenkatarrh 25, erschwerte Atmung durch die Nase 5, vergrößerte Mandeln 1, vergrößerte Lymphdrüsen 5, Bindehautentzündung 15, Hornhautflecken 1, Rückgratverkrümmung 6. — Überstandene Krankheiten: Milzbrand 7, Furunkel 20, sonstige Hautkrankheiten 10, Lungenentzündung 13.

Quellenverzeichnis.

Deutsches Reich: Jahresberichte der Gewerbeaufsichtsbeamten und Bergbehörden für die Jahre 1920—1926.
Österreich: Berichte der Gewerbeinspektoren über ihre Amtstätigkeit in den Jahren 1920—1926.
Schweiz: Berichte der eidgenössischen Fabrik- und Bergwerksinspektoren über ihre Amtstätigkeit in den Jahren 1921—1924.
Großbritannien: Annual Report of the Chiefinspector of Factories and Workshops for the years 1920—1926.
Niederlande: Centraal Verslag der Arbeidsinspectie in het Koninkrijk der Nederlanden over 1920—1926.
— Verslagen van de inspecteurs van den Arbeit in het Koninkrijk der Nederlanden over het jaars 1920—1926.
Frankreich: Rapports sur l'application des lois réglementant le travail en 1920 à 1926.
Belgien: Bulletins du service médical du travail, Bruxelles imprimerie-lithographie stevens 1920.

Sachverzeichnis.

13*

Buchdruckerei Otto Regel G. m. b. H., Leipzig.

Schriften aus dem Gesamtgebiet der Gewerbehygiene

Neue Folge

Herausgegeben von der Deutschen Gesellschaft für Gewerbehygiene
in Frankfurt a. M., Platz der Republik 49

Heft 1: **Ärztliche Merkblätter** über berufliche Vergiftungen und Schädigungen durch chemische Stoffe. Aufgestellt und veröffentlicht von den Fabrikärzten der deutschen chemischen Industrie. Zweite, neubearbeitete Auflage. 1925. Z. Zt. vergriffen.

Heft 2: **Die Bedeutung der Chromate für die Gesundheit der Arbeiter.** Kritische und experimentelle Untersuchungen von Professor Dr. **K. B. Lehmann,** Direktor des Hygienischen Instituts der Universität Würzburg. Mit 11 Textabbildungen. III, 119 Seiten. 1914. RM 4.20

Heft 3: **Die Arbeiterkost** nach Untersuchungen über die Ernährung Basler Arbeiter bei freigewählter Kost. Von Dr. **Alfred Gigon,** Privatdozent für Innere Medizin an der Universität Basel. III, 54 Seiten. 1914. RM 1.80

Heft 4: **Die Bekämpfung der Milzbrandgefahr in gewerblichen Betrieben.** Von Dr. **O. Borgmann,** Regierungs- und Gewerberat, Schleswig, und Dr. **R. Fischer,** Regierungs- und Gewerberat, Potsdam. III, 47 S. 1914. RM 1.80

Heft 5: **Die Frühdiagnose der Bleivergiftung.** Drei Referate von Dr. **L. Teleky,** Wien, Dr. **H. Gerbis,** Thorn, Professor Dr. **P. Schmidt,** Halle a. S. VI, 65 Seiten. 1919. RM 2.30

Heft 6: **Die Meldepflicht der Berufskrankheiten.** Eine Umfrage bearbeitet von Dr. **E. Francke,** Frankfurt a. M., und Sanitätsrat Dr. **Bachfeld,** Offenbach. 52 Seiten. 1921. RM 1.60

Heft 7, I. Teil: **Bleivergiftung und Bleiaufnahme.** Ihre Symptomatologie, Pathologie und Verhütung mit besonderer Berücksichtigung ihrer gewerblichen Entstehung u. Darstellung der wichtigsten gefahrbringenden Verrichtungen. Von **Thomas M. Legge** und **Kenneth W. Goadby.** Übersetzt von Dr. **Hans Katz †.** Herausgegeben und mit Anmerkungen versehen von Dr. **Ludwig Teleky.** Mit 6 Textabb. u. 2 Taf. Nebst einem Anhang: Die deutschen und deutschösterreichischen Verordnungen zur Verhütung gewerblicher Bleivergiftung. Zusammengestellt im Institut für Gewerbehygiene von Else Blänsdorf. VIII, 372 S. 1921. RM 13.—

Heft 7, II. Teil: **Bleiliteratur.** Veröffentlichungen über Bleivergiftung, Spezialarbeiten und Merkblätter, Textangabe der Bleiverordnungen für das Deutsche Reich, Deutschösterreich und außerdeutsche Staaten. Zusammengestellt im Institut für Gewerbehygiene von **Else Blänsdorf,** Bibliothekarin. IV, 108 S. 1922. RM 3.60

Heft 8: **Internationale Übersicht über Gewerbekrankheiten** nach den Berichten der Gewerbeinspektionen der Kulturländer über das Jahr 1913. Mit Unterstützung von Dr. **Ludwig Teleky** bearbeitet von Professor Dr. **Ernst Brezina** in Wien, Technische Hochschule. VIII, 143 Seiten. 1921. RM 4.80

Heft 9: **Internationale Übersicht über Gewerbekrankheiten** nach den Berichten der Gewerbeinspektionen der Kulturländer über die Jahre 1914—1918. Mit Unterstützung von Dr. **Ludwig Teleky** bearbeitet von Professor Dr. **Ernst Brezina** in Wien, Technische Hochschule. XII, 270 Seiten. 1921. RM 10.-

Heft 10: **Internationale Übersicht über Gewerbekrankheiten** nach den Berichten der Gewerbeinspektionen der Kulturländer über das Jahr 1919. Mit Unterstützung von Dr. **Ludwig Teleky** bearbeitet von Prof. Dr. **Ernst Brezina** in Wien, Technische Hochschule. VII, 118 Seiten. 1922. RM 4.20

Heft 11: **Die deutsche Bleifarbenindustrie vom Standpunkt der Hygiene.** Nach eigenen Untersuchungen 1921—1922, von Geh. Hofrat Prof. Dr. **K. B. Lehmann,** Direktor des Hygienischen Instituts Würzburg. VI, 95 S. 1925. RM 3.90

Heft 12: **Theophrastus von Hohenheim, genannt Paracelsus. Von der Bergsucht und anderen Bergkrankheiten.** Bearbeitet von Dr. **Franz Koelsch,** Ministerialrat im Bayrischen Staatsministerium für Soziale Fürsorge, Bayrischer Landesgewerbearzt, a. o. Professor an der Universität München. Mit einem Bildnis. VI, 70 Seiten. 1925. RM 4.80